내가 걸어온 길,
간호사

- 간호사 27인의 이야기 -

내가 걸어온 길, 간호사

–간호사 27인의 이야기–

2021년 3월 15일 1판 1쇄 발행
2022년 3월 30일 1판 2쇄 발행

지은이 | 이혜진 · 김동옥 · 변성원 외
펴낸이 | 김진환
펴낸곳 | 학지사메디컬 HAKJISA MEDICAL
04031 서울특별시 마포구 양화로 15길 20 마인드월드빌딩
대표전화_ 02-330-5188　　팩스_ 02-326-0338
등　록 | 2010년 2월 8일 제313-2010-36호
메　일 | hakjisamd@hakjisamd.co.kr
홈페이지 | http://www.hakjisamd.co.kr

ISBN 978-89-6069-923-6 93510

가　격 | 15,000원

내가 걸어온 길, 간호사

- 간호사 27인의 이야기 -

이혜진 · 김동옥 · 변성원 외 공저

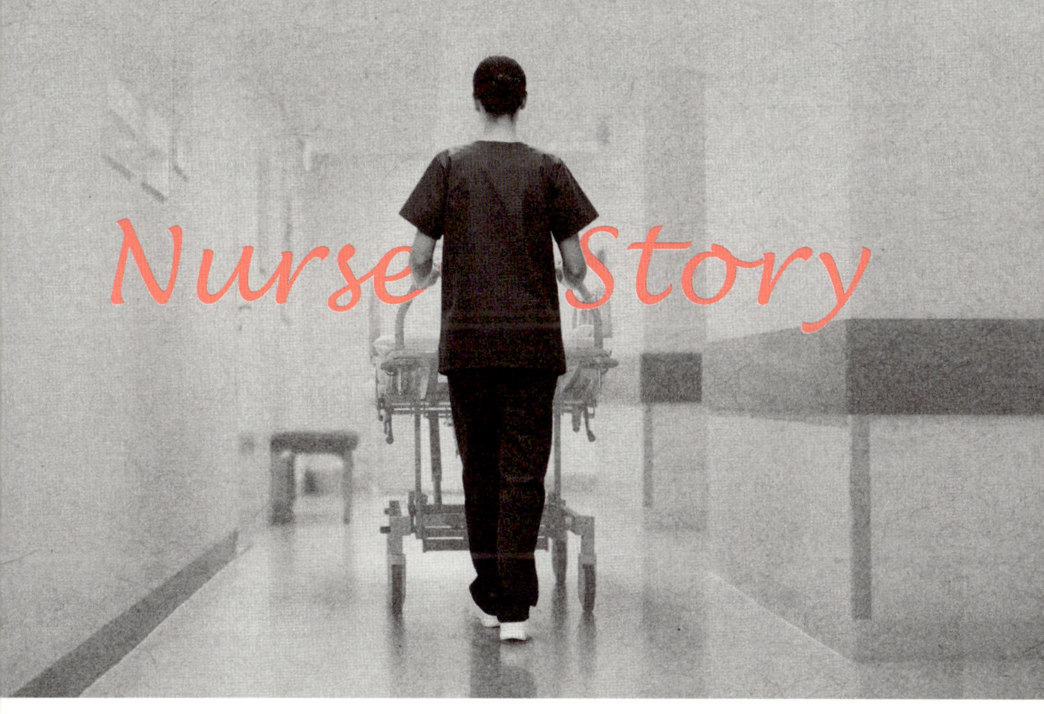

학지사메디컬
HAKJISA MEDICAL

저자소개

이혜진	국제대학교 간호학과 교수
김동옥	경북보건대학교 간호학과 교수
변성원	안산대학교 간호학과 교수
강원심	ICU, Peter Lougheed Centre in canada, RN, Staff Nurse
고우진	로브메디텍 영업부 마케팅 및 교육담당 대리
고정미	국제대학교 간호학과 학과장
공현희	순천향대학교부속천안병원 외래간호팀 간호팀장
김노을	한국건강증진개발원 국가금연지원센터 지역금연팀 주임전문원
김유정	경북대학교 간호대학 부교수
김혜진	서울금북초등학교 보건교사
민건령	NSICU(신경외과중환자실) 간호사
박선미	군포지샘병원 자연치유센터 센터장
신미라	인천기독병원 병동팀장
송재우	고용노동부 산재예방보상정책국 산업보건과 전문위원
안영선	Clinical nurse at Medstar Washington Hospital center IV therapist
유현민(David)	Penn Presbyterian Medical Center Acute Care Nurse Practitioner
이경하	한화토탈 보건관리과 과장, 직업건강협회 보령서사지부 지회장
이숙희	안산시청 위생정책과 식품위생팀 팀장
이유정	보건복지부 보건사무관
이재영	여의도성모병원 NSICU unit 간호사
이진수	서울대학교병원 중앙격리병동 간호사
이현준	주한 미공군부대 오산기지 병원 clinical nurse-case management & patient liaison nurse
임덕상	CRScube Inc. Chief Operation Officer
장애순	사회복지법인 이랜드복지재단 진도노인복지관 관장
장지희	전남 순천시보건소 건강증진과 주무관
전영주	Good Neighbors Project Manager
정로사	표현상담연구소 소장
조유순	가천길병원 보험심사팀 행정간호사
표지명	DB Korea, Director-상무, Strategic Planning & Marketing, BDX
황연숙	이랜드 건강증진실 실장

머리말

『내가 걸어온 길, 간호사』(간호사 27인의 이야기)를 마무리하며, 우리의 삶이고 자랑인 간호현장에서 묵묵히 꿈을 그리며 살아가고 있는 선배, 동료, 후배 그리고 수고해주신 27인의 간호사들에게 감사의 마음과 응원의 박수를 보낸다.

간호사 27인의 이야기는 '따로 또 같이' 간호현장의 목소리를 한 울타리 속에 담아내고자 노력하였다. 일반적으로 '간호사'하면 모두가 병원에서 근무할 것이라는 생각을 많이 하는데, 이 책에서는 병원이라는 제한된 공간에 국한된 간호사 이야기를 넘어서 전문적이고 다양한 간호 경험을 기반으로 자신의 역량을 최대한 발휘하며, 여러 공간에서 활약하고 있는 간호사들을 이야기하고 있다.

이 책은 임상, 공공, 교육, 산업장, 연구, 해외, 그 외 다양한 분야 등 7개 영역의 현장에서 활동하고 있는 간호사들의 이야기를 담고 있다. 또한 부록에서는 간호사란 직업을 소개하며 해외간호사가 되는 방법에 대해서 안내하고 있다.

이 책을 통해 간호현장에서의 사랑, 헌신, 돌봄, 성장뿐만 아니라 간호사의 대상자를 향한 따뜻한 이야기들을 생생히 공감하게 될 것이며, 간호사란 직업에 대한 자부심을 느낄 수 있을 것이다.

이 책을 통해 생생한 간호현장의 이야기 속에서 간호사 직업에 대한 구체적인 진로탐색과 자긍심을 키워나가길 기대한다.

2021년 2월
저자일동

차례

제3장 교육

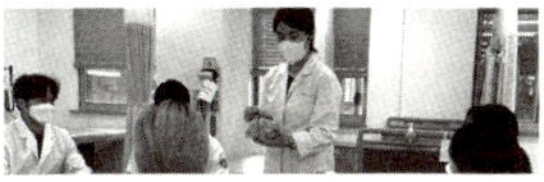

제4장 산업장

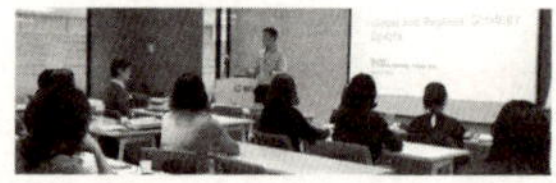

제5장 연구

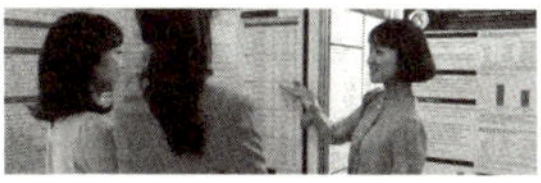

제6장 해외

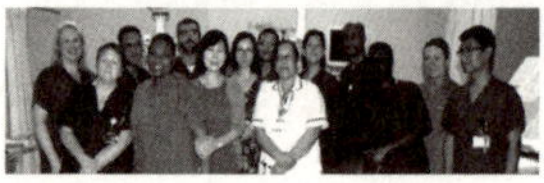

제7장 그 외 다양한 분야

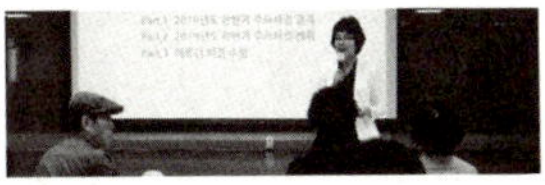

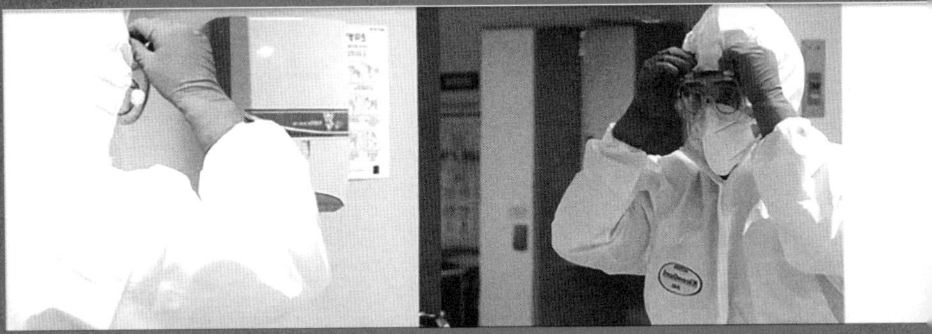

1장 임상

공현희 : 순천향대학교부속천안병원 외래간호팀 간호팀장

신미라 : 인천기독병원 병동팀장

이진수 : 서울대학교병원 중앙격리병동 간호사

이재영 : 여의도성모병원 NSICU unit 간호사

민건령 : NSICU(신경외과 중환자실) 간호사

1

임상현장은 샘솟는 간호지식의 욕구를 자극한다

순천향대학교부속천안병원 외래간호팀 간호팀장

공현희

간호사는 나의 운명

나의 고향은 따뜻하고 온화한 사람들이 살고 있는 순천만과 국가정원이 있는 순천이라는 남쪽 도시입니다.

겨울 여운과 봄기운이 서로의 자리 시샘을 하는 1985년 3월에 나의 간호사 생활 첫 관문인 간호대에 입학했습니다. 병원에 가면 아름답고 상냥한 간호사가 있다는 것을 알았지만, 내가 간호사가 될 것이라고는 꿈에도 생각해보지 않았습니다. 여자중학교, 여자고등학교를 다녀서인지 나의 꿈은 남녀가 같이 공부하고 미팅, 축제가 있고 젊음의 낭만이 살아 있는 모두가 생각하는 대학을 다니는 것이었어요. 고등학교 시절에 내가 모르는 흥미로운 세상을 배우는 세계사나 역사 등에 관심과 흥미를 느끼고 있었고 공부하는 것도 재미있어서 선생님이 되고 싶었습니다. 그 시기에는 선생님이나 간호사가 여자에게 좋은 직업이라 생각하던 때였어요. 그러나 꿈꿔왔던 낭만과는 다르게 전혀 생각해보지 않았던 간호전문대학에 입학하면서 나의 대학 생활이 시작되었습니다. 기억을 더듬어보면 30년 넘게 병원에서 선후배간호사, 환자와 함께한 간호사라는 직업을 선택할 수 있었던 첫 순간은 예기치 않았던 실패에서 시작된 나의 운명이었어요.

간호대학 생활

간호대학은 여학생이 가득한 대학이지만, 나름 꿈과 낭만이 꿈틀대는 대학생활을 멋지게 하려고 새로운 친구들도 사귀고 로타리 클럽의 후원으로 활동하는 봉사 동아리에도 가입하여 사랑을 전하며 열심히 재미있게 활동하였습니다. 동아리 선배님들께서 간호대학은 고등학교 3.5학년이라는 말씀을 하시면서 대학생활을 멋지게 하는 것은 자신이 어떻게 학교생활을 하는지에 달려 있다고 하셨어요. 고개를 열심히 끄덕이기는 했지만 정확하게 그 의미가 어떤 것인지 그때는 몰랐고, 그 말이 무엇을 뜻하는지 2학년이 되어서야 알게 되었습니다. 간호대학의 공부는 생소한 용어와 영어단어 외우는 것과는 또 다른 의학용어 외우기가 떡하니 버티고 있었고, 기초의학 과목들은 이해와 암기를 필요로 하므로 다시금 고등학교 3.5학년으로 돌아가게 만들었습니다. 기억 속에서의 선배님의 이름과 얼굴이 풋풋한 모습으로 기억되지만, 그분들 또한 시간의 흐름에서 아름다운 모습으로 살아가고 있을 거라고 생각합니다. 학교의 특성상 중 · 고등학교 동창생들이 많아 새롭게 적응이라는 것 없이 어울리면서 재미있게 다녔습니다. 기본간호학을 배우면서 처음으로 주사기를 만져보고, 친구의 팔에 서로 혈압측정도 해보고 체온계 눈금 읽는 법, 침상 만드는 방법 등 지금 생각해보면 소박하고 아담한 실습실에서 웃고 떠들며 기본간호학을 배우고 익혔습니다.

1980년대에는 간호대학도 많지 않았고 대형병원도 많지 않아 행정구역을 넘어 서울 강남에 있는 대학병원까지 방학기간을 이용해 실습을 다녔습니다. 지금의 강남은 화려하게 발달한 지역이지만 그때의 기억에는 중심지에서 약간 벗어난 중소도시 같은 서울이었습니다.

2학년부터는 두 달은 학교생활, 두 달은 병원실습을 하는 간호대학의 생활이 시작되었고, 타 지역으로 실습지가 결정되면 친구들과 함께 기숙사 생활을 하거나 자취를 하면서 간호사에게 필요한 타인에 대한 배려와 이해, 의사소통, 책임감과 아픈 환자들을 만나면서 간호사가 되기 위한 많은 경험들을 익히고 배우는 시간들이 시작되었습니다. 지금과는 다르게 나의 첫 실습은 첫날부터 환자의 팔에 정맥주사를 해 볼 수 있는 행운이 주어져 나에게 아픈 팔뚝을 내주었던 환자분들에게 진심으로 감사한 마음을 전합니다. 아픈 몸이지만 간호학생의 실습교육이 잘 이루어질 수 있도록 도와준 환자들을 만나서 간호사 생활을 경험할 수 있었던 실습시간들이 좋은 추억으로 기억됩니다.

실습 때 가장 기억에 남은 환자는 20대의 여자환자로 장결핵으로 힘들게 투병을 하던 분이였습니다. 일반적으로 결핵균이 신체에 들어가면

폐를 침범하여 폐결핵이 많이 발생하는데, 여러 장기에도 결핵균이 침범하여 영향을 미칠 수 있습니다. 결핵균이 대장을 침범하여 상처에서 삼출액이 흘러나오는 것을 매일 소독해야 했으며, 복부의 상처는 호전이 없었고 식사를 못해 영양상태가 좋지 않아 너무나 말라 있어 안쓰러웠습니다. 그러던 어느 날 그 환자분이 보이지 않았는데, 간호사선생님께서 좋은 곳으로 갔다고 하셨습니다. 30년 전 결핵은 무서운 질병이었는데, 의료기술이 발달된 요즘에도 결핵환자들이 많은 것은 그만큼 결핵이란 질병이 아직도 소멸되지 않았다는 것입니다. 결국 건강한 생활습관으로 면역력을 키워서 이겨내는 방법이 최선이라고 생각됩니다.

학교에서 공부하는 기간보다 병원에서 다양한 환자들을 만나고 간호학 지식을 키워나가는 실습기간이 더 좋았습니다. 이러한 간호대학 시절의 독특한 환경 때문인지 졸업 후 병원생활도 빠르게 적응하고 동료들과도 잘 지내면서 어느덧 30여 년을 간호사로서 만족하면서 행복하게 살아가고 있습니다. 간호학 공부는 환자의 생명을 다루는 학문으로 처음 공부할 때는 힘들고 어려운 부분도 있지만, 간호사 면허를 취득한 후 사회에서 다양한 직업을 선택할 수 있습니다. 선생님을 꿈꾸는 사람이면 교육학을 이수하여 보건교사로 초등학교, 중학교, 고등학교에서 근무할 수 있고, 좀 더 공부를 하여 대학에서 간호학교수로 후배들을 가르칠 수도 있습니다. 또한 보건직 공무원, 제약회사, 보험회사, 연구원으로 근무할 수도 있고 넓은 세상으로 나아가고 싶으면 미국, 영국, 호주, 캐나다, 뉴질랜드 등 동경하는 나라에서 간호사로 근무하면서 외국에서 생활을 할 수도 있습니다.

1980년 후반에는 지금처럼 인터넷이 보급되지 않아서 많은 정보를 얻을 수 없었고, 외국으로 나간다는 것도 쉽게 생각하지 못하는 시절이었습니다. 지금처럼 간호사가 사회의 다양한 영역에서 필요하고, 넓은 세상에서 활동할 수 있다는 것을 알았다면, 새로운 세상에 대한 도전하려고 했을까? 그렇다면 지금의 나의 자리가 달라져 있었을까? 무척 궁금합니다.

간호사가 되다

간호대학을 졸업하면 병원에서 근무하는 것이 당연하다고 생각하였고 병원에서 환자들을 돌보는 것을 좋아해서 1988년 졸업과 동시에 고향에서 간호사 생활을 시작했습니다. 가족이 가까이 있었고 병원생활도 만족스러웠지만, 고등학교부터 함께한 친구가 천안에 있는 대학병원에 근무하고 있어 1990년 12월 1일 함박눈이 내리던 겨울날 친구 따라 강남 간다고, 천안으로 이직하여 지금까지 순천향대학교 부속 천안병원에서 여러 병동을 거쳐 현재 외래간호팀 팀장으로 간호사라는 직업에 만족하면서 근무하고 있습니다.

학교에서의 실습은 교과목에 맞추어 가능한 다양한 경험을 할 수 있도록 병원실습, 지역사회실습, 교육학을 이수한 사람은 교생실습까지 커리큘럼이 짜여집니다. 교육학을 이수하여 초등학교 1학년 반에서 교생실습도 나름 열심히 했지만, 병원에서 근무하고 싶은 마음이 더 커서 병원에 취직하게 되었습니다. 지금 근무하는 병원으로 옮긴 후, 신경외과 병동에서 첫 근무를 시작했는데 뇌와 척추에 질병이 생기거나 사고로 다친 환자들이 주로 치료를 받는 병동으로 뇌졸중이나 뇌출혈로 의식이 없거

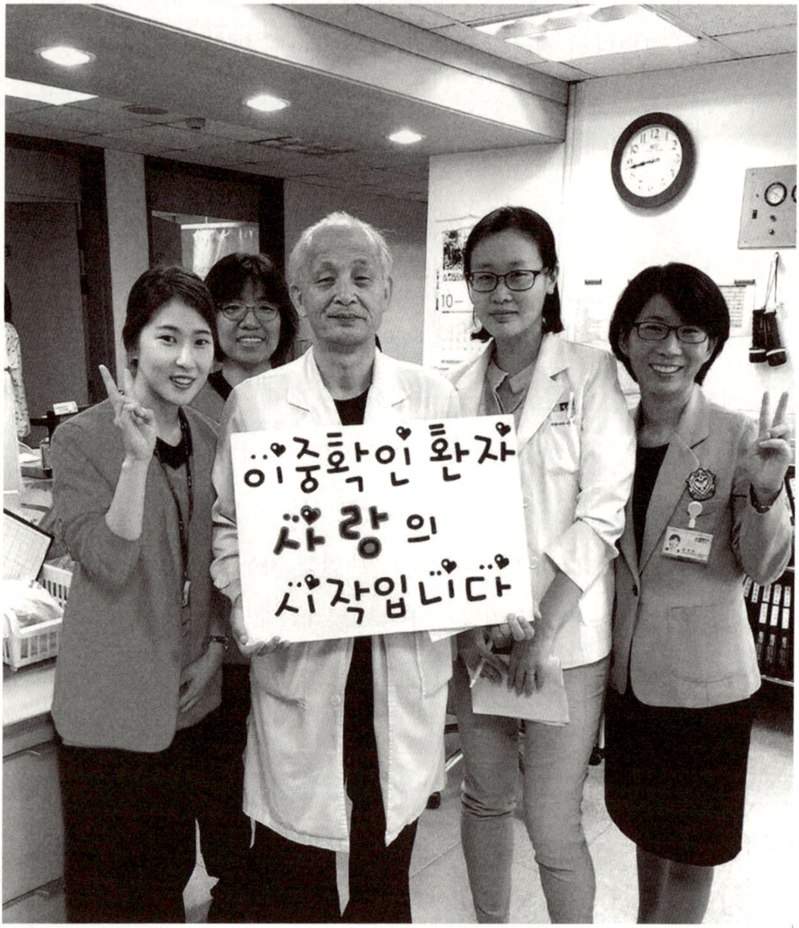

안전한 간호를 위한 활동

나 팔다리가 마비된 환자, 산업재해나 교통사고 등으로 척추손상을 입어 사지마비 또는 편마비(한쪽) 환자들로 간호사의 도움의 손길이 많이 필요한 병동이었습니다. 신경외과 병동의 환자들은 하루아침에 날벼락이라고 표현할 수 있는 갑작스런 질환으로 인한 삶의 변화에 가족들이 환자의 상태를 받아들이지 못하는 경우가 대부분입니다. 간호사는 환자의 간호뿐만 아니라, 갑작스런 변화를 받아들이지 못하는 보호자까지 돌보는 역할을 해야 합니다. 간호사 생활이 길지 않았지만, 아파하는 보호자를 위로하고 공감하려고 노력했습니다. 의식이 없던 환자가 명확하지는 않지만 의식을 조금씩 찾아가고, 마비가 있던 팔다리가 조금씩 움직일 때 좋아하는 가족들의 기쁨을 함께 하면서 내가 작은 도움이라도 되었다는 생각에 간호사로서 보람을 느끼고는 했습니다. 신경외과 병동에서 신경외과 중환자실로 옮겨 신경외과 환자들과 17년을 동거동락하면서 보내서인지 내과병동의 환자들보다 신경외과 환자들에게 많은 애착을 가지게 되었습니다.

병원생활을 할수록 부족한 부분을 채워 유능한 간호사가 되고 싶고 새로운 의학지식이나 간호지식을 배워 환자를 돌보고 싶다는 생각을 가지게 되어 방송통신대학교에 편입하여 학사 자격을 갖추어 대학원에서 간호학을 공부하였습니다. 간호사는 병원에서 근무를 하면서도 대학원 공부를 할 수 있도록 간호부와 동료들이 많은 배려와 도움을 줍니다. 대학원에서 간호학 석사학위를 취득한 후, 환자를 돌볼 때 자신감이 생기고 전문 간호학 지식을 업무에 적용한다는 뿌듯함도 있어 업무에 대한 만족감이 높았습니다. 신경외과 중환자실은 삶과 죽음이 함께 공존하는 공간입니다. 중환자들은 많은 의료장비에 의존해서 힘겹게 생명을 의지하고 있고, 가족들은 희망의 기적을 바라면서 의료진들에게 모든 것을 맡기기 때문에 간호사는 환자와 보호자에게 기적을 선물하기 위해서 최선을 다해 환자를 돌봅니다. 지금까지 병원생활에서 가장 열심히 재미있고 의미있게 보냈던 시간은 신경외과 중환자실에서 환자들과 함께한 시간들이었습니다. 중환자실에서 열심히 간호하여 회복을 위해 병동으로 전실하고 만난 환자는 나를 기억하지 못했지만, 보호자의 감사인사에서 진심을 느낄 수 있어 나의 간호가 도움이 되었다는 것에 힘을 얻어 열심히 환자간호를 하였습니다. 후배간호사들은 중환자실 근무를 어려워하지만, 간호의 진정한 의미를 찾으면 간호사란 직업에 대한 자부심과 환자에게 나의 작은 손길이 커다란 도움이 되었다는 것을 느낄 수 있는 중환자실에서 근무를 해보기를 바랍니다.

간호지식을 향한 샘솟는 욕구

간호학의 공부는 끝이 없는 것 같습니다. 새로운 질병의 발현과 의학기술의 발전, 새로운 의료장비의 개발 등으로 새로운 지식이 필요하고 간호사 생활을 할수록 새로운 간호지식에 대한 욕구가 생기고, 사회 환경 변화에 따라 간호영역에서도 세분화된 전문적인 간호가 필요하기 때문에 지속적으로 공부를 하고 싶어 노인전문간호사 자격증에 도전하여 자격증을 취득하였습니다. 간호의 전문적인 분야를 깊게 공부하고 싶다면, 대학원에서 중환자간호, 응급간호, 가정간호, 노인간호 등 관심 있는 영역의 공부를 할 수 있고 전문간호사의 자격을 갖추어 나아갈 수도 있습니다. 석사학위를 취득하고 10여 년간을 환자를 간호하면서 지내다 보니

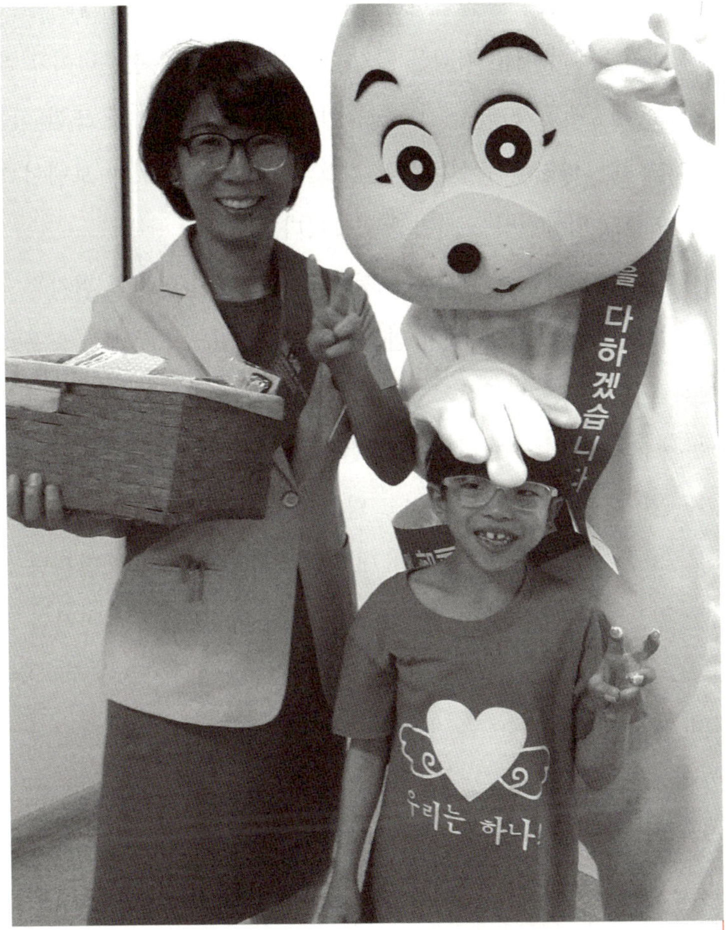

환자와 함께 하는 감동이벤트

간호학의 학문적인 과정을 공부하고 싶어 박사과정에 도전하여 박사학위를 취득하였습니다. 보통 박사학위를 취득하면 병원에서 배운 실무적인 지식과 기술을 간호학문에 도움이 되고자 대학에서 후배양성을 위해 교수로 재직하는 경우가 많습니다. 그러나 요즘은 병원에서 환자를 간호하면서 대학원에서 배운 지식을 환자 간호에 적용하여 전문적이고 질 높은 간호를 제공하고자 하는 간호사들이 많아지고 있고, 나 또한 학문적인 간호보다는 병원에서 실무적인 간호의 질 향상을 위해 보탬이 되고 싶어서 오늘도 임상현장을 지키고 있습니다.

병원에서 근무하는 간호사는 보통 근무기간이 길어지면 환자를 직접 간호하기도 하지만 간호사들이 업무를 잘할 수 있도록 뒤에서 도움을 주는 행정적인 업무를 담당하기도 합니다. 병원마다 행정체계가 다르지만 병동부서를 담당하는 수간호사 역할을 하는 파트장, 파트장이 맡고 있는 병동을 관리하는 간호팀장, 그리고 병원의 모든 간호부 직원을 관리하는 간호부장으로 이루어진 병원들이 대부분입니다. 현재 외래간호팀을 담당하는 간호팀장으로 근무하고 있는데, 외래간호팀은 입원환자를 간호하지 않고 당일에 병원을 방문한 환자를 간호하는 부서들로 이루어져 있습니다. 우리가 일반적으로 병원에 가서 진료를 보는 외래, 응급한 상황이 발생하여 방문한 응급센터, 진료 후 내시경검사를 위해 방문하는 내시경센터, 콩팥 기능이 떨어져 투석을 하는 인공신장센터, 주사실 등이 외래간호팀으로 구성되어 있습니다. 구성된 부서마다 업무가 다르고 많은 간호사들이 의사 및 타부서의 직원들과 함께 근무를 하고 있어 서로가 잘 융화하여 병원을 방문한 환자에게 안전한 의료를 제공하도록 돕는 역할을 담당하고 있습니다. 부서의 구성원들이 병원의 비전과 미션을 바탕으로 간호부가 추구하는 안전한 간호를 환자들에게 제공하도록 각 부서를 관리하며 필요한 행정적인 지원과 교육을 제공합니다. 또한 진료교수와 간호사가 환자를 진료하는데 어려움이 없도록 미리 문제점을 인지하여 해결하고, 구성원들의 업무 능력을 파악해 부족한 부분을 교육하거나 상담을 통해 업무능력을 강화시키고 부서에 잘 적응할 수 있도록 도움을 주고 있습니다.

간호사는 나의 천직

오랜 간호사 생활을 뒤돌아보면 환자에게 직접간호를 제공하는 일반간호사 시절의 많은 경험들이 기억에 남습니다.

1990년 초기에 신경외과 병동에서 근무할 때 교통사고로 머리를 다쳐 입원한 초등학생을 간호하면서 아파했었는데, 지금은 어엿한 청년이 되어 외래에서 만날 때마다 고마움과 감사함을 느꼈던 것이 기억납니다. 그리고 20대 청년이 교통사고로 머리를 다쳐 입원치료를 받고 있었는데, 사과가 목에 걸려 호흡곤란으로 응급상황이 발생했을 때 한순간의 주저함도 없이 환자의 입안으로 손가락을 넣어 사과를 빼낼 때 환자가 손가락을 깨물어 참을 수 없는 아픔을 경험했고 아직도 손가락에 상처가 남아 있지만, 환자의 목숨을 살렸다는 뿌듯함이 있습니다.

뇌손상을 입은 환자들은 회복되기까지 일상적인 생활에 어려움이 동반되기 때문에 오랜 시간 간호사의 따뜻한 손길이 필요합니다. 신경외과 환자를 간호하던 시절, 동료간호사와 동료의사들과 정말 열심히 환자를 돌보았던 기억이 즐겁게 남아 있습니다. 휴일에는 돌보던 환자가 궁금해

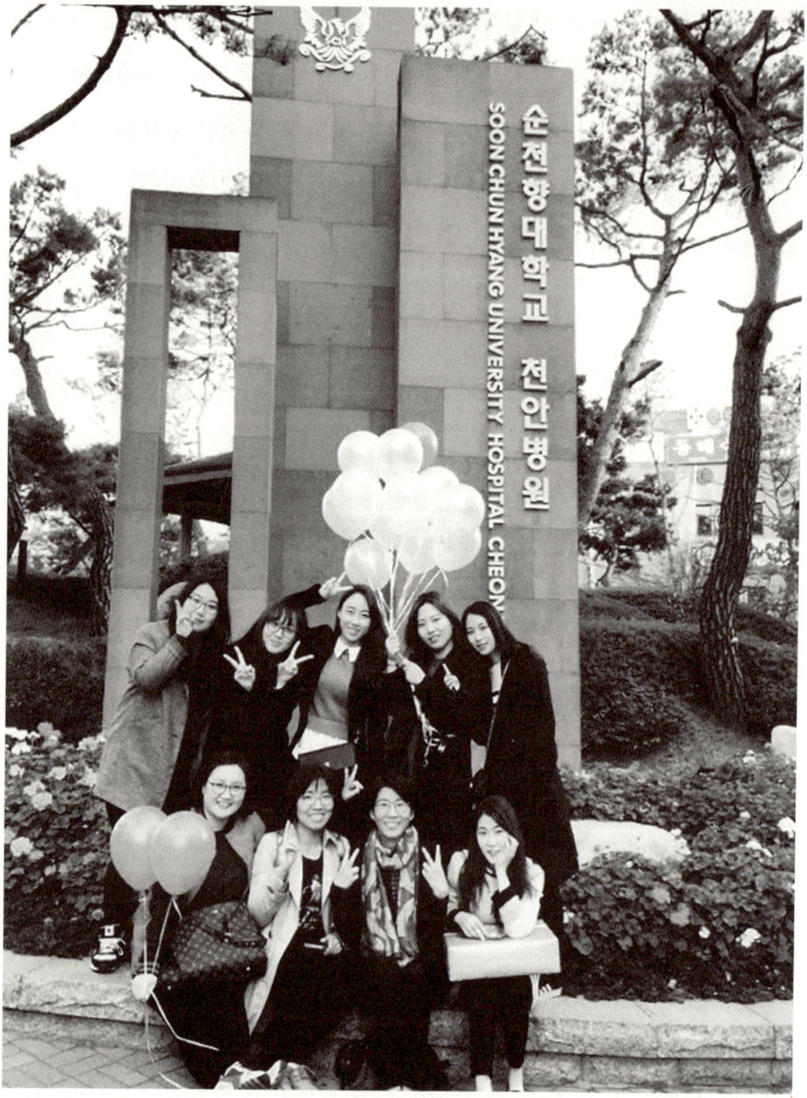

어느가을날 동료들과 함께 병원 앞에서

전화해서 상태를 물어보기도 하였는데, 지금 생각해보면 간호사란 직업이 나에게 천직은 아닐까? 오늘도 정형외과 병동을 지나가고 있는데, 누군가 "누나"하고 불러 뒤돌아보았는데 중년 남성이 환자복을 입고 서 있었습니다. 신경외과 병동에서 근무할 때 입원했던 환자가 20여 년이 지났는데, 그때의 시간을 기억하고 인사를 했던 것입니다. 너무도 고마웠고 나의 간호사 생활이 헛되지는 않았다는 것을 또 다시금 느끼게 해주었습니다.

간호사를 말합니다

간호사란 직업은 사람의 생명을 다루는 고귀한 직업입니다. 요즘은 취직을 위해 간호학에 관심을 가지고 있거나 공부를 하고 있는 예비간호사들이 많은데, 자신은 모르지만 이미 사람에 대한 사랑이 내면에 깊게 자리하고 있고 어쩌면 나처럼 전혀 꿈꾸지 않았던 간호사의 길이 운명일지도 모릅니다.

요즘은 간호학을 공부하고 병원이 아닌 사회에서 좋은 영향력을 나타내는 정치가, 법률가, 연예인 등 다양한 직업군으로 활동을 하거나 국제사회의 NGO 단체에서도 활동을 하고 있어 우리가 살아가는 세상에 간호학을 바탕으로 의미 있는 역할을 무한하게 할 수 있습니다.

간호학을 공부할 때는 어렵고 힘든 시간들이 많았지만, 직업을 선택할 수 있는 폭이 넓고 세상이 변화하면서 간호학을 공부한 사람들이 개척할 수 있는 분야가 많아 질 것이고 생각합니다.

병원에서 간호사의 근무영역도 다양합니다. 환자를 직접 간호하는 실무담당간호사, 병원의 감염관리를 담당하는 감염간호사, 병원의 의료의 질 향상을 관리하는 QI간호사, 보험심사간호사, 외래간호사, 진료협력팀 간호사, 교육담당간호사 등 많은 영역에서 간호사들이 열심히 역할을 다하고 있습니다. 앞으로 의료기술의 발달에 따라 전문적인 영역을 담당해야할 간호사가 많이 필요할 것입니다. 사회가 과학적으로 발달함에 따라 많은 직업에서 인간이 로봇이나 기계로 대체되어 가는 속도가 더욱 빠르게 변화할 것으로 예상되지만, 따뜻한 마음과 손길로 아픈 사람을 간호하는 간호사를 기계가 대체하기는 어려울 것입니다. 간호사는 단지 환자의 상처만 간호하는 것이 아니라 아픈 마음까지도 이해하고 공감하는 전인간호를 제공해야 합니다. 병원에서 환자의 빠른 회복과 질 높은 의료를 제공하기 위해서는 유능하며 인간을 이해하는 마음이 따뜻한 간호사를 필요로 합니다.

세계가 하나로 연결된 세상에서는 신종감염병도 국경 없이 발생하고 광범위하게 감염이 일어나고 있어 많은 의료 인력을 필요로 하는데, 그 중 가장 중요한 인력이 간호사입니다. 요즘 코로나19 감염병에서 자신을 희생하면서 감염병을 극복하기 위해 노력하는 간호사를 볼 수 있습니다. 의료현장에서 간호사는 매우 중요한 존재이고, 앞으로도 사회적으로 존경받는 직업군이 될 것입니다.

간호학에 관심 있는 예비간호사 여러분!

간호학 공부를 통해 넓은 세상으로 나아가 자신의 꿈을 실현해 보기를 바랍니다.

2

지금 여기, 나는 임상현장의 간호사

인천기독병원 병동팀장

신미라

직업군 적성검사에서 간호적성 점수가 95점

어릴 때 위인전을 읽기도 하고 나름 어떤 사람이 되고 싶다는 소망이 있었습니다. 그중에 나이팅게일도 알고는 있었지만, 특별히 나에게는 큰 감명이나 도전이 되지는 않았습니다. 그냥 여자의 몸으로 참 당차구나 정도였지 그녀의 간호사로서의 역할은 각인되지 않았고, 저의 어릴 때 꿈은 막연히 다른 사람을 도우며 살 수 있다면 좋겠다고 생각했습니다. 가정 형편과 여러 가지 이유로 고등학교를 인천여상으로 가게 되었지만, 대학을 가지 않을 거라는 생각은 없었습니다. 그러나 주위환경이 공부하는 분위기가 아니었고 대학이라는 막연한 목표를 상고 진학 중에 열심히 공부하며 준비하지는 못했습니다. 우리의 현실이 그렇듯 주위의 정보나 실례들이 더 우리에게 다음단계를 선택하는 계기로 연결되는 일이 많아 주위에서 보아온 안정적이고 좋아 보이는 교사가 되어야겠다고 생각했습니다. 그리고 무언가 꼭 하고 싶은 직업군도 없었습니다. 재능이라고 하기에는 어릴 때부터 미술대회 나가 상 타고, 노래하는 것 좋아하여 합창단하고, 책읽기 좋아하면서 읽은 책들에 대해 다른 사람들에게 이야기하는 것 등 남들과 크게 다르지 않았습니다. 그래서 막연히 대학진학을 결정할 때도 교대 가서 선생님이 되어 가르치는 일은 재미도 있고, 재능도 있는 것 같아 지원했지만 결국 가지 못했고, 사촌언니가 간호대를 갔던 것을 알았던 아버지의 권유로 인천간호전문대학을 가게 되었습니다. 지금 생각해보면 주위에 다른 직업군이 있었다면 또 다른 길로 갈 수도 있지 않았을까 하는 생각이 듭니다. 그래서 정보의 필요성을 생각하기도 하지만 사람이 그 계획을 할지라도 그 길을 인도하시는 분은 하나님이심을 깨닫기도 합니다.

후에 간호사를 하면서 기억했던 것 중 하나는 고등학교 때 했던 직업군 적성검사에서 간호와 음악이 95점으로 가장 높았던 것이 기억났고, 그 당시는 간호가 내 적성이라고 의아해 하면서도 여전히 간호사라는 직업에 대한 관심이나 정보가 없었던 것 같습니다. 그러나 놀랍게도 이렇게 간호사의 길로 들어왔고 간호사로 살았던 시간이 30여 년이 되어 갑니다.

나의 간호학과 생활

간호학과에 처음 입학해서 공부를 하면서 새로운 학문을 배우는 기쁨은 있었습니다.

1학년 때 생리학을 가르쳐주셨던 황애란교수님께서 너무나 잘 설명해주셨고, 무엇보다 어렵지 않게 간호에 맞는 정도의 수준으로 풀어주셔서 지금까지 제가 간호사로 살아가면서도 무척이나 도움이 되었으며, 간호에 대해 더 알고 싶은 욕구를 주었습니다. 다른 친구들은 이해가 잘 안 된다고 하는 내용이 저는 무척 흥미로웠고 이해가 되면서 더 알고 싶었으며, 병리학이나 약리학 등 이러한 내용들이 배울수록 다른 과목에서의 내용도 좀 더 분명해지고 간호가 지식적으로 흥미롭고 매력적으로 느껴졌습니다. 성인간호나 기본간호를 하면서도 이러한 내용들이 다 연결되어 있음에 내가 이런 것들을 잘 알고 간호나 치료를 할 수 있다면 참 멋지겠다는 생각을 했습니다. 이렇게 몸의 생리를 알고 기전을 알아가는 것과 질병을 배우는 일은 간호와 치료의 연관성을 가지게 되면서 흥미로웠습니다. 몇몇 친구들은 재미없고 어렵다고 하는데 저는 아마도 이과와 문과 적성이 70% 이상으로 다 잘 맞는 성향이라 별 무리 없이 공부를 할 수 있었던 것 같습니다. 새로운 것에 대한 호기심도 많고, 논리적인 것도 좋아하는 한편 시와 산문, 그림, 음악 등을 좋아했습니다. 그러나 간호학을 공부하는 동안에는 시, 산문 등에 내가 관심이 있었다는 사실을 잊어버릴 정도로 3년 안에 국가고시를 패스해야 하는 빡빡한 일정의 대학생활이었습니다. 4년제 대학들과 똑같이 치러지는 국가고시로 강의계획표가 고등학교 수준의 수업시간으로 3년 내내 차 있었습니다. 이렇게 여유로움이 없는 대학생활이기도 하지만, 현실에 적응을 잘하는 저의 성격상 그리고 더 열심히도 아닌 주위 사람들이 하는 만큼만 하는 저는 대학생활 중에 더 이상의 꿈을 확장하지도, 어떤 간호사가 되어야겠다는 생각도 없이 지냈던 시절이었습니다. 그러나 대학시절의 저는 신앙을 가진 사람으로 간호사를 통해 하나님께서 부르심이 무엇일까를 고민하기도 했지만, 학교에서 종교 서클 활동을 하려고 찾아도 잘 연결되지는 않았습니다. 그리고는 우연치 않게 평상시 관심이 있던 연극부 동아리에 들어가 연극을 제작하며 연기, 진행, 연출 등을 하면서, 타과 친구들도 사귀고 간호학만이 아닌 새로운 경험을 하게 되었습니다. 간호사로서 연극부는 나름 인간을 이해하고, 여러 사람이 협력하여 완성극을 올리는 일들이 좋은 경험이 된 것 같습니다. 하지만 전공을 위한 새로운 길에 대한 탐색은 좁은 학교 안이 아닌 외부에서 자극을 받아야 하는 데, 저는 교내 활동이 전부였습니다. 졸업 후 간호사로서 나아갈 길이나 전문성에 관심이 없었던 것 같고 정보나 도전에 대한 능동적인 자세가 아닌 수동적인 것이 학창시절의 모습이었습니다. 지금 생각하면 간호학과를 공부하면서도 다양한 분야로 나아갈 수 있는 여러 가지 길이 있음을 학부 때 알았다면, 좀 더 준비하는데 시간을 투자했을 것 같습니다.

제가 공부하는 당시에는 미국RN에 대한 열망도 없을 때였고, 간호사는 양호교사나 병원에 취업하는 것 정도만 생각했습니다. 다양한 분야의 간호사들이 많지 않았던 시절이기도 하고, 정보에 대한 네트워크도 잘 되지 않는 시대였던 것 같습니다. 무엇보다 간호사라는 직업을 오래 할 것이라고 생각도 안했기에 간호사가 전문가로서 더 깊이 공부하면 다른 사람을 도울 수 있다는 생각은 더더욱 못했던 것 같습니다. 요즘은 간호사가 할 수 있는 영역도 많아졌고, 전문성도 인정받는 시대가 되어 진 것은 많은 선배 간호사들의 노력과 헌신 덕분이라고 생각합니다.

열정 하나로 달리다

제가 졸업할 당시에 노조들이 병원 내에서 생겨나기 시작했습니다. 예전에는 간호사가 일하다가 결혼을 하거나 임신을 하면 계속 일을 할 수 없는 경우가 많았을 때였습니다. 그런데 노조로 인해 분만휴가나 여러 가지 현장의 조건들이 퇴직하지 않고 일할 수 있는 시대가 되기 시작했습니다. 이러한 일로 병원마다 퇴직자가 줄어 제가 취업할 때는 취업이 어려워진 상황이 되어버렸습니다. 예전에는 서울 큰 병원에 특채로 가기도 했는데, 당시에는 본원 대학 출신들도 입사가 잘 안 되어 구직인원을 외부에서 줄이고 있었기 때문에 서울 큰 병원에 가서 일하고 싶은 젊은 날의 의욕이 있었지만, 저도 가장 손쉽게 취업되면서 빠르게 일할 수 있는 방법이었던 저희 학교병원인 인천기독병원에 입사하였습니다.

졸업하고 바로 2월부터 시작된 간호사로서 병원 병동생활은 누구나 겪는 3교대로 돌입하는 간호사만의 세계가 펼쳐집니다. 신앙을 가진 저에게 3교대를 한다는 것은 신앙생활의 가장 기본인 주일성수도 안 되고, 여러 가지 했던 봉사들도 3년 정도 힘껏 했으나, 갈등이 계속되는 삶이 되어 결국은 3교대를 하면서 계속 하기가 힘들어 포기하게 되었으며, 온전히 병원에만 몰입하는 삶이 시작되었습니다. 일하고 자고, 일하고 자고, 병원에 행사가 있으면 나가는 삶이었습니다. 지금까지도 그때 했던 삶의 패턴이 있어 저희 가족들은 제가 집에서 자고 있으면 절대 깨우지 않는다는 생각을 가지고 있습니다. 하지만 저희 병원이 기독병원이라 병원 안에서 하는 활동들이 선교활동과 같은 신앙수련회, 신앙 강좌, 부활절, 추수감사예배, 성탄절, 성가경연대회 등으로 나름 저에게는 병원에서 신앙생활에 필요한 일들을 할 수 있어 좋았습니다. 그리고 병원 안에는 매주 모이는 성경공부 모임도 있었지만, 이 또한 3교대라서 일정하게 참여할 수는 없었습니다. 신앙에 대한 갈급함이 해결되지 않아서 같은 신앙을 가진 동료들과 3교대를 이용한 점심시간에 모여 병동 순회 중창단도 만들고, 오프 신청을 맞추어 같이 기도원 등에 가서 1박 2일 수련회도 갖고 아침마다 드려지는 예배시간에는 한 달에 한 번은 찬양예배로 드리고 싶어 팀을 꾸려 진행하기도 했습니다. 이렇게 신앙생활과 병원생활을 같이 할 수 있어 제게는 나름 병원 임상간호사로서의 시간이 힘들지만은 않았습니다.

입사하고 3년 정도만 일하고 주일을 쉴 수 있는 다른 일이나 선교사로 가고 싶다는 소망이 있었지만, 하나님의 인도하심이 제가 원하던 외래근무지 이동이 아닌 응급실로 이동하게 되었습니다. 처음에는 왜?라는 질문이 있던 시기였지만, 저의 간호사 생활에서 응급실의 경험은 새롭게 간호를 배우는 시간이었으며 가장 즐겁고 역동적인 시간이었습니다. 병동에서는 처방에 따른 처치와 정규처치에 익숙했던 간호의 일이 이것이 다인 것 같고 주사처치와 몰려드는 신규 환자들을 받아내야 하는 일들, 미루어서 할 수 없는 일로 가득찬 시간이 간간이 가슴을 쪼이는 답답함과 스트레스가 되는 일상이었습니다. 그러나 응급실에서도 같은 스트레스가 있었고 어떤 환자가 올지 몰라 기다리는 스트레스가 가중되어도 응급실에 온 환자의 증상과 상태를 확인하며 치료적 접근을 해야 하는 것과 응급을 인지하여 빠른 처치와 간호가 환자를 회복하게 하는데 도움이

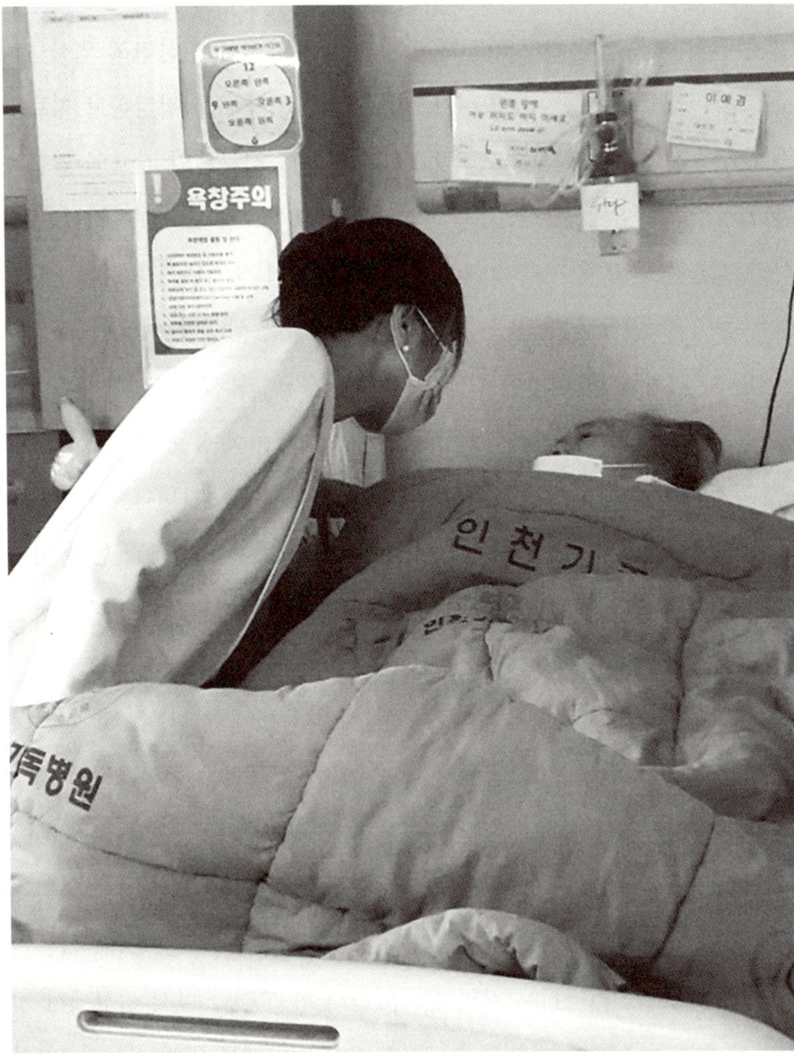

병동순회 중 환자와의 눈맞춤

될 수 있다는 것이 무척이나 신나고 매력적이고 역동적이었습니다.

6년 정도의 응급실 경험은 타부서와의 긴밀한 관계에도 도움이 되었고 수련의들과 함께 환자의 상태를 같이 공유하며 고민하면서 의사들의 고충도 이해하는 시간이었습니다. 함께 환자의 상태를 걱정하고 치료와 간호하는 시간은 동료의식도 갖게 되고 팀으로 전문적인 간호의 역할을 한다는 보람도 있었습니다. 그래서 더욱 간호사로서 좀 더 전문적인 지식과 기술을 갖고 환자를 돌보고 싶다는 열망이 생기며, 간호사로서 역량을 높일 수 있었던 것 같습니다. 또한 응급실은 상상할 수 없는 다양한 사건들과 사람들, 중환자들을 경험하고 응급처치를 시행하면서 직장, 가정 등 사회의 일원이었던 사람이 환자로 전환되는 과정을 보는 시간이었고, 환자와 보호자들을 좀 더 깊고 넓게 이해하게 되었습니다. 어느새 10년이라는 세월이 지나갔습니다. 임상은 할만큼 했다는 생각과 함께 잠시 선교사의 꿈을 가지고 병원을 퇴직했다가, 2년의 후 다시 인천기독병원으로 재입사했습니다.

간호선교사로 외국에 나가서도 병원세팅이 아니면 단독으로 간호사의 일을 하기는 어렵고, 그곳에서 할 수 있는 일들이 사회복지적인 일들이 많아 다시 입사 후 사회복지대학원에 진학하게 되었습니다. 사회복지대학원 공부는 간호사 일을 하면서 다양한 사고의 필요성이 무엇인지를 배웠습니다. 환자나 보호자를 보는 관점도 간호사와는 조금 다른 관점이기에 시야가 넓어지는 기회가 되었습니다. 그러나 다시 임상에서 일하면서 느끼는 간호에 대한 좀 더 깊은 지식과 이해를 위해 공부가 더 하고 싶다는 갈망이 있었습니다. 2005년 저희병원에서 우수간호사로 포상을 받고 하와이 임상포럼을 다녀오면서 미국의 간호계와 병원을 조금

볼 수 있는 기회를 가졌습니다. Nurse Practitioner(NP), Clinical Nurse Specialist(CNS)로 나누어지는 간호의 전문성도 보았고, 함께 간 서울 큰 병원 간호사들과의 만남을 통해 간호에 대한 전문적인 공부를 하고 싶은 열망이 더 커졌습니다. 우리나라도 제가 처음 일 할 때보다는 공부할 수 있는 기회도 많이 생겼고, 석사와 박사과정도 많은 대학에 개설되었습니다. 저도 응급전문간호사 과정을 집에서 가까운 가천길대학원에서 하게 되었습니다. 오랫동안 현장 경험은 쌓여가지만, 지식적인 연구와 앞선 기술들을 배울 수 있는 기회를 갖는 것이 임상간호사가 되기 위해 중요한 것 같습니다.

지금 여기 간호사로 서 있다

병원간호사로서 다양한 '과'와 '병동'에서 일할 수 있는 기회를 갖는 것은 참 좋은 일이라 생각합니다. 새로운 것에 적응하는 것이 처음에는 두려움이지만, 자신의 역량을 넓히는 기회도 되고 전체적인 시스템을 이해할 수도 있고, 환자와 후배들에게도 좋은 정보를 제공할 수 있어 좋은 것 같습니다.

입사 당시에 제가 일한 병동은 소아과 격리환자, 산부인과, 이비인후과, 정형외과, 비뇨기과 등을 아우르는 일명 잡과 병동이었습니다. 깊게 전문과를 볼 수는 없지만, '과' 특성에 따른 처치와 처방에 대한 이해가 생겨서 제가 응급실로 이동해서도 적응하는 데는 도움이 되었습니다. 처음 10년을 일하면서 일에 집중된 간호사로서 처치와 주어진 일을 잘 끝내면 능력있는 간호사라고 생각했는데, 10년이 다 되어서 이제야 겨우

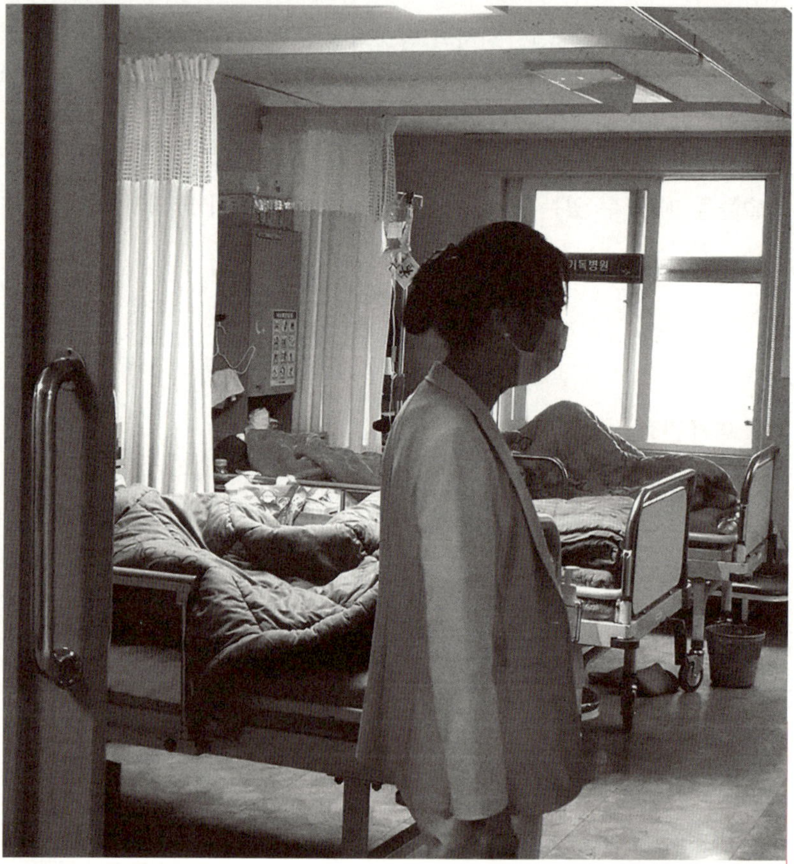

환자의 안위를 살피다

환자가 한 인간으로 보이며 늘 학생 때 배웠던 전인간호가 무엇인지를 알게 된 것 같습니다. 환자를 둘러싼 가족과 일상의 복귀 문제, 재정 문제 등 아픈 몸과 상처만이 아닌 정신적 · 심리적 · 사회적인 문제를 갖고 있는 삶속의 한 인간인 환자를 이해하는데 10년 쯤 걸렸습니다. 다시 입사해서는 외래에서 다시 10년, 외래와 병동 팀장을 하다가 건강검진센터에서 팀장을 1년간 하면서 또 다른 경험으로 새로운 것을 배울 수 있었습니다. 질환이 아닌, 건강검진을 위해서 오는 환자가 아닌, 고객이라는 차원의 경험은 너무 새로워서 처음에는 적응하기가 참 힘들었습니다.

그러나 이것도 환자를 전인적으로 돌보고 간호하는 일에 도움이 되는 경험이었습니다. 짧게 간호부 과장으로서의 경험은 전체 간호부의 인력관리와 한 병동만을 보았던 관점이 전체를 보는 기회가 되었고, 간호부는 병원 전체의 계획 등에 참여하는 기회도 있어 좋았습니다. 현재는 병동의 팀장으로서 일하고 있습니다.

임상간호사의 현장인 병동은 늘 버라이어티 합니다. 다양한 환자를 돌보아야 하는 것은 간호와 치료의 문제만이 아닌 인간관계의 어려움들이 많이 있습니다. 아직 시회경험이 없는 어린 간호사들에게 환자라는 이유로 짜증과 불편함을 다 드러내며, 이것을 혼자 받아내야 하는 일은 역부족 일 때가 많음을 보게 됩니다. 간호사라는 직장에 적응하면서, 새로운 일을 배우는 일도 힘들고, 3교대로 인한 피곤함과 육체적 소진을 겪고 있습니다. 여기에 생명과 안전을 책임져야 하는 정신적 · 심리적 스트레스도 적지 않아 저희 간호사들에게도 많은 격려와 위로가 필요합니다. 이러한 환경에서 일하는 병동간호사들을 어떻게 도와주어야 할지가 저의 큰일 중에 하나입니다. 인계 때마다 듣는 간호사들의 어려움도 이해가 되고, 아파서 입원한 환자들의 심정도 이해가 되는 저로서는 답답할 때도 많습니다. 양쪽 입장을 변호하면서 간호사들에게 늘 하는 이야기는 우리의 감정이 늘 말 속을 타고 들어가면, 진심은 전달되게 된다고, 항상 정직함으로 환자를 위한 행동과 말이 결국은 자신도 보호하는 일임을 알려주며 격려합니다. 그래서 훈련하는 것 중 말과 행동에 자신의 감정이 투사되는 것을 자제하고 객관적이면서 환자이익을 우선시 하는 간호가 필요합니다. 그럼에도 불구하고 무작정 불신하는 사람도 있고, 타고난 성향이 반사회적인 사람들, 질병으로 인한 예민함과 불안이 다른 사람들을 돌아볼 수 없는 경우도 많아 간호사를 배려해 달라고 하기에는 어려운 상황들이 많이 있습니다. 그러나 이것이 환자임을 잘 이해하는 것이 간호의 전문성이기도 하고 자신의 역량을 키우는 일이 됨을 기억하며 일하고 있습니다. 저는 할 수 있는 한 힘든 간호사들에게 공감을 하려고 같이 화도 내고 동조와 격려를 하면서 마음의 응어리들이 조금 풀어지기를 바라지만 이것도 쉽지는 않습니다. 조금만 마음의 상처가 생기거나 어려움을 겪고 나면 사직을 생각하는 일들이 참 많아서 지친 몸만이 아니라 지친 마음을 만져주고 이해해주고 기다려주어야 하는 인력관리가 가장 힘든 일이지만, 이 시간들을 잘 견디고 3년차, 5년차가 되어가는 간호사들을 보는 것은 보람이 있습니다. 나 자신이 그들을 잘 기다려 주었다는 생각과 함께 성장한 간호사들이 임상에서 다른 후배 간호사들을 돕고 도전을 도와주는 것은 참 보기 좋은 일입니다.

병동팀장이 하는 일 중에 환자를 대변하는 일이 참 많습니다. 환자들도 사실 누군가에 이야기 하고 싶은 것이 많지만 잘 들어주기도 하고 나름 문제를 해결할 수 있는 사람이라는 것을 아는지 자주 면담을 요청합니다. 병실 생활에서 오는 어려움, 담당과장의 치료에 대한 불만, 환경과 시설에 대한 책임감, 타과와의 관계성 유지 등 나 혼자 잘해서 해결되는 것은 하나도 없고 다른 사람을 격려하고, 참여시키고, 변화시켜야 하는 일들이 끊임없이 있습니다. 경험과 지식으로 훈련된 의사소통과 발로 뛰는 일들이 함께 필요할 때도 많습니다. 그래도 환자들이 며칠 동안 묵어가는 숙소와 같은 병실에서 생활의 고충을 이해한다는 것, 질병의 위중을 떠나 새로운 환경 속에 적응해 가야 하는 환자들이 마음 편히 지내고, 치료를 잘 받고, 간호사들과 가족과 같은 분위기로 지내고 퇴원 할 때가 가장 보람 있는 일인 것은 병동간호사가 아니면 느낄 수 없는 기쁨입니다.

지금도 임상에서 간호사들을 돌보는 일과 환자들을 돌아보고, 학생들을 만나 가르치는 일을 하고 있습니다. 몸과 맘이 간간이 피곤하다고 느끼기도 하지만, 이곳에서 일하고 있을 때 가장 간호사다운 삶을 살고 있는 것 같습니다.

가슴에 남는 의료현장의 기억 조각들

병원에서 일하면서 저는 간호사로서 하나님께서 원하시는 것이 무엇일까 생각하며 늘 의료선교를 꿈꾸었습니다. 그러나 현실은 3교대에서 벗어날 수 없었고, 교회 활동도 제한 될 수 밖에 없었습니다. 1989년쯤인가 선교단체 포스터를 보고 여름휴가 2박 3일이나 3박 4일 일정으로 지리산 무의촌 의료사역에 참여하기 시작하였습니다. 의사 1명, 간호사 2명 정도로 자차를 타고 옮겨 다니면서 어두운 밤에 작은 교회들을 찾아다니고, 아침에 일어나면 지리산 해발 700m 위치에 와 있는 경험, 간단한 진료와 약을 나누어 주는 일이지만 간호사로서 할 수 있는 일이어서 참 좋았습니다. 이후 선교단체가 국내만이 아닌 외국에 나가서 진료하기 시작하면서 1994년부터 필리핀을 처음으로 해외의료 선교를 시작했습니다. 그렇게 외부 단체와 3년 정도 다니고는 1996년부터는 저희 병원에 자원하는 의사, 간호사, 약사들과 함께 해외의료 선교를 준비하며 다니기 시작했습니다. 저희 병원이 기독병원이었기에 이 일은 병원 안에 많은 관심과 격려들이 있었습니다. 1997년부터는 원목실과 함께 베트남을 시작하여 캄보디아, 태국, 네팔, 말레시아, 중국, 아프리카, 몽골, 인도네시아, 미얀마, 라오스 등 현재까지 20년 넘게 지속적으로 연 1~2회의 해외의료봉사 사역을 하게 되었고 현재는 병원의 공식적인 행사로 지원과 관심이 유지되어 직원선교회와 원목실 중심으로 병원직원들의 참여가 지속되고 있습니다. 이 일의 중심에 저와 같은 간호사가 함께 할 수 있다는 것이 참 감사하고 도전이 되는 일입니다. 현재는 직원 자녀들도 참여하는 기회를 가지면서 나름 의료인으로서의 꿈을 키우고 의대나 간호대를 가는 자녀들도 많이 생겨났으며, 새롭게 입사한 간호사들도 이러한 사역에 대한 열망들을 가지고 있어 예전에는 같이 가자고 부탁했던 일이 점점 참여하고자 하는 사람들이 많아지면서 순번을 정해 해마다 번갈아 참여하게 되었습니다.

이 일 이외도 병원 안에서 국내에 있는 외국인들을 진료하고자 하는 계획을 가지고 병원의 자원과 환경을 이용하여 평일에는 시간이 없어 병원에 갈 수 없는 외국인 근로자들을 대상으로 월 1회 주일에 진료사역을 시작하였습니다. 20년 전만 해도 국내에는 불법체류자들도 있어 진료를 못 받는 경우가 많아서 꼭 필요한 사역이었습니다. 이러한 일들은 병원에 근무하는 간호사로서 뜻을 함께하는 의사나 간호사들과 함께 할 수 있는 일들이고, 간호사이기에 할 수 있는 일이었습니다. 또한 병원의 자원을 이용할 수 있어 고마워하던 외국인들의 눈빛을 보며 또 다른 보람을 느낄 수 있었습니다.

이렇듯 지금까지 임상간호사로 오랫동안 일하면서 간호의 전문성을 지식적인 것으로만 끝내지 않고 실제로 적용되는 곳이어서 계속적인 공부도 필요하고, 변화되는 간호의 현장과 문화를 함께 경험하는 일을 할 수 있어 좋았습니다.

임상에서 일하면서 기회가 되어 간호대학에서 기본간호, 해부학, 성인간호, 아동간호, 응급간호 등의 강의를 하게 되었습니다. 학생들에게 강의를 하면서도 내가 임상에서 오랫동안 일했다는 것이 현장의 소리를 생생하게 전달할 수 있고, 그 경험을 공유할 수 있다는 것이 좋았습니다. 간호를 배우는 학생들에게 좀 더 실제적인 도움과 도전을 줄 수 있는 기회가 되었으면 합니다. 그래서 임상에서 일하는 간호사들이 좀 더 공부를 하는 것을 추천하고 그것은 환자를 돕는 일뿐만 아니라, 후배들을 도울 수 있는 역량을 갖출 수 있게 되는 것 같습니다.

임상이나 어떤 현장에 있든지 자신에게 오는 어려움과 위기를 성장과 기회라는 생각으로 받아들이고 나아가는 일이 결국은 나에게 경험과 지식으로 남아 있게 되는 것 같습니다. 오랜 병원 생활이 간간이 고되고 지치지만, 돌아보니 나에게 풍성한 삶을 살게 한 것이라고 깨닫게 되어 감사함을 느낍니다.

자신이 선택한 간호사라는 직업을 사랑하라

임상에서 오랫동안 일한다는 것은 간호사로서 가장 환자와 가까이 있다는 이야기입니다.

환자의 희노애락을 볼 수 있고 삶과 죽음도 지켜보는 일입니다. 또한 가족과도 긴밀한 관계를 유지해야 하는 것을 생각할 때 좀 더 인간적인 관계로 발전해 가는 일이 가장 힘들기도 하지만 보람된 일이기도 합니다. 내 가족을 간호하는 것처럼 환자를 간호하기 위해 먼 길을 가야 했습니다. 이제 임상간호사 10년차가 되어가니 겨우 환자가 한 인격체로 보이고 내게 일처럼 느껴지지 않게 되었고(사실 성향에 따라 다르지만 처음부터 환자를 잘 보는 간호사들도 있습니다.), 20년쯤 되어서야 환자가 된다는 것, 질병이라는 것이 개인과 가족 전체에게 미치는 삶의 변화를 이해하고 공감하게 되었던 것 같습니다.

젊은 시절에는 환자들이 왜 내게 화를 내는지, 무리한 요구를 하는지, 상황과 맞지 않는 환자와 보호자들의 반응에 늘 화도 나고 힘이 들었습니다. 그러다 보니 감정을 더 숨기게 되고 감정적으로 환자들과 얽히고 싶지 않아 거리두기를 하기도 합니다. 그리고 저 자신도 부족한 인간이라는 것을 이해하기까지도 시간이 걸렸습니다.

임상에서 오랫동안 간호사로 살면서 조금 이해하게 된 것은 환자나 간호사나 모두 부족하고 약한 인간이라는 것을 인지하는 일인 것 같습니다. 서로를 조금씩 이해하고자 하는 의사소통이 가장 중요함을 깨닫습니다. 환자의 고통이나 상황을 이해해주는 공감은 일단 가장 중요한 일이고, 진심으로 다가가도 부딪치는 일이 많지만 실망하고 뒤로 물러서지 말고 환자를 위한 대변자로, 위로자로, 돌봄자로, 스스로의 전문성을 포

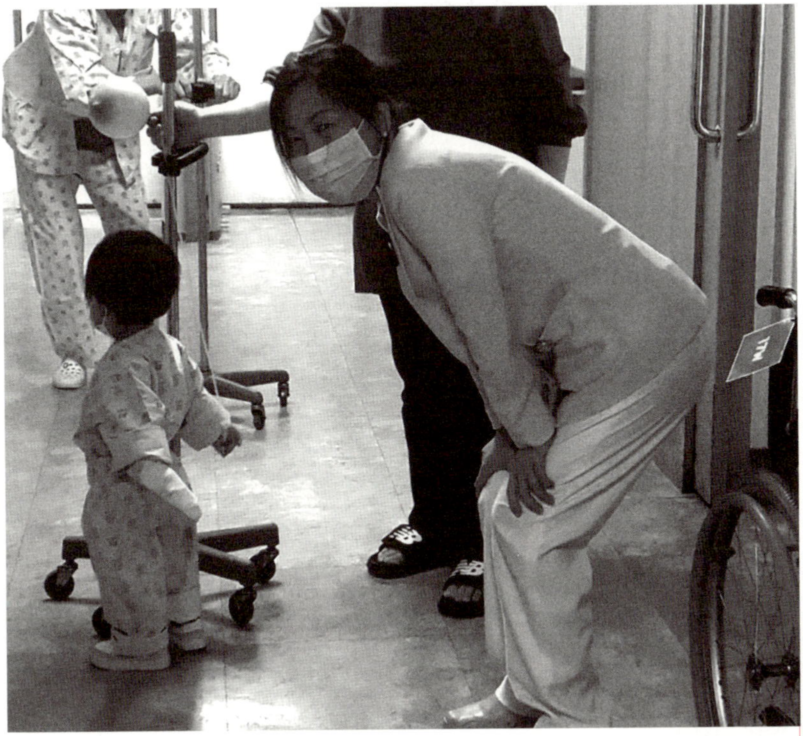

행복한 순간들

기하지 말아야 할 것 같습니다. 상대가 한만큼만 응답하기보다는 차라리 간호사의 고충과 어려움을 환자에게 솔직하게 나누는 것을 훈련해보는 것도 좋습니다. 내가 부족하다고 고백하고 도와달라고 하면 이해하는 사람들이 있습니다. 아무것도 하지 않고 최소한의 것만 하면서 우리가 환자에게 우리를 이해해 달라고 하는 일은 이해받기 쉽지 않다는 경험을 하게 됩니다. 신뢰가 있는 의사소통을 이루려면 무엇보다 자신의 능력을 키워야 하는데, 많은 지식과 정보 그리고 숙련된 기술이 간호사에게 필요합니다. 그러나 이것도 하루 아침에 되는 일이 아님을 기억하십시오. 그리고 우리가 걷고 있는 간호사라는 삶의 여정을 행복하고 기쁘게 살아가기 위해 자신이 선택한 간호사의 삶을 사랑하십시오. 그리고 다가오는 새로운 일에 대해 두려워하지 말고 부딪치면 그 경험이 실력이 되고 능력이 될 것입니다.

3

남자간호대학생, 임상간호사로 성장하다

서울대학교병원 중앙격리병동 간호사

이진수

내 인생 20대의 첫 선택, "간호학과"

저는 대학교 진학을 목표로 공부를 열심히 했지만, 막상 "내가 어떤 것을 잘 할 수 있을까?", "내 적성이 무엇인가?"에 대한 고민은 하지 않았고, 막연하게 남자니까 공대를 가거나, 점수가 잘 나오면 의대를 진학해 보자는 생각을 가지고 있었습니다. 그러다 수능 점수가 나오면서 본격적인 고민이 시작되었습니다. 제 점수대에서는 진학할 수 있는 길이 너무나 다양했습니다. 진학을 고민하던 때가 마침 '황우석 열풍'이 불던 시기여서 막연하게 생명공학과 진학을 결정하려던 찰나, 인하대학교병원에서 간호사로 일하던 고모와 대화를 하게 되었습니다. "네가 잘 한다고 생각하는 것이 뭐고, 진짜로 하고 싶은 것이 뭐야?"라고 고모가 저에게 물었을 때, 나의 진로 방향이 "현미경을 들여다보며 유전자를 다루는 생명에 대한 것이 과연 맞는 것인가?"에 대한 의문이 들었습니다. 내가 좋아하는 것은 좁은 연구실보다는 타인과 어울리고 대화를 하면서 그들과 섞여서 생활하는 것이었기 때문입니다. "그렇다면 고모처럼 간호사가 되어보는 것은 어때?" 처음에는 고모의 이러한 질문이 저에게 굉장히 당황스럽게 다가왔습니다. 그 당시 저조차도 '남자간호사'에 대해 직업적 편견을 가지고 있었던 상태였으니까요. 그러나 당황스럽게 다가왔던 고모와의 대화를 통해, 저는 '간호사'라는 직업의 세계에 대해 아주 작은 정보만을 가지고 있었다는 것을 깨달을 수 있었습니다. 이후 여러 가지 정보들을 찾아보니, 우리 사회에서는 병원에서 일하고 있는 임상간호사뿐만 아니라, 학교와 기업 등 다양한 분야에서 간호사를 필요로 한다는 것을 알 수 있었습니다. 그리고 남중-남고의 남학생이 넘쳐나는 학교에서 6년간 생활했던 저는 여초집단인 '간호학과' 생활을 본격적으로 시작하게 되었습니다.

남자간호대학생이 임상간호사로 성장하다

남중-남고를 나왔지만, 대인관계가 원만한 편이었던 저는 78:2라는 압도적인 성비의 간호학과 생활이 답답하지는 않았습니다. 하지만 TV 시트콤을 보면서 상상했던 대학생활이 아니었던 것이 가장 큰 실망이었습니다. 다른 학과 학생들은 본인이 듣고 싶은 과목을 신청해서 강의실을 이동하며 캠퍼스의 낭만을 즐기는데 반해, 간호학과의 커리큘럼은 고등학교 생활의 연장선처럼 학생들은 지정된 강의실에 앉아만 있고, 각 과목의 교수님들이 들어오는 방식이었기 때문입니다. 그래서 계절 학기를 꼭 신청해서 인문학 수업이나 미술, 체육 등의 교양 과목을 다양하게 들으면서 여러 가지 경험을 즐겼습니다. 그러다 2학년이 되면서 본격적인 임상간호실습이 시작되었고, 저조차 입학 전 생각했던 직업적 편견에 부딪히게 되었습니다. 실습 내내 "남자인데 왜 간호학과에 들어왔어요?"라는 질문은 제가 담당한 환자에게 받는 거의 첫 번째 질문이었으니까요. 지금이야 간호학과에 입학하는 남학생의 수가 어느 정도 증가하였고, 남자간호사도 만 명이 넘어섰지만, 제가 대학교에 다닐 때만 하더라도 1학년부터 4학년까지 모든 남학생을 모아도 5:5 농구조차 할 수 없었으니, 그 분들이 편견을 가지고 궁금해하는 것이 어느 정도 이해가 가기는 했습니다. 어느 순간 오기가 생기면서 이왕 간호학과에 들어와 간호사를 할 거라면 대표를 해보자는 생각으로 학생회장에 지원했고, '간호교육 100주년'이라는 기념비적인 해에는 학생회장으로서 많은 행사와 학회에 참여하면서 바쁜 1년을 보냈습니다.

20대 초반의 남자로서 군대 문제가 고민이었는데, 2학년을 마치고 의무병으로 군대를 지원할지, 아니면 국가고시를 치르고 졸업한 뒤 간호장교로 군복무를 할지 갈등의 기로에 서게 되었습니다. 몇 명 되지 않는 남자 선배들이 대부분 간호장교로서 군 복무를 하고 있었고, 남자 선배들을 통해 군 복무와 함께 임상간호사로서의 경험을 쌓을 수 있다는 말을 듣게 되었습니다. 그래서 자연스럽게 간호장교에 지원하여 국군수도병원에서 3년간 간호장교로 군 복무를 하게 되었습니다.

우리나라에서 군 병원 중 가장 규모가 크다는 국군수도병원에서의 간호장교 생활의 첫 시작은 매우 다이나믹했던 것 같습니다. 이제 막 간호장교로서 발걸음을 시작하며 실수를 연발하던 초보 간호사에게 '신종플루'라는 감염사태가 벌어졌고, 사회보다 호흡기 감염병에 취약한 군대 환경 속에서 신종플루의 병원 내 감염 방지와 예방 작업의 최전선에 간호사로 투입된 저는 개방형 형태의 병동 개선활동과 사단 의무대를 돌면서 예방 백신 작업 등을 수행했습니다.

저는 간호사로 할 수 있는 다양한 분야의 업무를 간호장교 활동을 통해 경험하였으나, 항상 아쉽게 생각했던 점은 임상간호의 깊이였습니다. 군 병원의 환자가 주로 20대 남성이었기에 중증도가 그렇게 심하지는 않았거든요. 따라서 깊이 있는 임상간호사로서의 경력을 쌓고 싶었던 저는 군대 전역 이후, 서울대학교병원에 지원하여 2년 동안 정형외과 병동의 간호사로 일했습니다. 서울대학교병원은 소위 말하는 '빅5' 병원답게 환자들의 중증 정도는 상당하였고, 군 병원에서는 경험할 수 없었던 환자와 보호자 응대 등 CS(customer satisfaction) 측면을 강조하는 병원생활에 심신이 피로해지기는 하였으나, 타 병원에서 치료를 받지 못하고 입원하는 많은 환자들의 증상이 좋아져서 퇴원하는 것을 보며 의료인으로서 보람을 느낄 수 있었습니다.

감염병, 그 최전선에 뛰어들다

현재는 서울대학교병원 중앙격리병동, 즉 감염내과의 병동 간호사로서 일을 하고 있습니다. 감염내과라는 이름을 들었을 때 가장 먼저 떠올릴

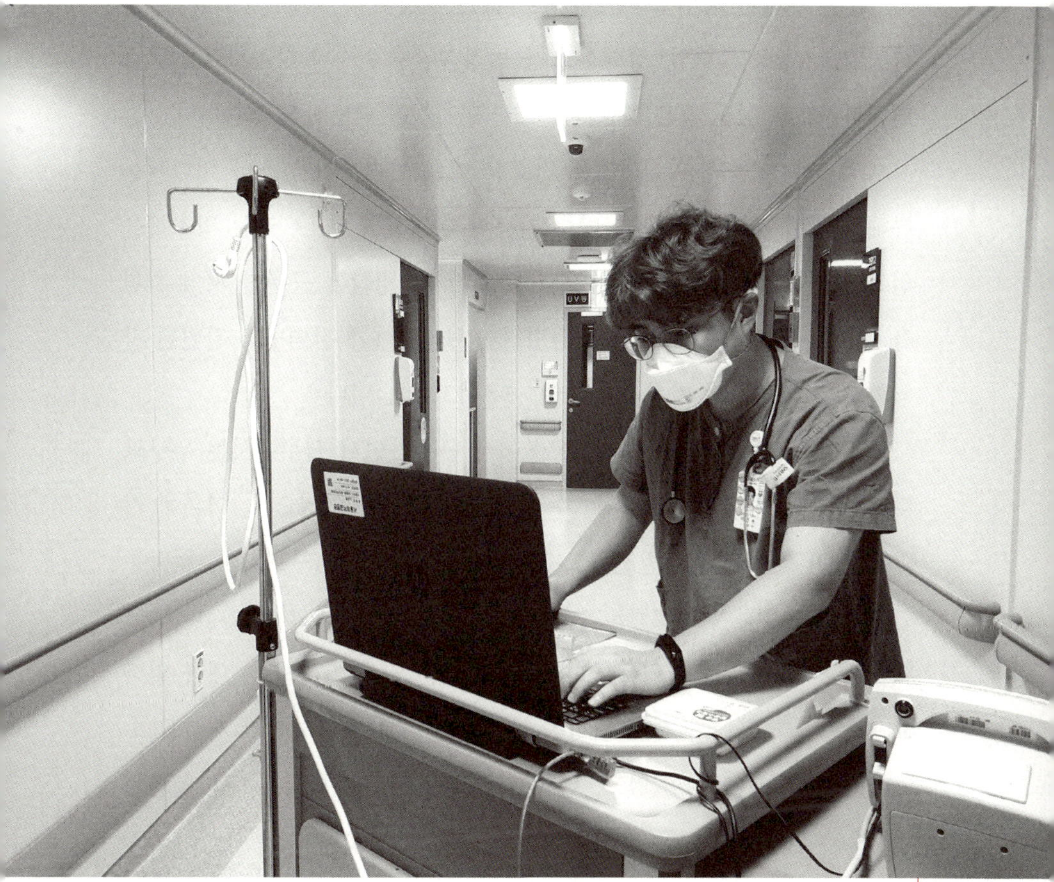

서울대학교병원 중앙격리병동

수 있듯이, 저는 메르스(MERS) 또는 에볼라(Ebola) 의심환자가 발생하면 국가지정병원인 서울대학교병원으로 환자들이 이송을 오기 때문에, 이런 호흡기적 격리가 필요한 환자를 음압격리병상에서 간호하고 있습니다. 물론 이러한 감염병 의심환자가 없는 평상시에는 패혈증이나 결핵, 불명열, 유행성 출혈열, 장티푸스 등 법정감염병 환자나 타과진료보다 감염내과적으로 심도 깊은 치료가 필요한 환자들을 담당하고 있습니다.

메르스와 에볼라 의심환자를 간호할 때는 여러분이 뉴스나 미디어를 통해 보았던 'Level D' 혹은 방수 기능이 더해진 'Level C'라는 방호복을 입고 환자를 간호하고 있습니다. 국가지정격리병상에 근무한 저의 경험을 워크숍 참여를 통해 지방 거점병원 의료진들에게 감염병과 관련된 감염환자 간호 경험과 지식을 나누며 공유하고 있습니다.

서울대학교병원에 입사하여 6년 이상 근무하면서 실무에서는 누구보다 높은 양질의 간호를 제공할 수 있다는 자신감은 있었으나, 이론적 기반을 가진 의료인으로 발전하고자 서울대학교 대학원(간호학과) 석박통합과정에 진학하여 간호관리학을 세부전공으로 공부하고 있습니다. 3교대 근무를 하면서 대학원을 다니는 것이 쉬운 일은 아니지만, 내가 일하고 있는 간호 환경이 전문 지식을 가지고 연구를 진행하면서 개선될 수 있다는 것을 배울 수 있었고, 현재는 감염병 진료를 담당하는 의료진을 대상으로 환경 개선에 대한 연구를 진행하고 있습니다.

감염내과 간호사로 메르스를 경험하며

가장 기억에 남는 일로는 아무래도 정형외과 병동에 있다가 현재 일하고 있는 감염내과로 보직을 변경하게 된 2015년에 있었던 '메르스 사태'가 아닐까 싶습니다. 갑자기 터진 2015년의 메르스 사태로 인해 당시에는 온 국민이 공포에 떨었던 것 같습니다. 이때는 병원에서 일하는 간호사를 포함한 의료인들도 겁이 나는 것은 매한가지였습니다. 이로 인해 기존의 감염내과 근무자들이 이탈하였고, 밀려드는 중증 메르스 확진환자들을 담당할 간호사가 모자라서 병원에서는 지원자를 찾았습니다. 그래서 "아무도 하지 않는다면, 내가 해보자."라는 용기가 솟아났고, 중증 메르스 확진환자들을 담당할 감염내과에 지원하여 일을 시작하였습니다. 첫 마음가짐은 야심차게 지원했지만, 막상 감염내과 병동에 처음 투입되어 Level D 방호복 착용교육을 받은 후 실제로 방호복을 입고 간호를 하는 날은 땀이 주루룩 흐를 만큼 긴장이 되었습니다. 안전하게 지침대로 방호복을 벗으면서 수십 번 손소독제로 손을 씻고 있는 저를 볼 수 있었으니까요. 며칠이 지나고 어느 정도 일이 익숙해지고 나서는, 오히려 내가 방호복 착 · 탈의만 안전하게 잘 수행한다면 확진 환자들에게 안전한 간호를 제공할 수 있겠다는 생각이 들었고, 국가적 관심을 받으면서 일을 한다는 자긍심도 가지게 되었습니다.

당시에 제가 담당했던 확진환자들은 메르스로 인한 증상과 함께 심리적인 피로도를 호소하고 있었습니다. 환자들은 가족은 물론이고 모든 면회가 차단되었으며, 우주복 같은 방호복을 입은 의료진만 병실에 들어오면서 일회용 식기에 전달되는 제한된 식사만 제공받고 있었고, 병실 밖으로 단 한 발짝도 나갈 수 없었기 때문입니다. 한 고령의 환자분은 따뜻한 믹스 커피 한 잔을 마시고 싶은 것이 소원이라고 하셨고, 20분이 넘게 걸리는 방호복 착 · 탈의 과정을 다시 한 후 제가 타드린 커피 한 잔에

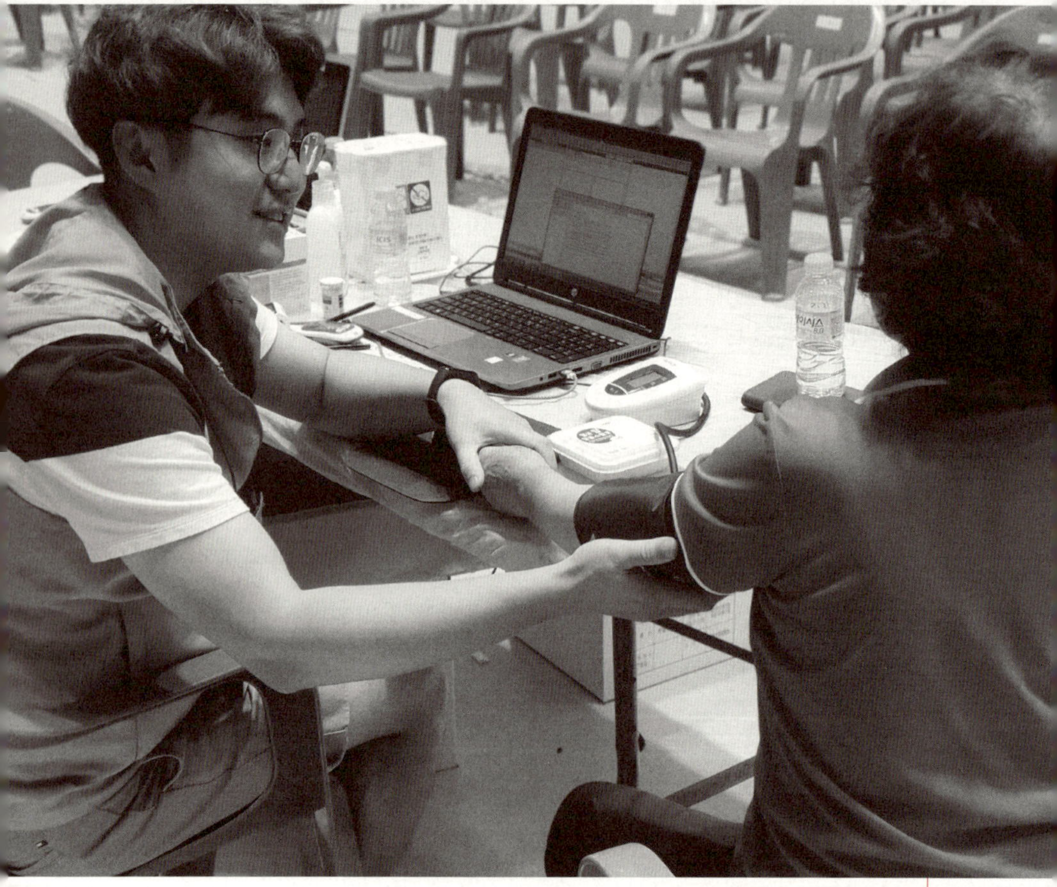

의료취약지역 의료봉사활동

울음을 터뜨리면서 병실에 있는 것이 너무 외롭고 겁난다면서 방호복 때문에 얼굴조차 식별되지 않는 저에게 조금만 더 있어달라고 하셨습니다. 그래서 저는 격리로 인한 폐쇄적 환경에서 나오는 공포감을 진정시키기 위해 고글 안에 김이 뽀얗게 서리는데도 한 시간가량 격리실에 머물면서 환자와 대화를 하였습니다. 나중에 환자분이 음성 검사 결과를 받고 퇴원하면서 얼굴은 기억나지 않지만 목소리로 저를 바로 알아보겠다는 말씀을 하셨을 때, 비록 의료진으로 지원하여 일하는 것이 쉽지는 않았으나 간호사로서 최고의 보람을 느낄 수 있었습니다.

저는 2015년 메르스 사태가 마무리되고 감염내과 간호사로 완전히 보직을 변경한 후, 동료 의료진과 힘들었던 순간을 돌아보며 앞으로의 감염병 사태에 적합한 환자 환경 개선과 의료진 보호와 관련된 사항 등을 병원에 건의하였습니다. 그리고 이렇게 개선된 환경에서 2018년에 다시 메르스 확진 환자가 왔을 때는 수월하게 환자 간호를 할 수 있었고, 추가적 감염 환자 없이 단 1명의 확진 환자만 발생한 채 종식을 선언할 수 있었던 것 같습니다.

꽃길을 기다리지 말고, 스스로 꽃길을 만들어가라

최근 취업이 어려운 현실에 취업경쟁에서 유리한 간호학과에 지원하는 학생들이 굉장히 많은 것으로 알고 있습니다. 솔직히 간호학과 졸업 후 취업이 타학문보다 쉬운 것은 사실이지만, 취업 후의 생활이 순탄하다고는 볼 수는 없습니다. 각자 집에서 온실 속의 화초처럼 보살핌받던 학생들이 간호사로 사회에 나오는 순간, 고통을 호소하는 환자와 응급상황을 처리해야 하며, 불만을 호소하는 환자와 보호자도 웃으면서 응대해야 합니다. 또한 밀려드는 업무량으로 끼니를 거를 때도 있을 것이며, 불규칙한 3교대 생활을 하면서 체력적으로 힘이 들 수도 있고, 선배 간호사에게 혼나는 순간도 찾아올 것입니다.

하지만 어떠한 직업도 '처음'이라는 순간이 쉽지만은 않을 것으로 생각됩니다. 더군다나 생명을 다루는 의료인으로서 간호사는 상당한 전문지식과 생명에 대한 경외심을 가지고 있어야 하기 때문에 강도 높은 훈련이 요구되어야만 하니까요. 간호사, 특히 임상간호사로서 처음 순간을 잘 견뎌내고 업무가 몸에 익숙해지는 6개월 정도의 시간이 흐르면, 8시간이라는 근무 시간 동안 담당 환자에게 최고의 의료 전문가로서 서비스를 제공하는 자신을 발견할 수 있을 겁니다. 체력적으로 버겁게 다가왔던 3교대 근무도 잘만 활용한다면 대학원을 진학하여 학업에 도전하거나 장기휴가를 받아서 여행을 통해 힐링하는 시간으로 이용할 수도 있다는 장점도 있습니다. 무엇보다도 내가 전문적 지식을 바탕으로 환자에게 간호를 제공하여 꺼져가던 생명의 불씨를 타오르게 할 수 있고, 일상생활로의 복귀를 도와주는 경험은 어느 직업에서도 느낄 수 없는 감동과 희열을 느끼게 해줄 것입니다.

마지막으로 간호사를 꿈꾸는 여러분들이 꼭 기억했으면 하는 말이 있습니다.

첫 번째, "상처받지 말라." 앞에서도 언급한 것처럼 환자와 보호자에게 불만을 듣고 선배 간호사에게 꾸지람을 들을 수도 있습니다. 그러한 힘든 순간마다 상처받고 울기 시작한다면 점점 더 위축될 겁니다. 불만은 심신이 아프고 급한 환자의 투사이며, 일이 익숙하지 않은 여러분을

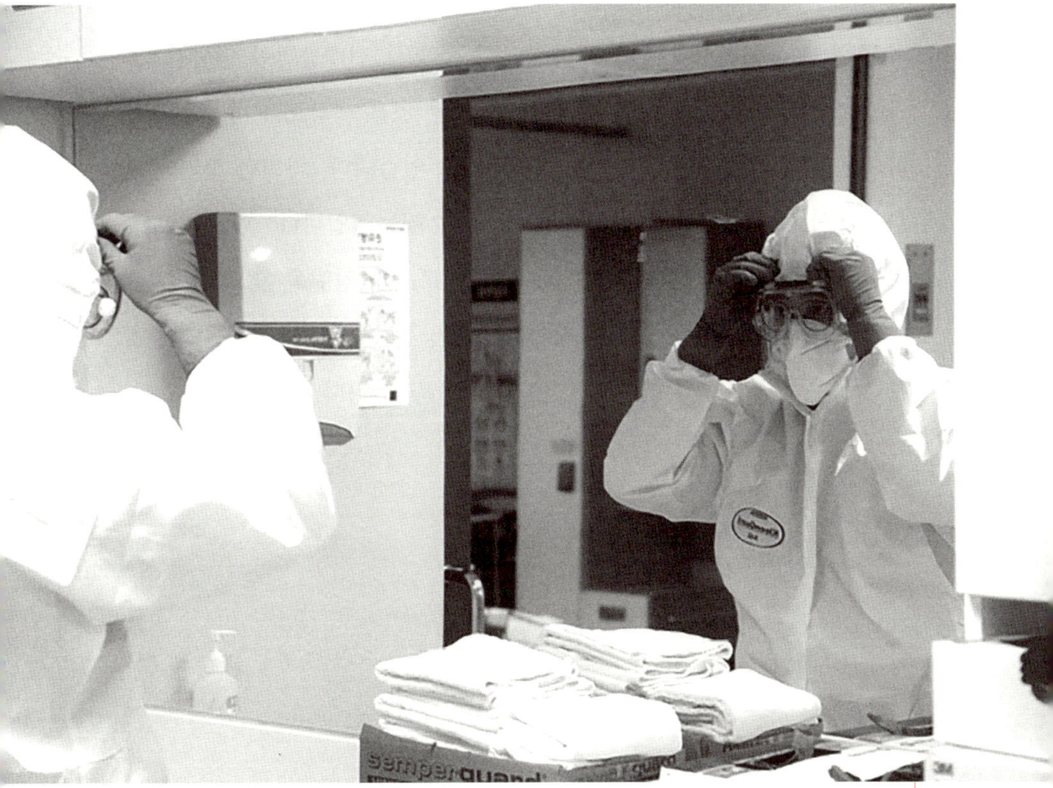

코로나병동 간호사(2020년)

위한 선배의 꾸지람은 간호전문가가 되기 위한 길에 하나의 시련일 뿐입니다. 상처받지 말고 흘려듣고 잊지 않아야 할 사항만 기억하세요. 물론 최근 문제가 되고 있는 직장 내 괴롭힘의 경우라면 주저하지 말고 상부에 보고하여 해결하시면 됩니다.

두 번째, "도전하라." 이 책의 수많은 간호사 선배들처럼 임상간호사만이 전부는 아닙니다. 간호사가 할 수 있는 일은 생각보다 매우 다양하며, 그 분야에서 여러분의 능력을 기다리고 있습니다. 하지만 도전의 필수조건으로는 임상간호사로서의 지식과 수행능력입니다. 힘든 간호사 생활이더라도 최소한 3년 이상 임상간호사로서의 경력을 쌓고 여러분의 미래를 고려하여 '간호사'라는 타이틀로 다양한 분야에 도전한다면 훌륭한 전문가이자 사회의 리더가 될 것이라고 생각합니다.

4

남자간호사에 대한 호기심으로 시작하다

여의도성모병원 NSICU unit 간호사
이재영

남자간호사에 대한 호기심

간호학과를 입학하고 간호사가 되면서 남자간호사로서의 삶은 어떤지 주변에서 질문을 많이 받았습니다. 여자가 다수이면서 남자가 소수인 직업, 요즘에는 성별에 상관없이 남자들도 많이 도전하지만, 시대흐름상 수가 적은 남자간호사라는 직업에 대해 주변에서도 호기심이 아주 많습니다.

내가 과연 하고 싶은 일은 무엇인지…. 나의 꿈, 어떤 직업을 선택할지 등 불투명한 미래에 대한 갈망과 고민거리가 많았습니다.

나는 무엇 때문에 수많은 직업 중에 간호사를 선택하였나 곰곰이 생각해보니 고등학교 2학년 때부터 간호사가 되고 싶었던 것 같습니다. 특별한 이유가 있어서 그런 것은 아니고 제가 추측하건데 아무래도 가족들의 영향이 큰 역할을 했습니다. 가족 중 이모가 간호사로서 지금까지 헌신하고 있고 친척누나도 지금 간호사로서 환자를 돌보고 있습니다.

특별한 이유가 있던 것은 아니지만 항상 가족들이 아프거나 도움이 필요할 때 이모를 중심으로 모이고, 누군가 아프거나 힘든 상황에 처했을 때 보듬어 주는 헌신적인 모습을 보면서 제가 간호사를 선택하는데 많은 영향을 받았다고 생각합니다.

또한 중고등 학생 시절 봉사 시간에 주로 병원이나 복지관에서 자원봉사를 많이 하였는데, 돌봄이 필요하거나 다른 사람의 손길이 필요한 사람들에게 도움을 주는 모습들이 저에게 큰 의미 있는 경험이 되었습니다. 저는 공부를 잘하는 학생도 아니여서 간호학과 입시 등급을 맞추기 위해 학업에 성실히 열중했습니다. 지금 생각해보면 항상 꿈이 있었고, 꿈이 있었기 때문에 포기하지 않고 달려 올 수 있었으며, 이렇게 간호학과에 입학할 수 있었습니다.

꼼꼼함과 세심함

고3 수험생 생활을 끝내고 대학생활의 로망과 설렘을 가지고 입학을 했습니다. 캠퍼스의 낭만도 있었고 큰 대학 도서관에서 공부도 하고 수강신청도 해보고, 동기들과 MT도 가고 동아리 활동도 해보고…. 대학은 새로운 시작이면서 나를 자유롭게 해방시켜줄 것이라는 큰 꿈을 가지고 입학했습니다.

하지만 저의 큰 로망과 꿈은 실제 간호학과의 생활과는 너무나도 달랐습니다. 고3 생활이 끝난 것 같지 않은 공부의 양, 지금까지는 볼 수 없었던 책의 무게, 대학생이라고 생각되지 않을 정도의 빡빡한 학교 일정과 더불어 1,000시간의 실습, 매일 시험의 연속인 학교 생활은 지겹고 여유도 없어 너무 힘들었습니다. 지금도 다시 4년간의 학교 생활로 돌아가라고 한다면, 임상에서 신규 생활로 돌아가는 것만큼이나 힘든 일입니다.

지금와서 생각해보니 간호학과의 공부는 전반적으로 과학적 사고방식의 이과적 접근이 필요하지만, 반면, 학생은 꼼꼼함과 세심함이 묻어나는 문과적 사고방식이 필요한 것 같습니다. 하지만 저는 전형적인 이과적 성향의 학생으로, 암기를 정말 좋아하지 않고 논리적 이해를 추구하는 것이 편한 사람이라서 간호학과의 공부는 정말 힘들었습니다.

고등학생 시절 공부 방법과는 정말 다른 공부법은 너무 생소했고, 1학년 때 나름 공부를 열심히 했다고 생각했지만, 첫 학기의 학점은 3.3으로 너무 자존심 상하는 결과가 나왔습니다. 1학년 때는 공부가 너무 어려워 다른 대내외 활동을 열심히 했습니다.

발반사 요법이나 학교에서 운영 중인 웰니스 프로그램에 참여하고, 컴퓨터 자격증과 병원코디네이터 자격증도 취득하였습니다. 또한 학창시절 활동했던 프로그램 중에 가장 기억에 남는 일은 교목실에서 주관하는 해외선교 봉사활동이었습니다. 봉사활동을 통해 스스로를 돌아보며 항상 부족하게 느꼈던 모든 것에 있어 감사함을 얻게 되었고 소중한 것이 무엇인지 느끼게 되었습니다.

군 제대 후 복학하면서 학업에 열중하게 되었고, 전과는 다르게 혼자 하는 공부가 아닌 나만의 공부법을 터득하여 학과 내 동기들과 멘토링

활동을 하면서 학업에서 좋은 결과를 성취하게 되었습니다. 저는 수업이 끝나면, 밀리지 않도록 그날 과제는 기숙사에서 바로 해결했습니다. 그리고 나만의 공부법으로는 당일 진도 나간 전공서적과 유인물에 있는 중요한 내용을 제가 알아보기 편하게 핵심 포인트만 요약해서 바로바로 정리를 하고, 시험기간 동안은 제가 정리한 것만 보는 방식으로 공부했으며, 그 결과 3.3점이었던 학점이 4점으로 올라 성적장학금을 받는 학생이 되어보기도 했습니다. 1학년 때 학점을 만회하기 위해 남은 학기에 정말 노력한 결과, 평균 학점 3.75점으로 졸업하게 되었습니다.

두리뭉실하게 적은 느낌도 있지만, 여기서 가장 중요한 것은 자신만의 방법이 무엇인지 터득하는 것입니다. 주변에 공부 잘하는 친구들의 도움을 받거나 지도 교수님의 도움을 받아 빨리 자신만의 공부법을 터득하고 성실히 공부한다면 결과는 반드시 따라 온다고 생각합니다.

기본 임상경력 3년

대부분 사람들은 간호사를 병원에서만 만날 수 있다고 생각합니다. 물론 틀린 말은 아닙니다. 처음에는 저도 당연히 병원에서 일하는 것을 생각하고 간호사가 되었는데, 찾아보니 간호사라는 직업을 가지고 할 수 있는 일이 정말 많습니다. 가깝게는 동네 병원부터 대형 대학병원도 있고, 보건소에 근무하는 간호사도 있으며, 혹은 산업장에서 보건관리자로 근무하는 간호사도 있고 항공 간호사, 제약회사 또는 대학병원에 연구간호사, 소방관 등 정말 많은 직업군에서 종사하고 있습니다.

이런 여러 종류의 간호사가 되기 위해서는 가장 기본적인 임상경력이 필요합니다. 짧게는 2년을 요구하는 곳도 있고 보통 보편적으로 3년 이상을 요구합니다. 직업군의 업무에 따라 응급실, 중환자실 경력만 인정하거나 특수한 파트 경력을 요구하는 곳도 많습니다.

저는 병원에서 일하는 임상 간호사를 원했고, 처음에는 외과중환자실을 희망하면서 중환자 전문간호사 석사과정 졸업을 목표로 두고 입사를 했지만, 희망 부서와는 다르게 신경외과중환자실로 배정이 되었습니다. 모든 사람의 희망 부서로의 부서 배치는 현실적으로 어려운 부분입니다. 최근까지만 해도 남자는 보통 업무 강도가 높은 특수파트 즉 응급실이나 중환자실, 수술실 등에 배정되는 경향이 많았지만, 최근에는 병동이나 개방적인 업무환경에서도 남자간호사가 배정되어 많은 역할을 하고 있습니다.

간호학과 공부 시절에는 신경학 쪽은 정말 싫어하고 흥미도 없을만큼 기피하는 과 중에 하나였는데, 사람이라는 동물의 생존본능은 참 대단합니다. 남들보다 뒤처지는 것을 정말 싫어했고 나의 무지함으로 인해 환자의 상태가 악화되는 것인가? 하는 죄책감과 간호사의 능력과 지식으로 인해 환자의 컨디션이 절대적으로 변화하는 중환자실에서의 환경과 압박감은 저를 발전시키는 원동력으로 작용했습니다. 신규시절 1년 동안 자연스럽게 4시간 정도 수면하며, 쉬는 날이 없을 만큼 주변 환경과 단절하다시피 하였고, 스스로가 고립되어 병원에 적응하기 위해 노력했습니다. 신규시절 1년을 어떻게 보내는지가 간호사 10년을 먹여 살린다는 주변 선배간호사들의 말이 있듯이, 그 시간이 가장 중요한 시점이라고 생각됩니다. 점점 연차가 쌓이고 지식과 기술이 늘면서 자연스럽게 간호사로 스스로가 발전하는 모습을 볼 수 있습니다.

모르는 것은 그때그때 찾아보고 바로바로 습득해야 하며, 의학의 발전에 따라 나도 발전을 해야 질 좋은 의료를 제공할 수 있습니다. 내가 아는 만큼 보이고, 내가 똑똑해야 환자가 좋아집니다. 그 만큼 담당간호사의 역량은 환자 간호에 있어 매우 중요합니다. 간호사가 되기 위한 시간들이 결코 쉽지만은 않다는 것은 저도 잘 알고 있습니다. 국시가 끝나면 놀고 싶고 여행도 가고 싶고 그동안 못했던 것들은 하고 싶겠지만, 간호사 면허를 취득하고 취업을 했다고 해서 끝이 아니라, 다시 시작하는 마음으로 굳건히 각오하고 입사했으면 좋겠습니다.

중환자실에서의 삶

저는 현재 가톨릭대학교 부속 여의도 성모병원 신경외과중환자실에서 근무하고 있습니다.

저희 병원의 중환자실은 내과중환자실, 외과중환자실, 신경외과중환자실과 골수이식 환자를 위한 골수이식 중환자실과 같은 4개의 중환자실로 구분되어 있습니다.

그중 제가 근무하고 있는 신경외과중환자실은 뇌종양과 지주막하출혈을 포함한 다양한 뇌내출혈과 종양, 척추 등 전반적인 신경외과와 관련된 수술 환자들을 치료하는 중환자실입니다.

중환자실은 팀 간호 체제로 담당 환자와 담당 간호사 형태로 이루어져 있으며, 적게는 2명 많게는 4명의 담당 환자들을 맡아서 치료를 하고 있습니다.

중환자실의 특징답게 환자의 중증도에 따라 업무의 양이 하루하루 천

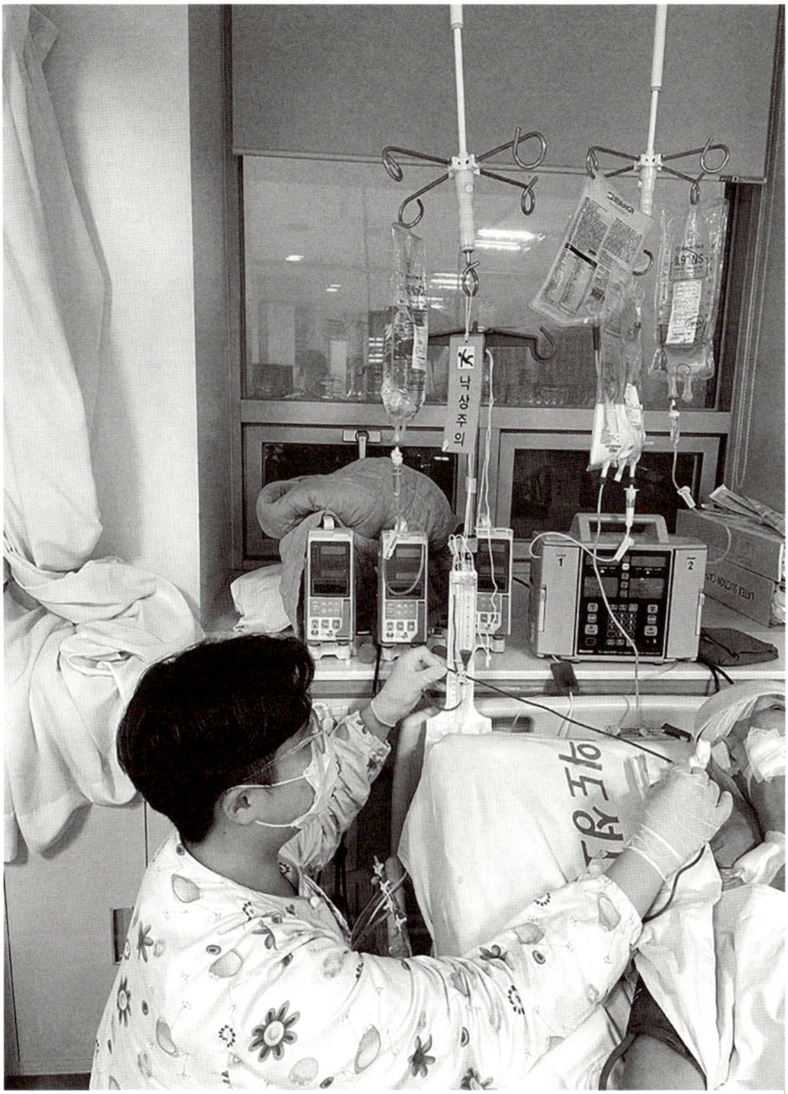

중환자실에서 근무하는 모습

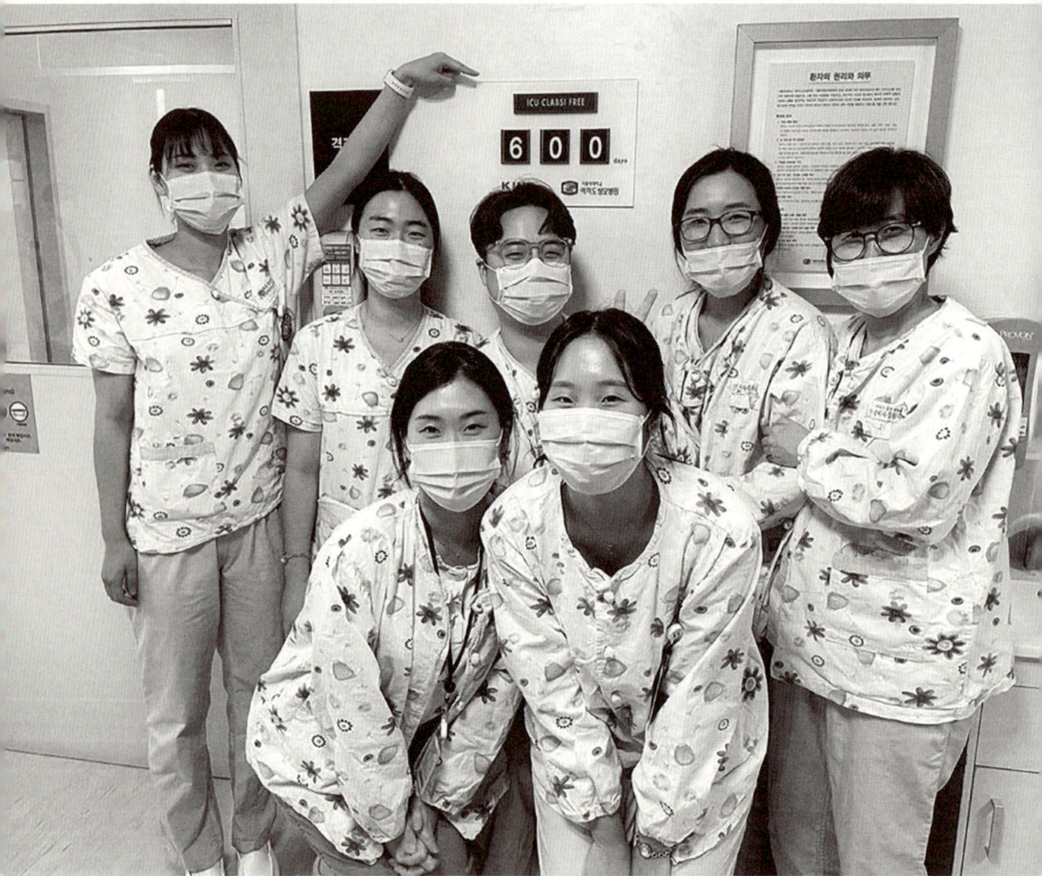

동료간호사들과 함께

차만별입니다. 신경외과중환자실이라고 하면, 다들 신경과 관련된 것만 본다고 생각할 수 있지만, 환자의 기저질환과 장기의 기능 정도 혹은 환자의 컨디션이나 교통사고라든지 질병의 발생 원인에 따라 치료방법이 각각 달라지기 때문에 중환자실의 꽃이라고 할 수 있는 인공호흡기, 신장 투석을 필요로 하는 환자를 위한 지속적 신대체 요법(CRRT) 혹은 체외막 산소화 장치(ECMO), 심정지 환자에게 많이 사용하는 저체온 요법 등 중환자에게 필요한 의료 서비스를 제공하고 있습니다.

또한 기관마다 다르겠지만 환자를 직접 간호하는 행위뿐만 아니라, 대학교 부속병원은 연구와 수련을 하는 교육기관으로서 현재 논문을 연구하는 과정 중에 있습니다.

기억에 남는 일

근무부서의 특성상 오늘 내일 하는 환자도 많고 특히나 신경외과라는 부서가 보통 젊은 사람보다는 연세 많은 노인 분들이 많이 오기 때문에 치료를 받아 경과가 좋아도 연명하는 정도이고, 대게는 가족들이 적극적인 치료를 원하지 않을 때가 많습니다.

특히나 다른 중환자실과 다른 점은 연명을 하더라도 뉴스에 나오는 것처럼 장기를 이식받아 건강하게 살아나거나, 5년 혹은 10년 후에 갑자기 환자가 움직이며 깨어나거나, 그런 기적을 기도해 볼 수도 있겠지만, 뇌는 재생이 되는 장기가 아니기 때문에 머리의 기능이 멈췄을 때는 회복이 좋지 않아 사실상 기적을 바라기 어렵습니다. 처음에 의식불명의 환자가 와서 CT, MRI 검사를 하면, 어느 정도 저 사람이 수술을 했을 때

가망이 있을지, 혹은 얼마나 회복할지를 예상할 수 있지만, 이러한 환자를 살리기 위해 땀 흘리고 열심히 뛰어 다니고 최선을 다했어도 환자의 상태가 침대에 누워 있는 정도일 때 '내가 부족한 게 무엇이었을까'라는 생각을 많이 하게 됩니다.

최근에 기적 같은 일이 저에게도 일어났습니다. 한 50대 후반의 여성 환자분이셨고, 고혈압에 의한 혈관 변성으로 지주막하출혈이 발생하여 급격히 의식이 떨어져 구급차를 통해 응급실로 내원한 환자입니다. 응급으로 두개골절제술, 혈종제거술 및 코일 색전술 후 저희 신경외과중환자실에 입실하였습니다. 2일 만에 재출혈이 생겨 두개골절제술과 혈종제거술을 한번 더 수행하였고, 각종 여러 가지 배액관과 혈압 유지를 위한 승압제를 사용하고 자가 호흡이 불충분하여 인공호흡기로 치료를 하는 환자였습니다. 출혈 위치가 매우 좋지 않아 체온조절이 어려워지고 활력징후는 일분일초가 다르게 흔들리며 신장 및 간 등 다른 장기까지 기능이 점점 떨어져 지속적 신대체 요법을 해야 하는 중증환자였습니다.

더 이상 환자에게 해줄 것이 없다고 모두가 생각하던 순간 저체온 요법이라는 치료로 1주일 정도 환자를 수면에 빠져들게 하는 치료를 해보자는 담당 교수의 말에 의료인뿐만 아니라, 보호자들도 마지막이라는 생각으로 치료를 시작하였습니다. 계획은 1주일 정도를 생각했지만 치료는 10일 정도 지속되었고 저체온 요법을 종료하였습니다. 큰 변화없이 경과를 지켜보던 어느 이브닝 근무날! 저는 평소와 같이 위관영양을 위해 확인하는 과정에서 환자의 눈동자가 평소와는 다르다는 느낌을 순간 받았고, 직감적으로 회복의 사인임을 느꼈습니다. 하던 것을 다 멈추고 의식을 사정 하는데 기관절개관을 가지고 있어서 말은 할 수 없었지만, 환자는 자신의 이름을 부를 때 고개를 끄덕이며 입술로 말하는 모습을 관찰할 수 있었습니다. 완벽하게는 아니었지만 오른쪽 팔을 살짝 들어 올리는데 정말 깜짝 놀라서 그 자리에서 소리를 지르고 말았습니다. 무엇보다 상황을 인식하고 보호자를 알아보는 모습을 보면서 기적이 일어났음을 느꼈고, 보호자의 행복해하는 모습을 통해 표현할 수 없는 보람과 감동이 꽉 차 오름을 느낄 수 있었습니다. 지금도 가끔 병원 순회 중 환자를 만나는 기회가 있는데, 웃는 모습으로 계시는 모습이 지금도 제 가슴을 두근거리게 합니다.

마지막으로 드리고 싶은 말은 너무 성적과 공부에 집착하는 학생이 되지 않았으면 합니다. 사실 공부는 잘하면 좋지만, 절반 이상만 하면 된다고 생각합니다. 그렇다고 친구들과 마냥 술 마시고 놀라는 말이 아니라 20대는 청춘이라고 하듯이 지나간 시간은 돌아오지 않기 때문입니다. 불타는 장작처럼 가만히 있어도 열정이 있던 시기에 왜 내가 학점 0.1점에 연연하고 혹은 4점을 넘어 보겠다고 대학교 안에서만 생활했을까라는 생각이 지금도 아쉽습니다. 그 당시에는 학점 0.1점 A, A+가 너무 중요했고 물론 도움도 되었지만, 지금 생각해보면 정작 중요한 것이 아니었습니다. 그땐 왜 성적 하나하나에 너무 집착을 했을까? 좀 더 나를 위한 소중하고 다양한 경험들을 많이 하지 못한 것이 아쉬움으로 남습니다.

20대에만 할 수 있는 일이 있고, 20대는 그래도 되는 나이라고 생각합니다. 너무 학교나 공부 안에서만 살지 말고, 인생에서 평생에 남을 경험을 해보는 것을 추천드리고 싶습니다.

다시 그 시절의 저로 돌아간다면 학업도 중요하지만, 좀 더 다양하고 큰 시각으로 열정을 태우고 싶습니다. 그 시절의 조금은 철 없어도 되는 저에게 많은 경험을 주고 싶습니다.

후배들에게 전하고 싶은 찐마음

지금 글을 쓰면서 생각해보니 발전하는 나의 모습을 보지 못하고, 주변에서 잘하고 있다고 지지하는 말들을 듣지 못한 채, 스스로를 작게 생각하고 남들과 비교하면서 불행하게 학창시절을 보냈던 것 같습니다. 물론 공부하는 과정이 결코 쉽지 않고. 너무 힘들어서 포기하고 싶은 마음을 불뚝불뚝 만나게 되기도 하는 것은 사실입니다. 그러나 모든 것이 부정적인 것만 있는 것이 아니고, 간호사로서 준비하는 과정에서 나의 삶이 긍정적인 의미로 채워지고 있었음을 시간이 지나면 알게 될 것입니다.

불타는 장작처럼 가만히 있어도 열정이 있던 스물살 시기에 학점 0.1점에 집착하고 혹은 평점평균 4.0점을 넘어보겠다고 스트레스만 받으며 우울해 했던 우물 안 개구리 시절이 아쉬움으로 남습니다.

스무살에 할 수 있는 일들에 대해 도전하며 가슴 뛰게 살아보십시오. 학교공부를 우선으로 열심히 하면서 간호 관련 자격증과정에도 도전해보고, 봉사 등 외부 활동에도 적극적으로 참여하면서 사람들과의 폭넓은 관계 경험들을 해보길….

도전과 열정은 20대 인생의 큰 특권이며 자산입니다.

5

미국간호사의 꿈을 키워가다

NSICU(신경외과중환자실) 간호사
민건령

늦은 나이에 간호학과 입학

저는 늦은 나이에 간호학과에 입학했습니다. 일반적으로 동기들은 고등학교 졸업과 동시에 입학한 반면, 저는 사회생활을 2년간 한 후 입학했습니다. 진로 변경을 한 이유는 직업의 안정성(미래 간호사 직업의 방향성, 기업주, 임금 등), 사회적 위치, 해외 진출 등을 생각하였기 때문입니다. 제가 바라본 간호사는 사회 초년생이 받을 수 있는 급여와 비교하였을 때 꽤나 높은 축이라고 생각합니다. 또한 임금을 지불하는 기업 또는 학교는 안정적인 재무경영을 하고 있으며, 직업군 또한 전문직으로서 이직 시 자신의 경력을 인정받기 쉬운 편이라고 생각합니다. 또한 생명을 다루는 직군으로 간호사는 사회에서 백의의 천사라 불리는 직업이었기에 사회적 지위도 있다고 생각했습니다. 마지막으로 저에게 있어서 가장 중요한 요소는 해외 진출이 용이하다는 점이었습니다. 대한민국의 역사에서 독일 간호사 파견과 더불어 기타 간호사들의 해외 진출이 다양하며 지속적이라는 것을 알고 있었고, 다양한 나라에 이민 가서 살고 있는 간호사의 이야기를 듣고 저의 직업으로 간호사를 선택했습니다.

간호학과에 입학하기 위해 수능 공부를 열심히 해야 했습니다. 입학 전 준비할 것 중 가장 중요한 것은 성적이었습니다. 간호학과의 성적은 전문대라 할지라도 어느 정도 높은 등급에 속해 있었습니다. 6년 전 고등학교 공부 이후, 수능 공부를 해본 적이 없어 저에겐 더더욱 큰 산으로 느껴졌던 거 같습니다. 1년 동안 쉬는 날 하루 없이 딱 10개월 공부했습니다. 1월 말부터 공부를 시작해 11월 수능 날 마지막을 보았습니다. 처음 공부 시작할 때 성적이 7~8등급이었다면, 수능성적은 2~4등급 사이로 나와 본 학과에 입학할 수 있었지 않았나 싶습니다.

재미있는 학교 생활

늦은 나이에 어렵사리 입학한 만큼 대학생활에서 즐길 수 있는 것은 다 해보고 싶었습니다. 우선 1학년 때 동아리를 가입하여 활동하려는 찰나에 지도교수님의 권유를 받아 동아리를 만들고 부원을 모집해 다 같이 여행도 다니고 재밌는 추억도 만들었습니다. 또한 사회생활을 할 때에는 시간이 없어서 못했던 제주도에서 두 달간 살아보기, 보름간 전국 일주 등을 하며 다양한 경험을 하려고 노력했고, 봉사활동을 한번 해보자

싶어 봉사활동팀을 꾸려 주기적으로 요양원에서 치매(dementia, DT) 할머니들과 놀며 값진 시간을 만들었습니다. 2학년 때는 학교에서 진행하는 어학연수 프로그램에 참가했고, 3학년 때에는 교환학생과정을 다녀왔습니다. 미국 플로리다 주립대학교에 교환학생으로 배정되어 미국 생활을 맛보기도 했으며, 미국 간호학과 친구들과 이야기하며 그들의 생각을 들을 수 있었습니다. 매 학기 학과에서 진행하는 프로그램은 대부분 참가했던 것 같습니다. 대학생활 중에 학생들에게 제공되는 장학금이 상당히 다양했고, 하나하나 찾아서 받는 것도 나름 재미있는 학교생활 중 하나였습니다.

하지만 힘든 점도 많았습니다. 간호학과는 다른 학과처럼 취직 준비를 열심히 해야 하는 과는 아니지만, 학과 일정이 매우 바쁘게 진행된다고 느꼈습니다. 방대한 양의 의학용어와 생리학, 병리학, 약리학, 간호학 등의 많은 지식을 배워야 했고 또 암기해야 했습니다. 또한 4년의 생활 중 2년 동안 실습 1,000시간을 채워야 졸업이 가능했기에 2주간의 실습, 2주간의 더블 강의의 반복, 실습 전후 사전교육과 시험, 매 학기 중간에 보는 쪽지시험과 팀플은 학기 중 타임 슬립을 경험할 수 있도록 했습니다.

미국간호사의 꿈

지금은 병원의 신경외과 중환자실에서 간호사로 근무하고 있습니다. 미국간호사를 준비를 하기 위한 경력을 쌓기 위해 중환자실로 지원하였습니다. 미국에 진출하기 위해서는 일반 병동보다는 중환자실이나 응급실 등 특수 파트가 더 좋은 결과를 보여준다고 하여 둘 중 알아보던 중 환자

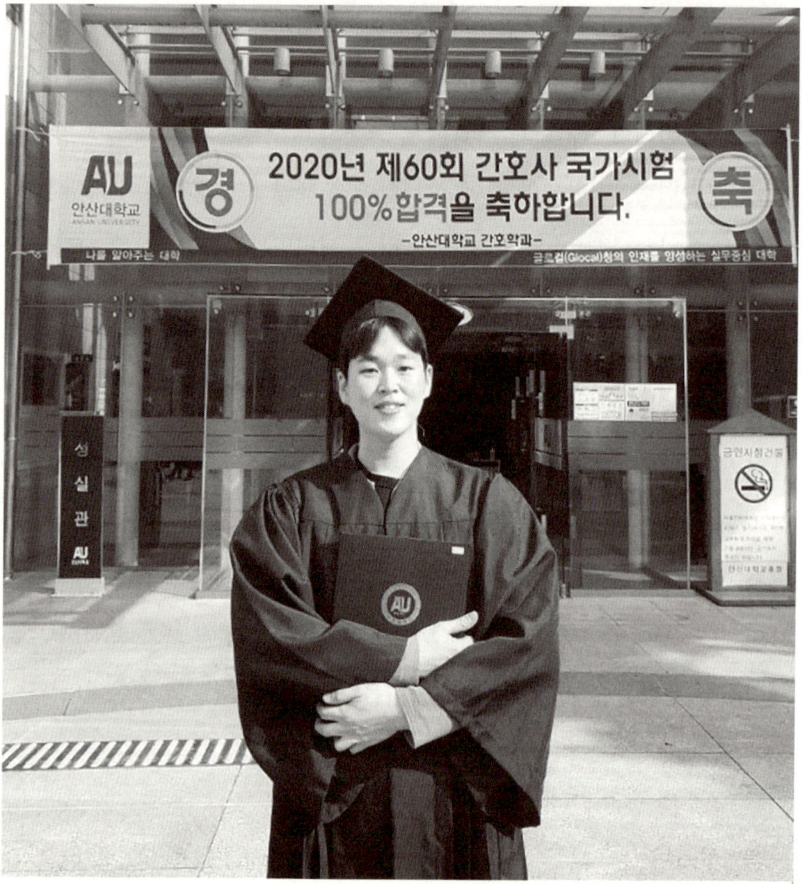

간호학과 졸업사진

한 명 한 명에게 집중하고 증상을 꼼꼼히 확인하여 간호를 제공하고 싶어 중환자실을 지원하였습니다.

우선 임상에 있기 위해서 준비한 것은 입사 준비, 체력, 지식입니다. 졸업 전 취업을 위해 자기소개서를 작성하고 여러 병원의 구직 공고를 확인하였으며, 그에 맞게 수정하여 지원했습니다. 또한 제가 근무하는 병원의 중환자실은 소위 빅5라 일컫는 병원의 중환자실인 만큼 중증도뿐만 아니라 다양한 환자를 볼 수 있는 곳이기에 지원하게 되었고, 지금은 실무를 배우고 있습니다. 이렇듯 본인에게 맞는 병원을 선택하여 이력서를 보내 지원을 한 후, 2~3회의 시험과 면접을 통과하면 최종 합격 통보를 받게 됩니다. 이후 졸업과 동시에 병원에서 연락이 오고 추후 일정이 공고됩니다. 제가 취직한 병원에서는 몇 월에 근무하고 싶은지 1월 중에 조사를 실시하고, 3월부터 9월에 이를 때까지 순차적으로 합격자를 부서에 발령하며, 부서 내의 교육을 시작으로 두 달간의 수습을 거쳐 정규직으로 전환됩니다.

질병에 대해 깊게 이해하다

신경외과(neurosurgery, NS) 파트에서 코일색전술(coil embolization), 경피적 관상동맥확장술(percutaneous transluminal angioplasty with stent, PTA), 거미막하출혈(subarachnoid hemorrhage, SAH), 지주막하출혈(subdural hemorrhage, SDH) 환자들을 주로 보고 있습니다. 신경외과 환자들은 활력징후, 체온, 혈압을 자세히 관찰해야 하며, 간호사가 일차적으로 환자 상태 변화를 관찰한 후에 의사에게 보고하고, 이에 따라 환자 치료 방향이 정해집니다. 코일색전술과 경피적 관상동맥확장술의 경우에는 대퇴정맥을 통해 시술이 진행되고, 통상적으로 수술 이후 24시간 동안 자기공명영상(Magnetic Resonance Imaging, MRI) 진행 후 상태를 관찰하고 병동으로 전실을 진행합니다.

거미막하출혈과 지주막하출혈 같은 경우에는 배액술(external ventricular drainage, EVD)을 갖고 중환자실에 오는 경우가 많으며, 이러한 환자들은 동맥혈가스분석법(arterial blood gas analysis, ABGA), 혈액화학검사(blood chemistry, BC), 일반혈액검사(complete blood cell count, CBC) 등을 Q1~2로 파악하며, 상태에 따라 기관삽관 또는 산소 등을 공급하고 배액량과 두개내압(intracranial pressure, ICP) 상태에 따라 전실을 갈지, 조금 더 상태를 지켜볼지 의사와 논의 후 결정합니다. 간호학과 학생이 아닌 경우에는 내용이 좀 어렵겠지만, 환자상태를 지속적으로 관찰하고 처치한다는 내용입니다.

또한 신경외과 환자들은 운동(motor), 글래스고 혼수척도(Glasgow coma scale, GCS) 동공 사정을 매 2시간 간격으로 체위변경을 진행해야 합니다. 또한 기저귀도 갈아줘야 하며, 환자 상태에 대해 보고해야 할 것도 많고, 처방에 따라 해야 할 것도 많아 간호사 1명이 환자 2~3명을 보는 것도 많이 빠듯한 상황이라 느껴지지만, 그만큼 질병에 대해 많이 배우게 되고 오랫동안 환자를 지켜보다 보니 조금 더 깊게 이해할 수 있게 되는 것 같습니다.

돌봄에 대한 생각이 바뀌다

아직 입사한지 얼마 되지 않아 특별한 이벤트는 없었습니다. 다만 중환자실의 특성상 2~3명의 환자를 오랫동안 보는 경우가 많습니다. 제게 기억에 남는 환자분이 있다면, 처음 병실에 들어올 때 산소포화도(saturation)가 80%대였고 의식도 반혼수(semi coma) 정도, 혈압은 150~200대를 넘기며 배액술(external ventricular drainage, EVD)을 하고 병실에 온 거미막하출혈 환자분이었습니다. 어딘가 많이 불편했는지 몸부림을 심하게 치셔서 보호대를 적용하고 기관지삽관을 시행했었으며 인공호흡기를 달았는데, 환자의 숨과 인공호흡기(ventilator) 사이에서 충돌(fighting)이 계속 발생해 진정시키는 환자분이었습니다. 대개 이러한 환자분은 장시간 중환자실에서 계시다가 배액술 제거 후 일반 병동으로 이동하게 되는데, 위 환자분의 EVD는 환자가 몸부림치면서 빠져버려 모두가 당황했습니다. 다행히도 간호사 선생님들이 지극히 돌봐주셔서 환자분은 인공호흡기를 제거했고, 더 이상 진정시키지 않아도 되는 상태가 되었습니다.

제가 어느 날 출근했을 때 환자분이 완전하게 안정된 상태셨고 저는 평소와 다름없이 일을 했습니다. 그러다 식사시간이라 식사준비를 도우러 환자분에게 갔는데 환자분이 저를 보면서 "너 때문에 살았다." 하셨습니다. 그래서 저는 "저 아세요?"라고 물어보았고, 환자분이 "의식은 별로 없지만 지나가는 모습이나 약 주는 모습, 콧줄로 밥 줬던 것이 기억나." 라고 말씀하셨습니다. 그리고 "슬리퍼 좀 줘."하셨고, 저는 "중환자실에는 슬리퍼가 없어요. 침대에서 나오시면 안 돼요."라고 말씀드렸더니, "나가서 커피 좀 사다 주려고 그랬지, 너 달달한 거 좋아하니?"라고 되물

으셨습니다. "네. 좋아하죠. 나중에 일반 병실 가시게 되면 그때 사다 주세요." 라고 대답하였고 환자분은 몇 차례 더 나갔다 오겠다는 이야기를 했었습니다. 비록 환자분의 지남력이 완전하게 돌아온 것은 아니었지만 이러한 이야기를 들었을 때 환자의 의식수준이 정상적이지 않더라도 환자에게 행해지는 간호는 다 느껴질 수 있다는 생각이 들었고, 앞으로 중환자실에서 환자를 대하는 태도에 대해서 다시 한번 생각하는 계기가 되었던 것 같습니다.

소소한 행복을 찾기 위해 노력하다

저는 간호사라는 직업을 선택하기 전까지 많은 고민을 하고 또 했습니다. 간호사라는 직업은 존경받아야 할 정도로 바쁘고 힘들며 되는 과정도 쉽지 않습니다. 간호학과를 들어가기 위해 힘들게 공부해야 하며 학과생활 중에 수많은 시험과 과제를 제출하고 많은 지식을 학습해야 합니다. 또한 졸업한 후에는 임상에 나와서 처음에는 간단한 실수도 용납되지 않는 간호사만의 문화에 적응해야 하며, 이후에는 실무적인 부분과 자신의 분야에 대한 전공지식을 계속해서 공부해야 합니다. 따라서 단지 간호사만을 목표로 간호학과를 입학하는 것이 아니었으면 좋겠습니다. 간호사를 하나의 길이라 생각하고, 이를 통해서 이루고 싶은 무언가를 마음에 담아서 간호학과에 입학했으면 좋겠습니다.

또한 꼭 자기만의 스트레스 관리 방법을 만든다면 힘든 교대 근무를 하면서도 오랜 기간 근무하는 방법이지 않을까 생각합니다. 간호사는 스케줄 근무를 하는 직업이기에 임상에 있는 동안 친구들과 약속을 잡고 만나기가 어려운 편입니다. 제 근무만 보더라도 주말 휴무가 한 달에 1~2번 정도이며 나머지는 평일에 쉬는 경우가 많습니다. 또한 휴일이 하루인 경우도 많아 처음에는 적응하기 힘들었습니다. 저는 혼자서 할 수 있는 등산, 게임, 운동, 여행 등을 하며 "1일 오프를 날 위해 보람차게 사용했다."라고 생각합니다. 혼자 하는 취미생활이 있다보니 1일 오프가 스트레스로 오기보다는 행복한 휴무일이 되는 것 같습니다. 다들 소소한 행복을 찾기 위해 노력해보기를 바랍니다.

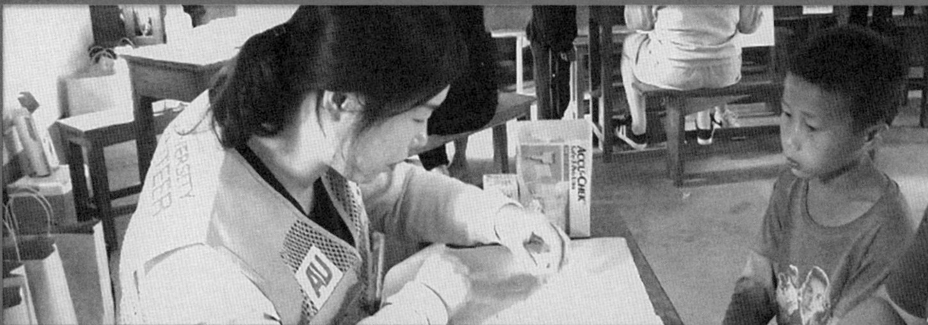

2장 공공

송재우 : 고용노동부 산재예방보상정책국 산업보건과 전문위원

이유정 : 보건복지부 보건사무관

이숙희 : 안산시청 위생정책과 식품위생팀 팀장

장지희 : 전남 순천시보건소 낙안창녕보건진료소장

1

우연이 아닌 선택, 고용노동부 전문위원

고용노동부 산재예방보상정책국 산업보건과 전문위원

송재우

두려움보다 자신감

저는 10살 때 부모님의 이혼으로 나름 불우한 유년기를 보내며, 20살까지 강원도 동해에서 어머니와 함께 지내다 가정형편에 도움이 되고자 하는 마음에 21살이 되던 해에 무작정 부사관(직업군인)의 길을 선택하여 4년 동안 직업군인으로 생활하였습니다. 군복무 기간 동안 상담심리학사와 사회복지사 자격증을 취득해 2009년 전역 후 요양병원 사회복지사로 첫 직장 생활을 시작하였습니다. 처음 시작해 보는 사회생활이지만, 막상 두려움보다는 자신감이 먼저 생겼습니다. 반지하방에서 시작하는 하루가 힘들지 않았으며, 아침을 먹지 못해도 군복무를 하는 동안 항상 다짐했었던 '사회로 나가 직장인이 된다면 어느 누구보다 더 열심히 할 것이다'라는 생각으로 하루하루를 보냈습니다. 그러나 막상 직장인으로서 한 달 정도 생활해 보니 직접 부딪힌 현실은 생각과는 너무나도 달랐습니다. 사회복지사 2급으로 할 수 있는 일의 범위는 좁았으며, 군 경력은 사회에서 활용하기 어려웠습니다. 사회인으로 직장생활을 처음해 보는 것이었고, 적은 임금과 특별한 기술 등은 갖추지 못한 행정직이였기에 불합리한 대우도 있었지만, 가장 힘들었던 것은 요양원(지금은 시설기준부터 많이 발전되었지만, 2009년도 당시에는 장기요양보험료가 도입된지 얼마 되지 않은 해여서 시설 및 관리부분이 양호하지 못함)에 있던 환자들에게 실질적인 간호의 손길이 미치지 못한다는 사실(간호조무사 1명을 상주로 30명이 넘는 환자들에게 간호인력으로 제공)이었습니다. 환자를 돈으로 생각하는 사업주로 인해 욕창환자와 골절환자들이 한 명씩 늘어났지만, 요양원의 직원으로서 환자에게 아무런 도움을 줄 수 없는 것이 가장 힘들었습니다.

심적으로 이러한 어려움을 느끼고 있었을 당시, 함께 입사한 안산대학교 물리치료과를 졸업한 남자 동료가 남자간호사에 대한 앞으로의 발전가능성을 이야기해주었고, 지금 하는 업무의 영역보다는 환자들에게 더 가까이 다가가 많은 의료적 도움을 줄 수 있다는 긍정적인 권유와 격려를 듣고 고민한 끝에 회사를 사직한 뒤, 2009년도 정원 외 입학전형으로 간호과에 입학하여 남자간호사가 되기 위한 첫 발걸음을 시작하였습니다.

두려움 반 설레임 반

2009년 3월, 다시 시작하는 대학생활인만큼 기대 반 설렘 반으로 경기도 구리에서 새벽 전철을 타고 대학교 강의실에 처음 들어서던 순간, 갓 20살의 여학생들 속에서 늦은 나이에 다시 공부를 시작한다는 마음에 스스로 위축도 되었습니다. 하지만 환갑을 바라보는 나이에 입학한 누나, 대학 졸업 후 재입학한 형님들까지 다양한 동기생들이 모여 있어, 동기생들 전체에서는 나름 적은 나이에 속해 다행이란 마음으로 간호학과 생활을 시작하였습니다.

1학기에는 통학거리가 멀어 매일 밤 10시 이후에 집에 도착하였고, 잠시 졸았을 때에는 종착역까지 갔다가 다시 집에 돌아오는 일도 비일비재하다 보니 몸도 마음도 서서히 지쳐갔습니다. 1학년 1학기 중간 · 기말고사 때에는 미리 공부를 하지 않는 나쁜 습관으로 인해 시험기간 동안 벼락치기로 밤을 새며 시험공부를 했기에 예상대로 성적이 좋지 않았습니다. 그러던 중 간호학과는 성적이 좋아야만 상급종합병원에 지원할 수 있다는 믿고 싶지 않았던 사실을 선배들의 조언으로 듣고, 1학년 2학기부터 경제적인 어려움은 있었지만, 성적 향상을 위해 학교에서 도보로 5분 거리의 다가구 주택 지하 1층으로 이사를 했어요. 학비와 학기 동안 사용할 생활비를 아르바이트와 근로장학생 등을 하며 벌어야 했지만, 그래도 통학 거리가 가까워 수업종료 후 도서관에 있을 시간이 늘어나(2012년 졸업 이후 기숙사 착공을 한다는 소식으로 반가웠습니다.) 이사 후에는 성적이 상승하였고, 3학년 2학기까지 성적이 떨어지지 않고 계속 오를 수 있었습니다.

2학년부터는 학교수업과 실습을 2주씩 병행하며 2주 동안은 오후 6시 이후까지 수업을 듣고, 다음 2주는 새벽에 일어나 실습병원에 가서 실습을 하며 피곤한 몸을 이끌고 집에 돌아와 또 과제를 이어가는 살인적인 스케줄을 소화하는 생활을 반복했습니다. 지금 돌이켜보면 추억이지만 다시 간호학과 2학년 생활로 돌아가라고 하면 할 수 없을 것 같은 생각이 드는 것은, 같이 실습하며 함께 학교를 다녔던 현직 간호사라면 전부 동감하는 부분이지 않을까 생각합니다. 그래도 포기하고 싶을 때마다 지도 교수님을 포함한 많은 분들이 도움을 주셔서 포기하지 않고 무사히 학교를 마칠 수 있었다는 것에 감사함을 느낍니다. 지금은 거의 모든 대학의 간호학과가 4년제 학과로 재편되어 좀 더 여유롭게 학교생활을 할 수 있지만, 제가 다니던 때는 3년제 간호학과가 더 많은 간호사를 배출하고 있었습니다.

3학년 1학기에는 2학년부터 정보를 수집하고 가고자 노력하였던 국민건강보험공단 일산병원에 합격하여 2학기에는 편안히 국가고시를 준비할 수 있었고, 자만하지 않으려 시험 전까지 하루에 8시간씩 공부한 결과, 2012년 간호과 졸업과 동시에 간호사 면허증을 취득할 수 있었습니다. 등기우편으로 신청 발급된 면허증을 보면서 눈물이 핑 돌았던 그때의 순간이 지금도 가끔 액자에 키워둔 나의 면허증을 볼 때마다 생각이 납니다.

졸업과 동시에 취업

2012년 2월 졸업과 동시에 취업이 예정되었던 국민건강보험공단 일산병원의 정형외과 병동간호사로 입사하여 처음 근무를 시작했을 때, 기본적인 간호지식과 간호술기가 너무나 부족하다는 것을 느끼게 되었습니다. 또한 팀단위 간호제공을 통해 내가 맡은 환자에 대해 기본적인 사항조차도 원활히 해결하지 못하여 잦은 실수를 반복하게 되었습니다. 처음에는 신규 간호사라는 이유로 많은 이해와 격려를 받기도 하였으나, 계속되는 긴장의 연속과 밤근무로 인해 불면증이 심해지는 등 심적 부담감이 지속되었고. 결국 입사한지 4개월을 채우지 못하고 퇴사를 하였습니다.

이후 다른 종합병원 응급실에서도 근무했지만, 남자간호사로서 여자간호사 비율이 절대적으로 많은 직군에서 남중, 남고, 군대 등 남자들이 다수인 문화에서 생활한 나로서는 직장문화와 분위기에 적응하는 것이 여간 힘든 것이 아니었습니다. 핑계같지만 스스로 이러한 문화에 적응을 잘하지 못하고 부적응이 계속 이어지는 도중, 신경외과 전담간호사로 근무하기 위해 마지막으로 이직한 병원에서 초과근무시간이 많기는 했지만, 상근직 근무와 내가 계획하고자 하는 부분에 대해서는 스스로 행동할 수 있는 권한이 주어진다는 것에 만족을 느꼈으며, 이런 만족감이 일에 더욱 집중할 수 있는 원동력이 되어주기도 했습니다.

내 적성에 맞는 분야 찾기

이런 생활을 통해 저는 간호사로서 의사의 지시에 따른 업무의 수행보다는 스스로 업무를 계획하고 활동하는 것이 내 적성에 맞는다는 것을 확인하게 되었습니다. 마침 건설업 보건관리자라는 업무가 법적 선임의무 확대로 채용이 증가한다는 소식을 접하고, 병원 지인을 통해 포스코건설 산업간호사(보건관리자)로 입사하여 이제는 임상간호사가 아닌 간호지식을 바탕으로 근로자의 건강보호 및 건강관리를 하는 보건관리자로서의 생활을 시작하게 되었습니다. 처음에는 새벽 일찍 출근하여 저녁 늦게까지 일해야 되는 수고로움과 건설현장에서 관행처럼 이어져온 근로자들의 보건

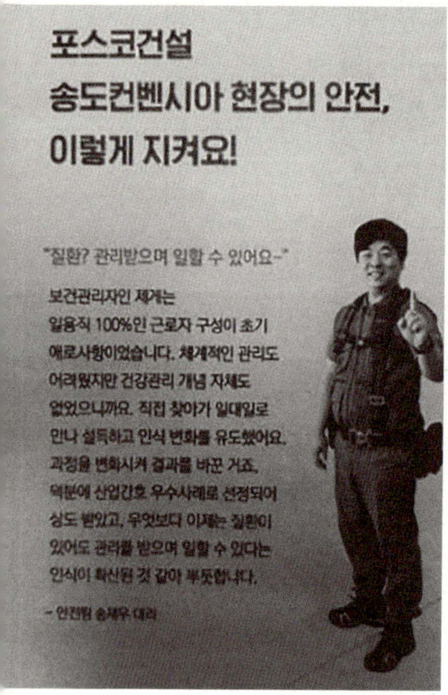

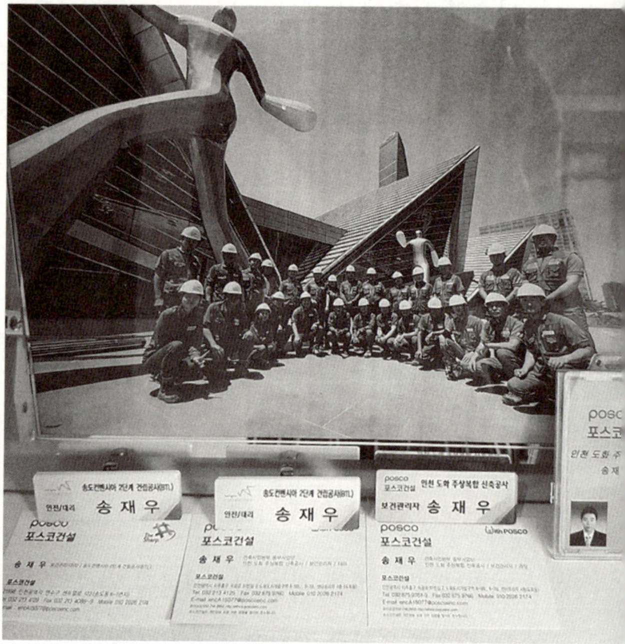

보건관리자로 활동한 모습

관리와 건강증진보다는 공사의 진행이 우선시되는 과거 행태로 인해 산업간호사로서의 보람을 느끼지 못했습니다. 그러나 '작지만 하나씩 바꾸어 가다 보면 전체를 바꿀 수 있다'라는 신념으로 흡연을 하던 저부터 금연을 실천하고, 퇴근시간을 기다리기보다는 내 일에 책임감을 가지고 무(無)에서 유(有)를 창조하는 마음으로 현장을 바꾸어 나갈 희망을 가지고 주어진 일에 매진하면서 문제들을 조금씩 풀어가기 위해 노력했습니다.

그 결과, 건설현장은 거친 일만 하는 것이 아닌 질환이 있어도 관리받으며 근무할 수 있다는 대전제 하에 근로자의 건강증진과 채용 등의 역차별 등이 보완되었어요. 이밖에도 보건관리 우수사례에서 다수의 수상과 근로자 건강증진 우수사업장 인증, 더 나아가 직업건강관리 분야에서 다른 사람을 이끌 수 있는 보건관리자 협의체 회장과 안전보건공단 강사 업무까지 하게 되었습니다. 내가 하고 있는 산업간호사의 업무가 다른 사람을 도우며 나 자신도 함께 성장할 수 있는 분야가 될 수 있는 경쟁력을 가진 직업분야라는 점을 깨닫게 되었습니다.

그러나 항상 목마르게 생각했던 점은 산업보건 분야도 산업안전보건법에 따른 업무다 보니 정책과 현장의 괴리감이 지속적으로 발생되어 현장의 의견을 청취한 정책 구현이 필요하다는 것을 느낄 수 있었습니다. 이와 같이 산업체현장과 정책이 소통을 이루고자 한다면, 산업안전보건법의 법률을 바꿀 수 있는 고용노동부 본부에 근무하면서 현장에서의 풍부한 경험을 정책으로도 표현할 수 있는 사람이 되어야겠다고 생각하여, 2019년도 고용노동부 본부 산업보건과에 전문위원으로 채용되어 산업현장의 전문가로서 좀 더 나은 법과 제도의 정책 구현이 현실화되도록 더 노력할 수 있게 되었습니다.

2015년 12월~2019년 4월까지 포스코건설 산업간호사(보건관리자)로 근무하였고, 2019년 4월부터 고용노동부 산재예방보상정책국 산업보건과 전문위원으로 석면질환 예방, 석면조사기관 및 석면해제 · 제거업자 관리, 보건관리자 제도, 보건관리전문기관, 산업보건의, 감정노동, 근골격계 질환 관리 및 예방, 비영리법인 등 소관업무에 대한 사무관, 주무관님을 도와 법과 제도의 개편, 정책 개선, 민원응대 업무를 현재까지 하고 있습니다.

건설업 보건관리자로 근무하면서 느꼈던 장·단점

장점

- 간호사로 임상이 아닌, 개척해 나가야 하는 분야이므로 적은 노력으로 큰 효과를 얻을 수 있다.
- 상근직 근무 및 높은 연봉(4년대 졸업 및 임상경력 1년 이상자, 대기업 최소 4,000만 원)을 받을 수 있다.
- 주 52시간의 근로 시간 준수 및 복지(조기 퇴근 및 여유시간이 존재)가 있다.
- 계약직이지만 현장종료 후 신규 현장 등으로 채용 연계성이 유지되어 실질적으로 중소기업 정규직과의 임금과 복리후생이 비교될 정도로 근무여건이 좋다.

단점

- 업무강도가 높다(보건관리자 1인이 1,000명 이상의 근로자 관리를 하는 경우).
- 새벽 출근(오전 6시 30분 전)과 주말 근무, 상하 지휘관계의 수직적 조직 문화, 야근수당 미적용 및 현장 구성에 따른 잦은 거주지 이동이 있다.
- 개척되지 않은 분야로 인한 업무가 비활성화되어 있다.
- 제조업과 달리 건설업은 보건관리자의 90% 정도가 비정규직(고용 불안정)이다.

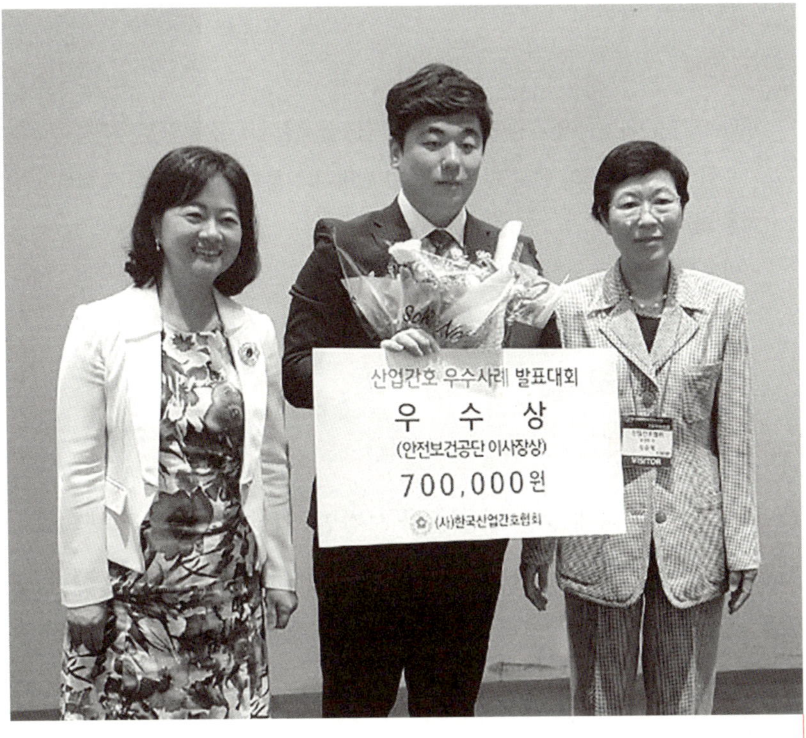

산업간호사 우수사례 수상

고용노동부 전문위원으로 근무하며 느끼는 장·단점

장점

- 고용노동부 본부 직위로서 공무원 연금과 안정적인 생활 및 복리후생 보장
- 개인의 업무 자율성(유연 근무 및 재택 근무) 및 업무 전문성 보장
- 쾌적한 근무환경(정부세종청사)

단점

- 다수의 야근과 높은 업무 강도(타 부서와의 협조를 통한 업무 조율 및 문서 작성)
- 수직적인 조직문화, 문서 한 글자와 말 한마디의 중요성(나의 잘못된 해석이 곧 법)
- 반복적인 생활로 인한 일상의 지루함(변화가 적은 반복되는 일상)

나의 사랑스런 반쪽

산업간호사로 기억에 남는 일을 꼽아 보자면, 임상간호사 경험과 의료·간호지식을 통해 만성질환을 가지고 있는 근로자들이 건설현장에서 질환으로 차별받지 않고, 경험있는 산업간호사를 통해 만성질환을 관리(건설현장 내 설치된 근로자 식당에서 만성질환 근로자를 위한 치료식이 등을 제공)을 받으면서 근무할 수 있는 현장을 구현하여 건설업 일용직 근로자들이 질환으로 인해 차별받지 않도록 노력한 나의 작은 지식과 행동이 현장의 근로자들에게 도움을 주었을 때가 아니었나 생각합니다.

그리고 작은 도움이지만, 너무나 큰 도움을 받은 것처럼 고마워 해주는 근로자들과 이런 근로자들의 마음으로 건설업 보건분야에서 보건관

리자로서의 능력을 인정받고 대외적으로 많은 인정과 포상 등이 업무에 대한 결과물과 함께 동반되어 성취된 것이 기억에 많이 남아요.

그러나 가장 기억에 남고 고마운 것은 첫 보건관리자로서 현장에서 뜨거운 여름과 차가운 겨울을 함께 고생하며 1건의 중대재해나 사망사고 없이 무재해로 마치게 해 준 근로자들과 매일 새벽 아침마다 출근하기 싫다고 마냥 투덜거리는 나를 아기처럼 항상 어르고 달래며 하루도 빠짐없이 배웅해 주고 보살펴준 나의 사랑스런 반쪽이 아닐까 싶어요.

꿈꾸는 간호사

마지막으로 간호사를 꿈꾸는 이들에게 해주고 싶은 이야기는 내가 가장 좋아하는 말 중에 "우연이 아닌 선택이 운명을 결정한다."라는 말이 있어요. 이 말은 말 그대로 나 자신의 선택이 운명을 결정하는 것이며, 그 결과에 따른 책임도 수반되는 것입니다. 지금은 하나의 과거로만 생각할 수 있겠지만, 나는 항상 선택의 기로에서 많은 고민을 했습니다. 직업군인을 마치고 2009년 다시 학생의 신분으로 새벽 첫 전철을 타고자 집을 나섰을 때, 만약 간호대학을 가지 않고 당시 직업을 유지하고자 했으면 어땠을까?

적은 돈으로 간호대학을 다니기 위해 학교 주변에 곰팡이 냄새나는 반지하 집에서 수업과 실습을 병행하였고, 학자금 대출로 인해 아르바이트를 하며 어려운 생활 속에서 공부하느라 병원에 입원하신 홀어머니의 면회를 한 번밖에 가보지 못했습니다. 그 이후 얼마 되지 않아 돌아가신 어머니를 장례식장에서 어루만질 때 외동아들인 제 마음은 차마 어떤 것으로도 표현하기가 어려울 정도로 힘들었어요. 장례를 치른지 2일 만에 실습을 나가면서 힘들어 그만두어야겠다고 마음 먹었던 것을 실행으로 옮겼으면 어떻게 되었을까 하는 생각도 듭니다.

간호사 면허 취득 후 임상간호사로 생활하면서 하루하루 그만두고 싶다는 생각을 그대로 실행으로 옮겼다면? 임상 경험을 쌓고 건설현장 산업간호사로 근무 권유를 받았을 때 거절했었다면 어땠을까?하며 가끔 그때와 다른 결정을 하였다면, 나의 미래가 어땠을까?하는 생각을 하기도 합니다.

나 또한 항상 결정을 해야 될 때가 있었고, 그 결정에 두려움이 동반되었지만 두려움보다는 희망을 먼저 그려보았기에 선택한 결정이 때론 힘들어 원망스러웠을 때에도 포기하지 않고 끝까지 완주할 수 있었습니다. 가끔 동전의 양면처럼 내가 결정하지 못한 반대의 면이 궁금하기도 하지만, 반대면의 기회비용에 대한 아쉬움에 미련을 두지 않았으며, 목표의 성취만을 위해 노력했습니다. 그러기에 지금 이 글을 읽고 있는 간호사들과 후배 간호사들도 나와 마찬가지로 직업 선택을 결정할 때 많이 고민이 될 것으로 생각됩니다. 내가 배운 지식으로 내가 이제까지 일해 왔던 분야의 직업에서 다른 분야의 직업 변환은 나름 걱정이 뒤따를 것입니다. 전문직으로서 환자 곁에서 간호지식과 술기를 통해 환자와 함께 하는 것을 목표로 임상간호사로 근무해오다 이와 반대 영역인 행정 및 관리자 영역 등으로 새로운 길을 개척해 나가는 것은 나름 쉬운 일이 아닐 것입니다. 또한 간호 업무가 아니라는 주위의 편견과 시선, 개척되어지지 않는 분야로 인한 업무의 숙련성 미달 등 여러 가지 문제가 자신을 힘들게 하는 문제로 다가올 수도 있겠지만, 나는 이러한 문제가 예전

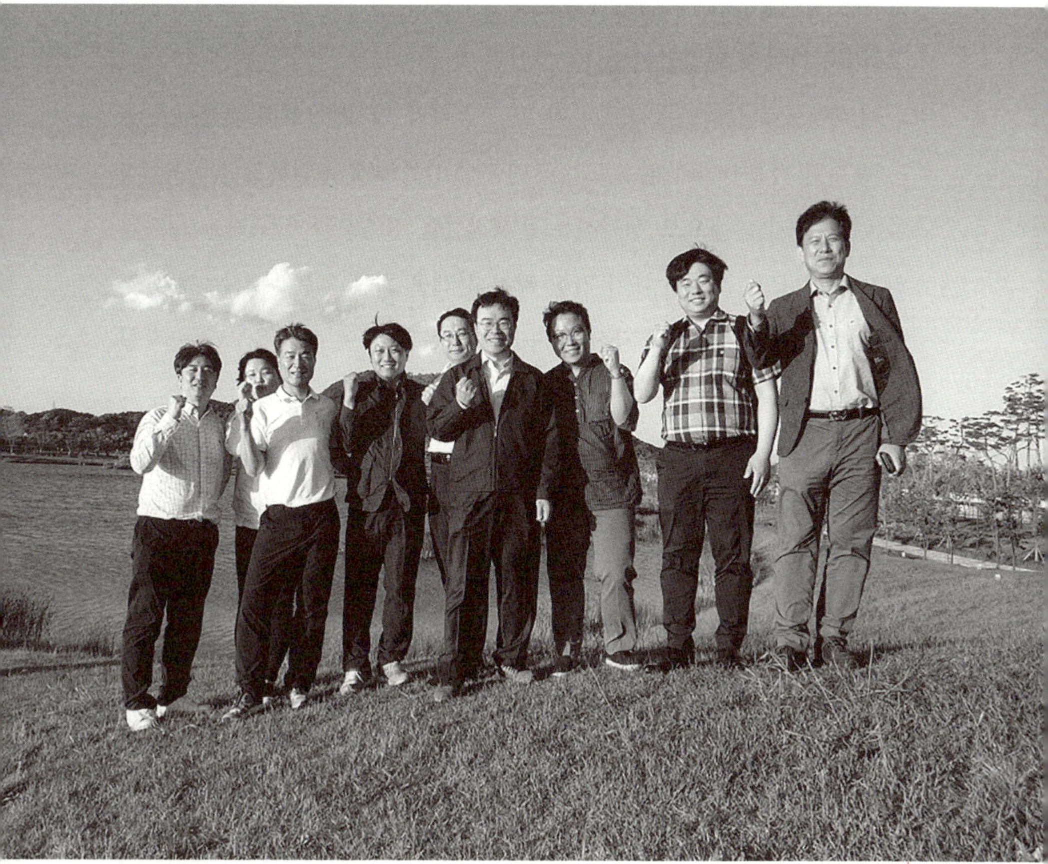

동료들과 함께

처럼 간호사이기 때문에 불리했던 점으로 다가오는 것이 아닌 간호사였기에 산업현장에서 의료인으로서 새로운 영역에 간호지식을 접목시켜 더욱 많은 장점을 가지고 업무를 할 수 있었을 것이라 생각합니다. 단점보다는 장점을 보려 하였기에 산업현장의 보건관리자에서 고용노동부의 정책연구직까지 거침없이 올 수 있었던 것 같아요.

마지막으로 산업간호사로서 이 길을 걷고자 하지만, 아직 망설이고 있는 현재의 간호사들과 앞으로의 후배 간호사들에게 조언하고 싶어요. 지금 여러 가지 단점으로 생각하는 문제점들을 장점으로 바꾸려는 생각과 의지가 있다면, 지금의 내가 가장 빠른 선택을 하는 있는 나라는 것을 기억해 주길 바라며, 항상 자신이 하고자 하는 업무에 두려움보다는 자신감과 희망을 가지고 임하기를 바랍니다.

2

보건복지부와 중앙부처 공무원에 대하여 알고 싶나요?

보건복지부 보건사무관

이유정

열정과 패기가 넘치던 여학생, 간호학과에 가다

중고등학교 시절의 저는 왠만한 남학생들보다 열정과 패기가 넘치는 스타일의 여학생이었어요. 비록 교육 환경이 열악한 지방의 고등학교에 다녔지만, 열심히 노력하면 꿈을 이룰 수 있다는 긍정의 마인드와 강한 정신력을 바탕으로 자기주도적 학습을 했으며, 서울대학교 또는 의과대학 진학을 목표로 세우고, 대학 입시를 위한 준비에 최선을 다했죠. 고3이 되어 매달 치르는 전국 단위 모의고사에서 최상위권 성적이 유지되면서 희망했던 대학 입학이 충분히 예상되던 어느 날, 진로 상담 선생님께서 경찰대학교 도전을 권하셨습니다. 그 이유로는 학비가 전액 무료이고 졸업 후 최소 경위 직위가 보장되며, 게다가 본인 노력에 따라 사법고시나 행정고시에 도전해 볼 기회도 있었기 때문이죠. 그래서 저는 시골에서 4형제 뒷바라지로 힘든 부모님의 부담도 덜어드리는 차원에서 수능과는 별개로 경찰대 입학시험을 추가로 준비했습니다. 수능시험보다 두 달 먼저 치른 경찰대 입학고사에서 1차 필기시험은 전체 차석을 차지했으나, 2차 체력시험에서 조건 미달로 안타깝게 불합격 처리가 되었어요.

선택적으로 응시했지만, 태어나서 처음으로 맛본 실패의 경험은 코앞에 있는 수능시험에도 집중할 수 없을 만큼 상당한 충격이었습니다. 하지만 겨우 마음을 다잡고 수능시험을 봤고, 특별 전형으로 의대나 한의대로 단번에 진학하기보다는 서울대 등 선택의 폭을 넓힐 수 있는 일반 전형을 준비하기로 했습니다. 당시 일반 전형은 전국의 대학을 3개의 지원군으로 나누었기 때문에 최대 3개 대학의 지원이 가능하였습니다. 이에 따라 평소 목표했던 의대와 한의대를 각각 1곳 지원했고, 서울대에서 전공과목을 어떻게 할지 선택해야 했습니다. 개인적으로 수학을 잘 하고 좋아했기 때문에 수학과나 수학교육과를 지원하고 싶다고 했지만, 당시 진로 상담 선생님은 고등학교 개교 이래 최초로 서울대학교 진학이라는 성과를 내고 싶다고 하시며 확실하게 합격이 보장되는 간호학과를 추천해 주셨습니다. 저는 평소 의학 공부를 하고 싶어 한 제 마음을 알고 저와 신뢰관계가 좋았던 선생님의 조언을 믿고 따르는 게 맞다고 생각했어요.

최종 발표된 일반 전형 결과는 모두 합격이었고, 입학을 취소하는 대학에는 포기 각서를 제출해야 하는 선택의 마지막 기로에 섰습니다. 어릴 적부터 꿈꿔왔던 의대 진학을 선택하고 싶었지만, 동생들 학업 뒷바라지에 대한 부모님의 부담감을 아는 장녀였던 저는 오로지 내 자아실현만을 고집할 수가 없었어요. 그리하여 부모님과 주변의 권유에 따라 내가 처한 상황에서 합리적인 선택이라고 스스로에게 암시하며 서울대학교 간호학과에 진학하기로 최종 결정했습니다.

응답하라, 1995

꽃피는 3월에 시작된 대학교 생활은 몇 년 전 엄청난 인기를 누렸던 드라마 〈응답하라 1994〉의 배경과 일치했어요. 치열한 입시 경쟁을 뚫고 대학 진학에 성공했다는 사실에 안도감을 느끼며 잠시 행복했지만, 우여곡절 끝에 최선이 아닌, 여러 복잡한 상황과 여건에 맞춘 차선의 선택을 했기 때문에 나의 고민은 시작되었습니다.

1학년 첫 학기가 두어 달 지났을 즈음, 나는 용기 내어 고향에 계신 부모님께 나의 고민을 털어놓았고, 더 늦기 전에 재수에 도전해 보고 싶다고 말씀드렸습니다. 이에 부모님은 "너보다 못한 사람들도 많고, 여자 인생에서 그 정도면 나쁘지 않다."라고 위로하시며, "이왕 시작한 공부이니까 일단 열심히 해보는 게 좋겠다."고 설득하셨어요. 그러면서도 통화 말미에는 맏딸의 꿈을 충분히 펼칠 수 있도록 도와주지 못해 미안하다고 말씀하시니, 내가 괜한 말을 하여 부모님 마음을 아프게 한 건 아닌가 하는 죄책감이 들면서 이왕 시작한 대학생활을 열심히 해보자는 쪽으로 마음이 움직였습니다.

심각한 진로에 대한 고민의 폭풍이 지나가고, 본연의 나로 돌아왔습니다. 학과 대표를 맡아 과 친구들의 심부름꾼 역할을 했고, 간호학과 차원의 캠퍼스 내 각종 교내 행사에 적극 참여하면서 대학 새내기로서 누릴 수 있는 경험치를 최대한 맛보려고 노력했어요. 아쉬운 관악 캠퍼스 생활을 뒤로 하고 새롭게 시작된 2학년 연건 캠퍼스 생활이 시작되었습니다. 기초 의학 과목, 사회학, 심리학, 통계학 등 간호학과와 학문적으로 연관성이 높은 과목들도 심도 있게 배웠는데, 나에게 있어서는 흥미 있는 공부였고 덕분에 재미있는 학교생활을 이어가게 되었어요.

그런데 임상 실습이 병행되는 본격적인 간호학 공부가 시작되던 3학년부터 학과 공부에 차츰 흥미를 잃어갔고, 대학 새내기 시절에 겪은 진로 고민이 다시 시작되었습니다. 하지만 원점으로 돌리기에는 너무 많이 왔다는 생각에, 일단 간호학 공부를 잘 마무리하자는 마음으로 대학교 생활의 후반부를 보냈어요. 행여나 나에게 주어질지 모르는 기회에 대비해 학과 공부 이외에 영어 공부에 많은 시간을 투자했고, 과 내 세미나 활동 및 천주교 의료봉사 활동에 참여하면서 열심히 살았습니다.

임상간호사에서 공무원으로

1999년 2월, 내가 대학을 졸업하던 시기는 1997년 외환 금융 위기의 여파로 많은 실직자가 발생했고, 사회에 나온 새내기들의 취업난이 심각했었던, 사회 전반적으로 경제적 어려움을 겪었던 시기였습니다. 나 또한 이런 사회적 상황에 예외는 아니어서, 졸업 후 무난하게 취업할 것이라 예상했던 서울대학교병원 입사가 생각대로 진행되지 않았어요.

졸업 이후 진로가 생각대로 풀리지 않아 고시 공부나 의대 편입 도전으로 위기를 기회로 만들어볼까 고민했지만, 현실은 서울에서 혼자 살아나기도 버거워 현실적으로 도전 가능한 미국간호사 자격시험을 준비하게 되었습니다. 그런 와중에 대기업 제약회사와 서울의 대형병원 중 한 곳에 입사 응시 원서를 냈고, 운이 좋게도 두 곳 모두 합격했죠. 당시만 해도 제약회사 쪽은 간호학과 출신이 드물었던 시절이라 특이한 행보였지만, 입사가 결정된 대형병원의 첫 출근일까지는 두 달 정도 시간적 여유가 있어서 직접 부딪혀 경험해 보기로 했습니다. 의외로 내가 맡은 학술 마케팅 업무는 적성에 잘 맞았고, 적응하기에 따라 역량을 맘껏 펼치며 일할 수 있겠다는 생각이 들었습니다. 하지만 고지식한 고향의 부모님은 전공 분야를 살릴 수 있고 경험이 쌓일수록 전문가로서 대우받으며 대학 교수도 생각해 볼 수 있는 병원을 선택하기를 강력히 권하셨어요. 당시 흉흉한 IMF의 사회적 분위기로 인해 부모님 말씀이 틀린 이야기도 아니어서, 나에게 찾아왔던 좋은 기회를 뒤로 하고 병원을 선택하였습니다.

임상간호사로서 배정받은 근무지는 서울○○병원 신장내과 병동이었습니다. 모교의 실습환경과는 완전히 다른 근무환경에서 주로 교과서와 머리로 공부한 간호학을 당장 임상 현장에 적용해야 하는 상황으로 인해 내 머릿속은 복잡해지기 시작했어요. 병동에서는 머리로 이해한 지식에서 더 나아가 숙련된 기술이 필요했는데, 생각처럼 몸이 따라 주지를 않았고, 동시다발적으로 일어나는 업무에 완전히 압도당하는 느낌을 받아 병원 업무에 대한 자신감이 없어졌습니다. 게다가, 짧은 기간 동안에 담당 환자들의 갑작스러운 사망을 직접적으로 몇 차례 경험하면서 느끼는 인간적 슬픔이 너무 심해서, 내가 환자와 적당한 감정의 거리두기가 어려운 성격이라는 점을 깨닫게 되었죠. 환자들을 돌보는 일이 즐겁고 나의 긍정적인 에너지를 전달할 수 있어야 보람을 느끼며 일할 수 있을 텐데, 병원환경에서 나의 장점은 사라지고 오히려 내가 환자가 되는 것 같았습니다. 신규 간호사가 흔히 겪는 홍역이라 단정짓기에는 주체할 수 없을 만큼의 괴로움을 단기간에 집중적으로 겪으면서, 병원 밖에서 내가 할 수 있는 일을 찾아보기로 결심했습니다.

단기간 두 직장을 몸소 경험하고 나니, 병원임상보다는 연구 활동이 좀 더 내 적성에 맞다는 것을 알았고, 적성에 맞는 진로를 찾기 위해서는 여유 있고 신중한 접근이 필요하다고 느꼈습니다. 그리하여 서울대학교병원 임상의학연구소에서 임상연구 관리업무를 담당하는 연구간호사(Clinical Research Organizer, CRO)로 근무하면서 내가 즐겁게 할 수 있는 일을 찾기로 했습니다. 시간이 흐르면서 편입시험, 고시공부, 전문시험 등을 준비해 전문직으로 전환하기로 결심했는데, 혼자의 힘으로 일정기간 공부에 집중하려면 무엇보다 경제적 독립이 필요하다고 느꼈습니다. 그래서 당분간 미래를 위한 자금을 모으면서 동시에 다양한 분야의 직업 정보를 탐색하는 시간을 보냈죠. 그러던 중, 가까이 지내던 대학 선배가 보건복지부에서 제1회 보건직 제한공개 특별채용 공고가 나서 준비하고 있으니 같이 공부해 보자고 제안해 왔습니다. 사실 그때까지만 해도 공무원을 직업으로 한 번도 고려한 적이 없었고, 중앙부처 공무원이 될 거면 행정고시를 봐야 한다고 생각했었기 때문에 처음에는 관심이 없었어요. 하지만 일단 두 달만 준비하면 결과가 나온다고 하니 선배를 도와주는 셈치고 같이 공부하기로 했습니다. 처음에는 그저 돕겠다는 마음으로 시작했는데, 이왕이면 좋은 결과를 냈으면 하는 작은 목표가 생겼고, 서로를 응원하며 치른 시험에서 선배와 나란히 합격했다는 연락을 받게 되었습니다. 그리하여 생각하지도 못한 지금의 공무원 생활을 시작하게 되었습니다.

보건복지부와 중앙부처 공무원에 대하여

보건복지부는 현재 우리나라 정부조직(18부 5처 17청) 중에서 국민보건과 사회복지 정책 전반의 업무를 담당하는 중앙부처입니다. 그리고 보건복지부는 '요람에서 무덤까지'라는 문구의 이미지처럼, 국민들의 실생활과 맞닿아 있는 업무를 다루고 있죠. 급변하는 시대에서 사회적 요구에 대응하기 위해 4개의 실(기획조정실, 보건의료정책실, 사회복지정책실, 인구정책실)로 조직체계를 구축하고, 보다 전문적인 업무 수행을 위해 본부 조직의 인력은 행정직, 보건직, 사회복지직, 전산직, 약무직 등의 다양한 직렬로 구성되어 있습니다.

중앙부처 공무원은 직급에 따른 직위가 주어집니다. 직급은 1급에서 9급까지, 직위는 이사관, 부이사관, 서기관, 사무관, 주무관으로 나누어지며, 보직은 업무 역할에 따라 부여됩니다. 사무관의 경우, 조직 내(주로 과 또는 팀) 업무분장에 따른 담당업무의 실무적 무한 책임을 지며, 다양한 정책적 판단 및 결정을 하고 실행하는 주체가 됩니다. 저의 경우는 보건관련 학과 졸업자로 보건직 제한공개 특별채용을 통해 2001년 입사하여 현재 보건사무관으로 근무하고 있습니다. 채용 취지에 맞게 국민건강보험 수가제도, 오송생명과학단지 조성, 보건산업 R&D, 의료법, 보건의료인력 수급제도, 응급의료체계 개편, 노인정책, 출산정책 등 보건의료 또는 이와 연관된 부서의 업무를 담당했습니다.

보건복지부 로고

가장 최근 담당했던 업무는 인구정책실 출산정책과의 신규 국정과제 실행을 위한 사업 기획 및 시행 업무였습니다. 합계 출산율에서 세계 최저를 기록하고 있는 우리나라의 저출산 문제를 해결하기 위한 대통령 공약사항이자, 동시에 주요 국정과제 전국 단위의 사업 도입을 위해 관계되는 법령을 정비하였고, 전문가 의견수렴 등을 통한 사업계획을 수립하며, 국회 예산논의 과정에서 사업추진에 필요한 예산을 확보했습니다. 또한, 각종 언론 대응 및 사업 인지도 개선을 위한 대국민 사업 홍보를 시행했으며, 지자체의 업무수행에 필요한 지침을 제작하고 이에 대한 지자체 교육을 실시했으며, 전자 업무시스템을 개발하는 등 2015년 하반기의 본격적인 사업 시행을 앞두고 종합적인 사업운영 체계 틀을 마련했습니다. 아울러, 출산과 양육에 대한 부담으로 인한 젊은 엄마들의 극단적인 선택 등이 사회적 관심을 일으키면서 국가적 관리방안 마련의 필요성이 제기된 산후우울증에 대한 발생현황, 관리 실태 및 개선방안에 대한 연구용역을 추진하면서 추후 관련 제도 마련에 필요한 다양한 근거를 확보했습니다. 이와 같이 보건복지부 사업부서는 일반적으로 시대적 요구에 따른 제도 수립 및 개선, 관련 법률 재개정, 사업추진을 위한 예산 확보, 언론 대응 및 사업 홍보, 지자체 지침 시달 및 교육 등 사업시행을 위한 사업 전달체계 관리, 사업효과성 모니터링 등이 기본적인 업무라고 볼 수 있습니다. 사회적 동향에 따라 요구되는 업무내용이 달라지는 점을 고려해 시시각각 변하는 관련 정보를 파악하고, 다양한 정책고객들과의 소통 또한 지속적으로 필요합니다.

다사다난한 공무원 생활

2001년에 내가 보건복지부에 입사할 당시는 의약분업 전국 시행에 따른 건강보험 재정 악화로 건강보험 재정 상황을 일일 보고하던 시기였습니다. 시보 과정을 거치며 조직에 적응하던 다른 동기들과 달리, 초보 공무원도 묵직한 과제 검토를 해야 할 정도로 급박했던 시기였죠. 당시 담당 업무였던 치료재료 수가와 관련된 안건이 국민건강보험정책심의위원회에 상정되어, 그간 검토한 내용을 담당자로서 보고했고, 당시 위원장이셨던 보건복지부 차관님의 추가 보조 발언으로 내가 직접 검토한 안건이 원안대로 통과되었습니다. 회의 결과에 따라 치료재료 수가 고시가 개정되어 전국 의료기관에서 적용되는 것을 직접 체험하면서 내가 하고 있는 일의 사회적 파장을 조금이나마 알게 되었습니다.

2007년에 의료법을 담당하던 시기에는 안마사 근거 규정(「의료법 시행령」)이 헌법재판소의 위헌 판결이 나면서, 이에 대한 사후 조치로 「의료법」을 개정해야 되는 시기였습니다. 하지만 시각장애인에게 한정된 안마사와 새로운 직업 영역인 스포츠 마사지사와의 갈등으로 입법 과정에서 상당한 진통을 겪었습니다. 그리고 시각장애인협회의 다소 극단적인 단체행동으로 인해, 당시 보건복지부 장관님과 담당자들의 안전을 위협받자 신속한 상황 보고와 직원들의 신변 안전을 위해 장관실 바로 옆 공간에 임시 사무실을 두고 한 동안 전쟁터를 방불케 하는 환경에서 근무했던 적도 있었습니다. 2009년에 둘째 아이의 육아휴직을 마치고 복귀한 응급의료과는 복지부 담당 업무 중에서 단연 최고로 어려운 시기였습니다. 병원에서도 응급실 업무는 엄청난 업무 강도로 악명 높듯이, 복지부 내에서도 해당 과의 업무량이나 스트레스는 상당했습니다. 하필, 「응급의료에 관한 법률」의 부칙 개정으로 응급의료기금이 3년간 한시적으로 확대되면서 국가예산 중 2,000억을 적재적소에 투자해야 하는 새로운 마스터 플랜을 연말까지 수립해야 하는 시점에 제가 투입되었습니다. 엄청난 업무 압박이 있었지만, 전문가 회의 등을 거쳐 응급의료제도 발전을 위한 국가 주요사업을 만들어가는 과정에 참여하는 값진 경험을 할 수 있었습니다. 아울러, 우리나라의 응급의료 체계 구축을 목표로 사회 곳곳에서 조용히 최선을 다하는 분들과 업무적으로 소통하면서 내 안에 있는 선한 자아도 영향을 받아 함께 성장할 수 있었습니다.

2019년 2월, 설 연휴 비상진료대책을 수립하다가 사무실에서 과로사한 고(故) 윤한덕 국립의료원 중앙응급의료센터장님, 골든타임을 사수하며 중증외상환자들을 살리기 위해 지금도 최선을 다하고 있는 아주대병원 권역외상센터 이국종 교수님과의 인연은 제게 소중한 경험이 되었습니다. 또한 절대적으로 업무량이 많아 체력의 한계를 느끼기도 했지만, 다양한 업무 경험을 통해 나의 역량을 키우는 기회로 만들 수 있었으며, 업무에 몰입할수록 응급의료와 관련된 많은 정책 아이디어들이 떠올라 이를 바탕으로 서울대학교 보건대학원의 석사 과정을 마무리할 수 있었습니다. 그리고 미국 중증외상센터 연수기회도 얻는 등 조직에서는 업무 능력을 인정받고 개인적인 발전도 도모했던 기억이 있습니다.

돌이켜보면, 간호학적 배경 지식으로 병원 응급실 환경 또는 응급환자에 대한 이해도가 높은 것 또한 응급의료사업을 훌륭하게 소화해 낼 수 있었던 하나의 원동력이었던 것 같습니다. 기타 보건산업 정책 업무, 의료인력 수급정책 업무, 노인정책, 건강정책, 출산정책 등 보건복지부 업무에서도 간호학 공부는 든든한 지원군이 되어 나에게 언제나 큰 힘을 주었습니다.

삶을 풍요롭게 만들어주는 간호학

우리나라에서 대학교와 전공학과 등의 진로 결정은 개인의 인생 전반에 많은 영향을 미칩니다. 자칫 선택한 진로를 바꾸거나 돌이키려면 상당한 시간과 노력을 들여야 하기 때문에 적성과 꿈에 대한 진지한 고민이 필요한데도, 입시 준비 때문에 여유 있게 인생 로드맵을 그려보는 것이 쉽지 않은 게 우리 모두의 현실입니다. 내 경우에도 우여곡절을 겪으며 차선으로 선택했던 간호학 공부가 내 인생 최대의 실수는 아니었는지 수도 없이 자책했었고, 그 결정이 실수가 아니었음을 그리고 그 이상의 의미를 찾아내기 위해 부단히도 노력하는 시간을 보냈습니다.

하지만 나이가 들수록 간호학은 전반적으로 내 인생을 긍정적인 방향으로 이끌어주고 삶을 풍요롭게 만들어주었습니다. 간호학은 의학적 지식을 기본으로 하여 심리학, 통계학, 사회학 등 다양한 학문 영역이 상호작용하는 대표적인 복합 실용 학문으로, 인간 자체에 대한 기본적인 이해와 더불어 다수의 개인들이 만들어내는 여러 사회 현상을 이해하는데 많은 도움이 되었습니다. 실제 보건복지부 업무에 있어서 정책 수혜자의 입장에서 생각해 보는 포용적 업무 태도가 필요한데, 이러한 학문적 접근방식을 기본으로 하는 간호학이 큰 도움이 되었습니다.

미래 사회는 아는 지식의 양보다는 필요한 정보의 위치를 찾아내고, 필요한 메시지를 전달할 수 있는 정보의 구성력을 인재의 중요한 가치로 봅니다. 아울러, 탁월한 능력의 개인 하나보다는 개인별로 역할과 기능을 나누어 효율적인 업무를 수행하는 협업이 가능해야 하는데, 이를 위해서는 구성원의 역할을 조정하고 갈등을 관리할 수 있는 부드러운 리더십을 가져야 합니다. 간호학을 통해 길러진 다양한 영역의 정보와 지식에 대해 열린 사고 능력과 인간애를 기본으로 한 조직관리 능력은 본인의 노력 여하에 따라 충분히 제 역할을 할 것이라고 보기 때문에, 간호학은 미래 사회가 요구하는 인재의 자질을 배울 수 있는 매력적인 분야입니다.

마지막으로 간호학을 배우고자 하거나 배우고 있는 많은 후배들이 앞서간 선배들의 발자취를 단순히 답습하기보다는 본인의 마음에서 우러나는 새로운 영역으로의 도전을 주저하지 말고, 가능하다면 직접 부딪혀 보기를 권합니다. 사실 수많은 인재들이 간호학을 공부하고 있음에도 한국의 사회적인 여건상 간호사 면허를 가지고 단독으로 할 수 있는 독자적인 업무영역이 아직까지는 많지 않은 편입니다. 그렇지만 전문가로서 경험과 지식을 존중하는 선진국에서 간호학은 기존 보수적인 전문가에 상응하는 수준의 사회적인 신뢰와 인정을 받고 있습니다. 여러분은 간호학을 바탕으로 각자가 관심 있거나 혹은 선택한 영역에서 꾸준한 자기 노력을 통해 자신만의 영역을 구축해 나가기를 바랍니다.

3

안산시 공무원으로 간호에 날개를 달다

안산시청 위생정책과 식품위생팀 팀장

이숙희

꿈 찾기

어려서부터 어머님이 과로하거나 힘들 때면 간호사가 집으로 방문하여 영양제 주사를 놓던 모습을 자주 보았는데, 이로 인해 간호사라는 직업이 낯설지 않았고, 부모님의 건강을 돌보아 주시던 모습이 기억에 남았습니다. 교감선생님이셨던 아버님의 영향을 받아서인지 나의 어릴 적 꿈은 국어 선생님이었습니다. 하지만 국문학과에 지원했다가 실패하고 고민하던 중에 어머님의 강력한 추천으로 간호학과에 입학하게 되었습니다.

어릴 때부터 꿈꾸었던 국어 선생님의 꿈을 뒤로 하고, 간호사의 길을 준비하려니 당황스럽고 힘든 마음이 많았습니다. 그래서인지 대학 입학 후 1년 동안은 거의 도서관에서 살다시피하며 간호학 서적보다는 다양한 인문분야의 책을 많이 읽었던 기억이 있습니다. 지금 생각해보면 다른 사람들의 삶을 책을 통해 간접적으로 경험하면서 조금씩 사람을 돌보는 일인 간호사 직업에 대해 이해하고 꿈을 키우게 된 것 같습니다.

'억'소리 나게 공부하기

학과에서 이루어지는 수업들이 인문학도였던 저에게는 어렵고 생소하였고, 공부량도 정말 '억' 소리나게 많아서 마음이 무겁고 스트레스가 많았습니다. 하지만 시간이 지나면서 질병이 있는 환자를 돌봐야 하기에 전문적인 지식을 쌓아야 함을 알게 되었고, 책임감도 느끼게 되어 조금씩 공부에 대한 흥미도 생기기 시작한 것 같습니다.

특히 전공 수업 중 모성간호학 수업이 정말 좋았는데, 모성간호학 교수님의 역동적인 수업을 들을 때면 정말 금방이라도 "응애! 응애!"하면서 아기가 태어날 것만 같아 가슴이 두근거렸던 기억이 지금도 생생합니다. 병원 실습을 할 때 분만실에서 진통으로 힘들어 하던 산모가 아기를 처음으로 안고 환하게 미소 지으며 행복해하던 모습을 보면서 조산사의 꿈을 꾼 적도 있습니다.

대학 2학년 때에는 '10년 뒤의 나는 어떤 간호사가 되어 있을까?'라는 질문을 스스로에게 하기도 하면서 힘든 간호학 공부이지만, 차근차근 학교 공부와 병원 실습을 병행하였습니다.

처음 중환자실 실습을 할 때, 환자들한테 진심을 다해 간호하던 선배

간호사의 모습을 보면서 '진짜 나이팅게일이구나!'하는 마음이 들었고, 큰 도전이 되었던 기억으로 남아 있습니다. 그리고 크게 무엇인가를 해준 것이 없는 것 같은데도 환자나 보호자들이 감동하는 모습을 보면서 실력 있는 간호사가 되어야겠다는 다짐을 하기도 했습니다.

지역사회간호학 실습으로 보건소 실습을 나가게 되었는데, 국가기관에서 이루어지는 다양한 프로그램들을 보고 경험하면서 '간호직공무원'이라는 분야도 있구나 하는 것을 알게 되었고, 기회가 된다면 열심히 준비하여 보건소에서 일을 해보고 싶다는 꿈을 가지게 되었습니다. 질병중심이 아닌 지역사회주민을 대상으로 한 질병예방과 건강증진 사업들, 특히 교육과 상담의 역할을 열정적으로 감당하고 있는 간호사들의 모습을 보면서 간호사 직업에 대한 자긍심도 커졌던 기억이 있습니다. 생각해보면 학생 때 전공교과목 수업이나 실습수업을 통해 나의 진로적성에 대해 탐색하는 계기가 되었던 것 같고, 이미 학생 때 나는 지역사회간호사라는 간호분야에 대한 비전을 찾았던 것 같습니다.

졸업 후 간호사의 길을 가게 되면, 좀 더 특별하고 의미 있는 일을 할 것이라는 막연한 기대와 설렘으로 출발을 하였습니다. 하지만 삶이라는 것이 꼭 내가 기대하는 것 또는 설렘만으로 살아지는 것이 아님을, 내 결정대로 맞아 떨어지는 것이 아니라는 것을 사회생활을 통해 느끼면서 조금씩 성장한 것 같습니다.

우연한 계기 간호장교의 꿈

집안에서 군납사업을 하셨는데, 그것이 인연이 되어 우연한 계기에 간호장교 시험을 보게 되었고, 대구 군의학교 간호장교 후보생으로 2달간 교육 및 군사훈련을 받게 되었습니다. 간호장교로 임관하여 국군대구병원에서 2년 6개월을 근무하게 되었는데, 군병원에서도 중환자실, 응급실, 수술실, 정신병동에서 근무하며 정신없이 바쁘게 간호장교로서의 역할에 집중하였습니다. 군 생활 중 지금의 남편을 만났고, 제대 후 공무원 시험에 합격하여 발령대기 중에 잠시 서울시립정신병원에서 근무를 한 적이 있었습니다. 결혼 후 육아와 함께 직장생활을 병행하는 것이 쉽지 않아 잠시 직장을 내려놓고 육아에만 전념을 한 적도 있습니다. 그러던 중 안산시보건소에 발령을 받아 근무를 시작하여 어느새 공직생활을 한 지도 30년이 되었습니다.

30년 공직생활을 돌아보면서 과거의 경험들 어느 것 하나 버릴 것이 없음을 새삼 느끼게 되고 한편으로는 참 열심히 살았구나 싶어 나 자신에게 칭찬도 하게 되는 것 같습니다. 간호장교 생활 동안 축적된 강인한 군인 정신과 나이팅게일처럼 인도주의적인 사랑을 실천하는 삶의 가치와 태도를 하루하루 실천하며 간호사의 자리에 서서 최선을 다하였습니다. 그리고 그러한 나의 삶의 노력들이 지역사회 현장에서 주민들의 건강을 증진하며 삶의 질 향상이라는 열매로 자라나는 모습들로 보여지고 있음에 감사합니다.

간호, 날개를 달다

현재 저는 2019년 7월 1일 안산시청 위생정책과 식품위생팀장으로 발령받아 안산시 위생정책과 예산, 인력 및 복무관리 등을 총괄하고 있으며,

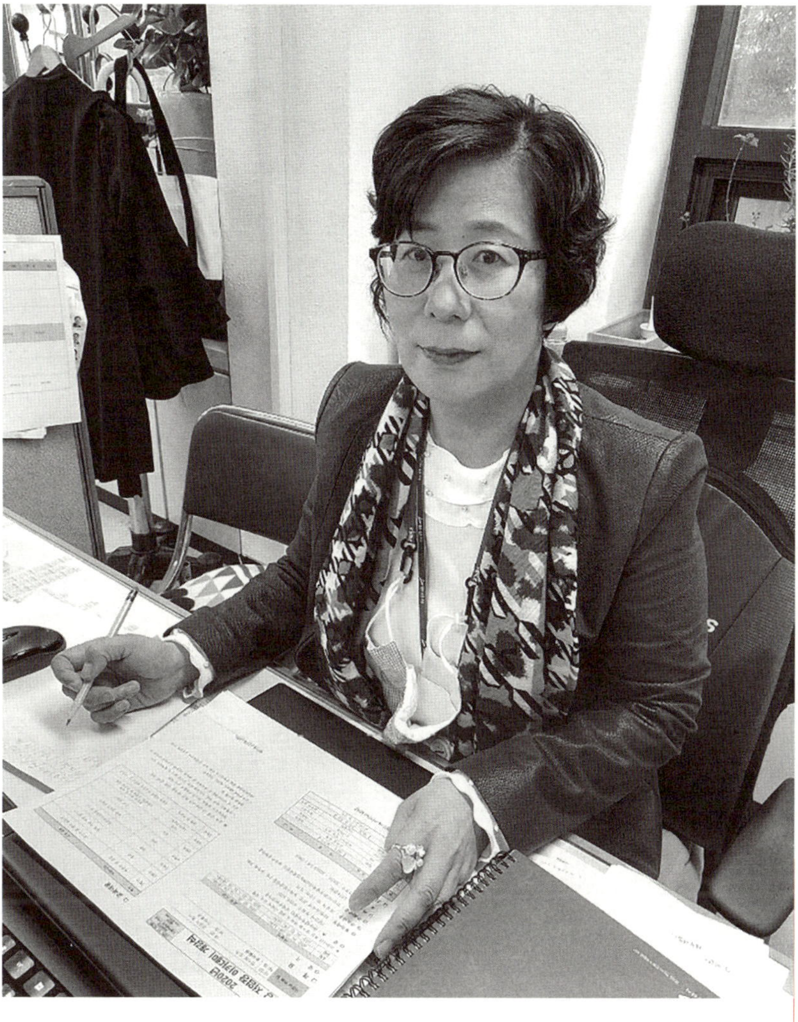

근무지에서의 나의 모습

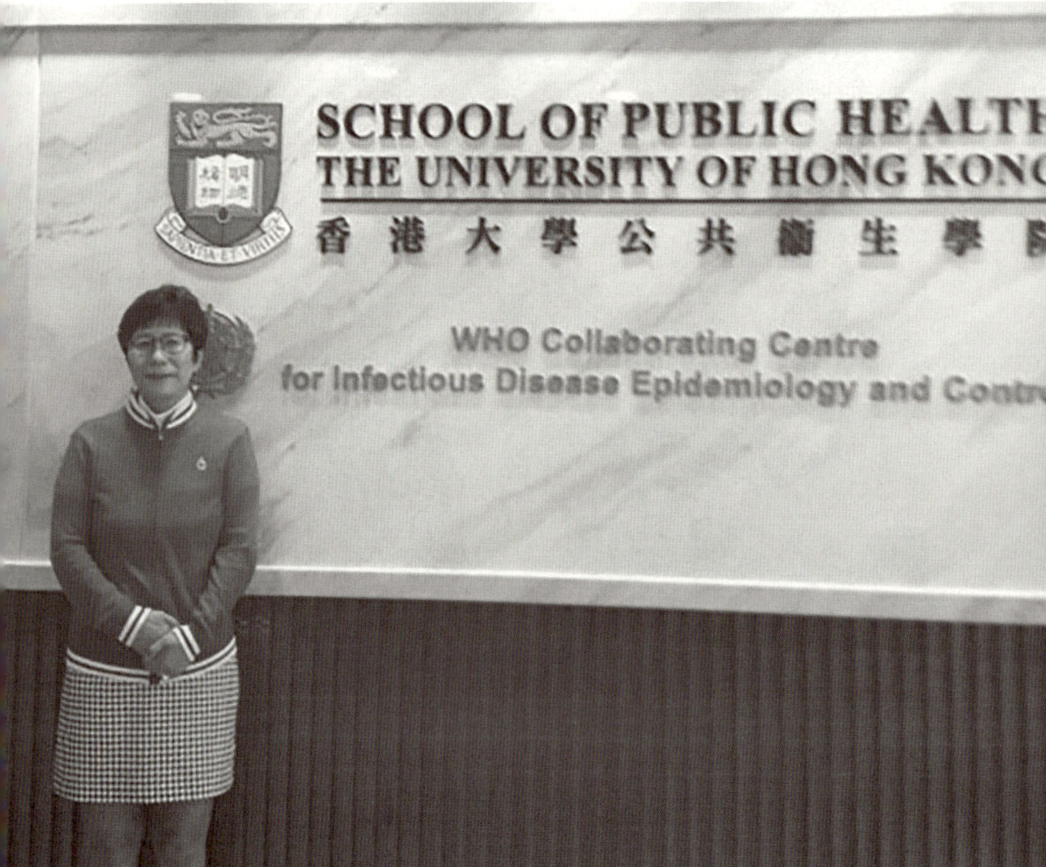
SCHOOL OF PUBLIC HEALT
THE UNIVERSITY OF HONG KON
香 港 大 學 公 共 衞 生 學
WHO Collaborating Centre
for Infectious Disease Epidemiology and Contr

홍콩 연수 사진

음식문화개선사업, 식품산업육성, 향토개발음식관리, 외식업 지구와 음식거리 개발 지원, 위생단체 관리 등을 주업무로 하고 있습니다. 간호사이면서 위생정책과 식품위생과 관련된 일을 하면서 사람을 건강하게 하는 방법은 참으로 다양하고, 어떤 영역이든 간호는 날개의 역할을 하게 됨을 새삼 느끼고 있습니다.

지금의 일을 하면서 가장 기억에 남는 일로는 2005년 안산 ○○고등학교에 결핵환자가 발생했을 때 집단발생의 확산을 막기 위해 전교생을 대상으로 조기발견을 위한 검진 및 보건교육을 실시하고, 적극적 방역활동을 통해 결핵발생을 낮추는데 크게 기여하였고, 이러한 활동들은 향후 학교 내 결핵발생 관련 지침의 초석을 마련한 것 같아서 자부심을 느낍니다. 또한 2010년 병의원 인허가 부서 팀장을 역임하면서 열악한 병원 환경에 환자가 방치되지 않도록 의료법을 근거로 병원 환경을 개선하기 위한 활동도 적극적으로 진행하면서 보건의료 현장에서의 법을 기반으로 한 행정집행의 중요성을 뼈저리게 느낀 적도 있습니다.

2013년 외국인 진료에 관련하여 원곡보건지소 근무 시 외국인 건강관리를 위해 국제보건의료재단과 협약을 체결하고 매주 목요일 건강검진을 실시하였고, 매주 일요일 의료봉사단체가 외국인 대상 진료를 실시할 때 지역 내 안산대학교 간호학과 다문화웰니스 봉사단과 연계하는 등 무료보건진료이지만, 보건의료서비스의 질을 높이기 위한 노력을 다각도로 하였습니다. 또한 질병관리본부 및 결핵관리협회, 구세군 등과도 협력하여 건강검진 결과에 따른 치료도 연계하였으며, 외국인 단체별로 감염병관리, 섭생, 손씻기 뷰박스 시연, 국가별 언어 교육자료를 준비해 주말마다 보건순회교육을 하면서 감염병이 전파되지 않도록 집중하였습니다. 원곡보건지소를 통해 그 어느 때보다 보건의료 형평성에 대한 고민을 많이 하였던 기억이 있습니다.

2020년 초부터 코로나19로 인해 다중이용시설 관리가 어느 때보다 중요한 시점이기에 일반적인 사업은 거의 중단되고 있는 실정입니다. 일반음식점, 유흥주점, 휴게음식점 등 10,982개 업소를 관리하다 보면 구청 및 위생단체, 상가 번영회 등 민간단체와의 연계구축이 필요한데 감사하게도 민간단체가 발벗고 나서서 협력하고 있어 큰 보람을 느끼고 있습니다. 유흥, 단란, 목욕, 이미용, 외식업 지부 등 16개 위생단체지부에 손소독제 배부, 소독기와 소독약품을 구입해 외식업지부에서 각 음식점별로 소독하여 코로나가 확산되지 않도록 최선을 다하고 있습니다.

성장하는 간호사

간호학과를 졸업하면 간호를 기반으로 다양한 관련성 있는 직업으로 도전해 나갈 수 있는 기회와 연결이 됩니다. 학생 신분일 때 '병원'이라는 환경만을 바라보고 흥분하기도 하고 좌절하기도 하는 것 같아 안타까움도 있습니다. 병원을 목표로 하는 것도 중요하지만, 관련된 여러 간호 분야를 찾고 도전해보는 열정도 가지길 기대합니다.

간호는 생명을 다루는 일이기에 책임감이 막중한 분야입니다. 학생 때 공부분량이 많다고 불평하고 힘들어하기보다는 실력과 역량을 다지는 소중한 기회로 여기고 최선을 다하며 즐겁게 공부하기를 당부합니다.

간호는 환자와의 소통, 보건의료인 간의 소통을 통해 협력하여 일하는 분야임을 기억하고, 학생 때부터 구체적인 의사소통 방법을 배우고 적용하는 훈련을 적극적으로 했으면 합니다. 학교에서 조별과제를 내는 것도 상호협력을 통해 좋은 성과를 낼 수 있음을 체득하기 위한 과정임을 기억하고 목표를 달성하기 위해 어떻게 협력해 갈 것인가를 진지하게 긍정적인 사고를 통해 고민하고 해결해 갔으면 합니다. 타인에 대해 '틀림'이 아닌 '다름'으로 인지하고 수용할 수 있어야 하고, 각 개인의 삶을 존중하는 태도가 정말 중요한 것 같습니다.

자신의 간호사로서의 꿈을 이루기 위해 중장기적으로 세우고 구체화하기 위해 하루하루 노력하며 살아가는 훈련이 필요합니다. 국가고시나 대학병원 취업이 끝이 아니라 취업 후 '나는 어떤 간호사가 되고 싶은지'에 대한 명확한 계획을 세우고 실현하기 위한 노력이 필요합니다.

나 스스로를 잘 돌볼 줄 아는 힘 있고 유연한 간호사로 성장하길 기대합니다. 나 자신의 신체적 · 정신적 · 사회적 · 영적 건강을 민감하게 잘 돌볼 줄 아는 사람이 타인의 건강요구에도 민감하게 반응하며 도울 수 있음을 기억하고 실천하며 살아가시길 부탁합니다.

Nursing is Art~

4

의료취약지역의 주민들과 함께 하는 마음 따뜻한 보건진료소장

전남 순천시보건소 낙안창녕보건진료소장

장지희

간호사 꿈꾸기

당신은 간호사를 꿈꾸고 있나요? 아니면, 어렸을 때의 저처럼, 간호사는 나와 전혀 무관한 직업이라고 생각하면서 이 책을 읽고 있나요?

1999년에 간호학과에 입학하지 않았다면? 지금 어떤 삶을 살고 있을지 상상조차 할 수 없지만, 아이러니하게도 저는 간호사가 될 줄은 꿈에도 몰랐답니다. 초등학교 입학하기 전부터 가장 좋아하는 일이 독서, 가장 잘하는 것이 글쓰기였기 때문에 작가나 국어선생님 둘 중에 하나가 제 길이라고 생각했어요. 학창시절 제가 받은 대부분의 상장이 모두 글짓기와 관련된 것이었고, 특히 독후감에 강했는데, 고등학교 2학년 때는 수필로 광주여자대학교에서 상을 받기도 해서 나름 근거 있는 생각이었죠.

그런데 대입 수능에서 예상 외의 낮은 점수를 받았고, 가고 싶었던 대학과 지원했던 학과 모두 불합격하면서 재수를 하든, 전문대학에 가든 둘 중의 하나를 선택해야 했어요. 그런데 고3 시절을 다시 겪고 싶을 만큼 공부가 좋았던 것은 아니라서, 정말 현실적인 이유로, 간호과를 졸업하면 취업 걱정은 안하겠지 생각하며 순천 청암대학(현재 4년제, 청암대학교)에 원서를 넣었어요. 이 학교는 제 점수가 상위권 점수였기 때문에 장학금을 받고 입학했는데, 그 선택이 제 인생의 큰 물길을 바꾸어 놓았답니다.

저는 천주교 신자인데요. 제 보건진료소에 학생 간호사(간호학생)들이 실습을 오면 항상 이렇게 이야기해요.

"하느님께서 나를 보건진료소장으로 만드시려고 그렇게 오랫동안 원했던 국문학과와 국어교육학과를 모두 떨어뜨리셨나봐. 나는 농어촌특별법이 제정된 1980년에 태어났어. 보건진료소는 나의 천직이고, 나는 내 직업이 너무 마음에 들어."

마음 고쳐먹기

서두에 언급했듯이 처음에는 학교도 마음에 안 들고, 학과도 마음에 안 들었어요. 좀 더 멋진 대학을 꿈꿨고, 간호사가 되는 것은 고민해 본 적이 없던 미래였으니까요. 하지만 얼마 지나지 않아 바로 마음을 고쳐먹었어요. 간호학과를 나와서 보건교사로 나가면 되지, 국어교사는 아니어도 학교에 근무하면 다 교사니까, 하구요. 물론 그 또한 제 미래는 아니었다는 것을, 지금은 알지만요.

간호학은 실생활에 정말 유용한 학문이에요. 이렇게 사람의 인생에 대해 미리 공부하는 학문이 또 어디 있을까요. 뱃속에 있을 때부터, 그리고 유아, 어린이, 청소년, 성인, 노인이 되어 임종에 이르기까지 어떤 과정을 거쳐, 어떻게 병들고, 어떻게 아프고, 어떤 간호를 필요로 하는지 정말 많은 것들을 배울 수 있었어요. 간호사라는 직업을 선택하지 않더라도 간호학은 여자로서 갖게 되는 많은 다른 이름(엄마, 아내, 며느리)의 역할을 지혜롭게 할 수 있도록 도와주는 학문입니다.

병원 실습을 통해 '나는 정말 임상이 아니라 학교로 가야겠다'는 생각이 더 들었어요. 제가 본 임상간호사 선생님들은 늘 날카로웠고, 뛰어다녔으며, 의사의 협력자, 간호진단을 내리는 독자적인 영역도 분명 존재했겠지만 의사와 환자 사이에서 항상 피곤하고 지쳐보였거든요. 간호사 국가고시를 얼마 앞두지 않았을 때도 저는 보건교사 임용고시를 더 준비하고 있었어요. 그때는 간호사 국가고시보다 보건교사 임용고시가 1달 먼저 예정되어 있었기에 그 시험에 더 매진했지만, 결과는 낙방이었죠. 그래도 졸업 때 230명의 동기 중 5% 이내의 등수로 마무리했으니 그 정도면 열심히 공부한 셈 아닌가요? 물론, 간호사 국가고시는 패스~! 결국 가고 싶지 않았지만, 일단은 임상으로 발을 들여놓을 수밖에 없었어요.

3번의 이직

간호사로서 총 3번의 이직을 했어요. 첫 번째는 막 개업한 산부인과 병원이었죠. 제가 믿는 구석이 있으면 공부하지 않을 것 같다는 생각으로 병원에 원서를 넣지 않고 공부하는 바람에 막상 시험에 떨어지고 나니 갈 데가 없었거든요. 일단 집에 손 벌리지 말고, 내가 돈을 좀 모아서 다시 임용고시에 도전하자는 생각으로 들어갔는데, 그곳에서 3개월 정도 근무하다가 전남대학교병원에 합격되어 이직을 했어요.

전남대학교병원에서는 응급중환자실과 정형외과병동(7B)에서 3년간 근무를 했는데, 결론적으로 말하면 그만두고 나서도 꿈에서 응급중환자실을 뛰어다니는 꿈을 몇 년간 꿨을 정도로 제게는 정말 힘든 시간이었어요. 내 역량이 이것밖에 안 되나, 내 머리가 이렇게 돌인가 하며 몇 번이고 그만두겠다는 말이 입 안에서 맴돌았지만, "우리 딸이 전대병원 간호사에요"하며 자랑스러워하시는 엄마 얼굴이 떠올라 차마 사직서를 내지 못하고 임상 간호사 생활을 버텼어요. 지금의 남편을 만나 결혼 후 병원을 그만두고 첫 아이를 낳고 6개월 정도 지났을 때, 노인복지관에서 근무할 간호사를 모집한다는 공고가 있어 원서를 냈고, 계약직으로 근무를 시작하게 되었어요.

노인복지관에서는 경증 치매나 경증 뇌졸중 환자를 돌보다 나중에는 물리치료실에서 건강상담, 건강측정, 미니 건강강좌, 물리치료 업무 보조 등을 하며 총 7년의 시간을 그곳에서 근무했어요.

업무의 강도도 높지 않았고, 업무 스트레스도 상대적으로 적어서 무난했지만, 한 살 한 살 나이가 들면서 저보다 어린 공무원들에게 매일 결재를 받아야 하는 상황에 은근히 자존심이 상하더라구요. 그래서 공무원 시험에 도전하게 되었고, 2011년 첫 보건직에서는 불합격, 2012년 보건진료직 시험에서는 합격의 기쁨을 누릴 수 있었어요.

제가 근무하던 책상 컴퓨터 모니터에 '올해 가을에는 이 앞에 앉아 있지 않겠어'라는 쪽지를 붙여두었는데, 말이 씨가 된다고, 정말 그해 가을에 저는 충남 순천향대학교에서 보건진료전담공무원 직무교육을 받았어요!

공무원 되기

순천시공무원으로 임용된 지 7년차, 현재 보건진료서기(7급)입니다.

2013년 1월에 순천시 송광면 후곡보건진료소로 첫 발령, 그리고 2015년 3월에 서면 판교보건진료소, 2019년 7월에 시보건소 건강증진과 만성질환관리팀, 2020년 2월에 보건위생과 감염병관리팀(코로나팀), 마지막으로 현재 9월부터 과거와 현재가 만나는 아름다운 낙안읍성이 있는 낙안면의 창녕보건진료소에서 소확행을 누리며 근무하고 있어요. 며칠 전에 관할 마을지도도 그리고 붙이고 색칠해서 완성했답니다.

사람이 사람을 만나는 보건진료소라는 따뜻한 사랑방에서 매일 감사와 칭찬을 받으며 제가 할 수 있는 많은 도전과 모험을 통해 성장하는 시간이었지요.

우리나라 국민의 사망률 1위 질환은 암이지만, 그건 모든 부위의 암을 하나로 보았을 때의 통계이고, 단일 장기로 나누면 1위가 심뇌혈관질환이라는 것은 이제 상식이지요? 그래서 저는 2013년부터 전라남도 심뇌혈관질환 예방관리사업지원단, 광주전남 권역 심뇌혈관센터와 협력하여 주민들을 대상으로 심뇌혈관건강지킴이라는 프로그램을 추진했는데요. 그 결과는 기대 이상이었습니다.

보건진료소는 의료취약지역 주민들의 의료불평등을 해소하는 역할뿐만

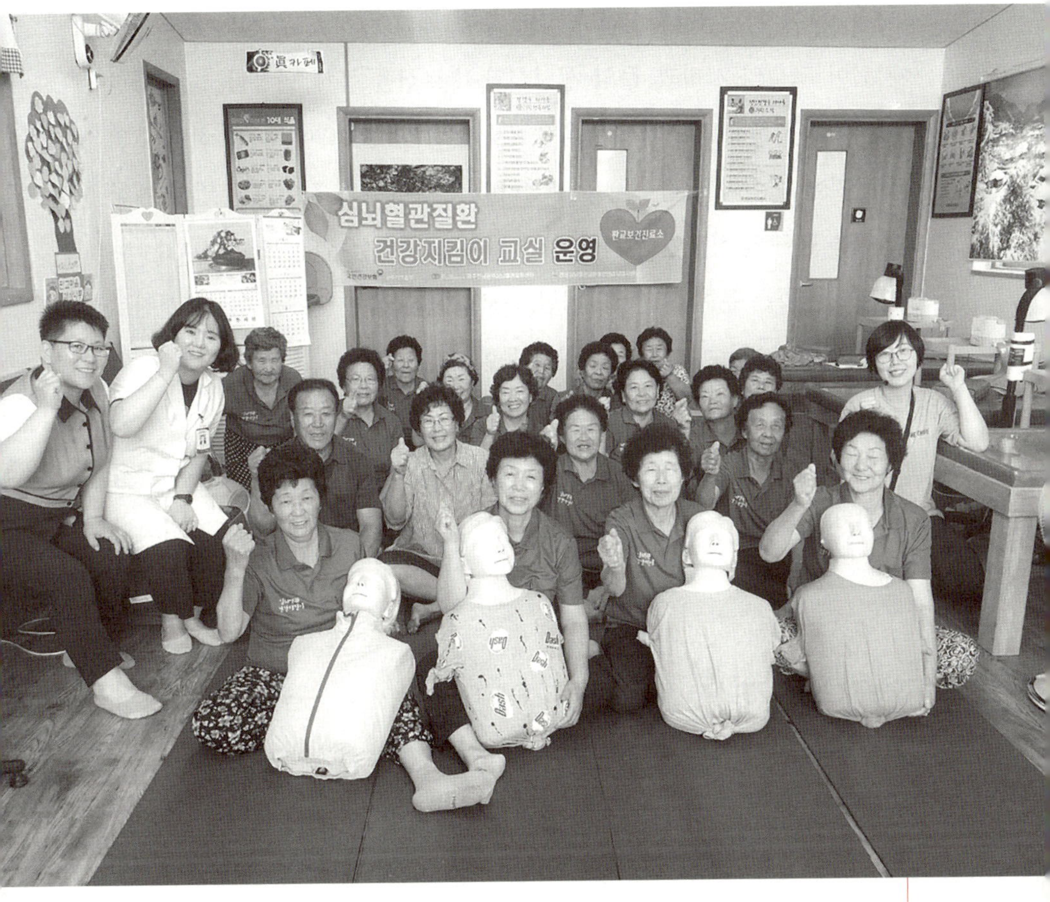
심뇌혈관질환
건강지킴이 교실 운영
판교보건진료소

지역사회 교육장 운영

아니라 올바른 보건지식을 교육하고, 새로운 마을 문화를 이끌어가며, 활력을 되찾아주는 역할까지 가능한 원스톱 서비스의 현장이었거든요.

국민건강보험공단 순천곡성지사와 연계하여 백세건강체조교실 강사 지원, 찾아가는 건강검진결과 상담 등을 매년 실시했고, 심뇌혈관 건강지킴이 교실의 시작과 끝의 선서식과 수료식을 통해 면장님, 보건소장님, 시의원 분들을 초대해 마을을 잔치날로 만들었으며, 사업 전과 후의 보건지식 변화와 건강수치를 측정하여 건강나이가 젊어진 주민에 대한 표창을 통해 긍정적인 변화를 함께 나누고 격려했어요. 또한 '신나는 예술여행'이라는 문화공연에도 매년 응모하여 다양한 문화공연을 보건진료소에서 함께 했는데, 그 또한 잊지 못할 추억이랍니다.

김숙희 치매예방 명강사님과 연계하여 '뇌미인 만들기' 프로젝트를 진행했는데, 그중 감사 일기 쓰기(하루에 5감사 찾기)를 병행했더니 마을 분위기가 더 좋아지고, 주민들의 표현력이 풍부해져서 인사를 "사랑합니다"로 하셨구요.

제가 좋아하는 영화가 있어요. 〈인턴〉이라는… 그 영화는 나이 든 인턴이 본인의 경험과 지혜를 통해 젊은 CEO를 이끌어 주는 아주 멋진 영화인데요. 그 영화에 이런 대사가 나와요. "Gray is new green." 저는 그 말이 너무 와닿더라구요. 나이 든다는 것이 부끄럽거나 서러운 일이 아니라 가을에 곡식이 익어가듯 여물어가고, 지혜가 깊어지고, 오래된 벚꽃나무처럼 풍성한 벚꽃을 피워내지 말라는 법이 어디 있겠어요. 자신만을 위해 살아본 적 없는 나이든 우리네 부모님들이 지금, 오늘, 내 인생에서 가장 젊은 오늘 나를 위해 살 수 있도록 조금만 이끌어 드리면 되는데… 그 일을 할 수 있는 적임자가 또한 보건진료소장인데… 이 얼마나 멋진 직업인가요?

제가 익숙하고 잘하는 환경에서 벗어나 2019년 7월에는 순천시보건소 건강증진과 만성질환관리팀에서 새로운 업무에 도전하게 되었어요. 국가 암검진 홍보, 암의료비 지원, 아토피 천식 예방관리사업, 희귀질환자 의료비 지원, 고혈압 · 당뇨병 합병증 검사비 지원, 취약계층 건강검진사업, 심뇌혈관질환 예방 관리 사업이 제게 맡겨졌는데, 기존에 했던 보건진료소의 일과 너무 달라서 매일 야근하다시피 하며 근무했어요.

순천시민이 어떤 암에 많이 걸렸는지 궁금해서 찾아보니, 2018년에 가장 많이 걸린 암이 대장암인데, 실제 대장암 수검율이 다른 암에 비해 특히 낮은 것이 문제였어요. 대장암 검진은 대장 내시경이 아니라 채변통에 대변을 담아서 병원에 내는 방식이라(분변잠혈검사), 채변통 없이 검진하러 갔을 때는 대장암 검진만 못하고, 이후 다시 채변통만 내러 병원에 가기는 번거로우니 검사를 안하게 되었던 거였어요. 그래서 채변통 보관함을 제작하고, 채변통은 건강보험공단 순천곡성지사에서 제공받아 시민들이 자주 찾는 행정복지센터, 보건소, 보건지소, 보건진료소, 노인복지관 등 70여 곳에 비치하고, 관련 보도 자료도 올렸는데, 그 결과 2019년 전남 22개 시군에서 국가암검진 수검율 1위를 달성하여 매우 보람된 시간이었어요.

2020년 2월부터 코로나19 위기가 심상치 않게 진행되면서, 코로나19 총괄팀(TF)으로 자리를 옮겼어요. 신천지 관련 자가격리자 관리, 해외입국자 자가격리자 관리, 순천역으로 도착하는 해외입국자의 임시검사시설 입실 안내, 확진자 발생시 확진자 병원 이송, 확진자의 동선과 관련된 CCTV 분석, 무안 보건환경연구원에 검체 의뢰, 시민(학생, 교사, 일반

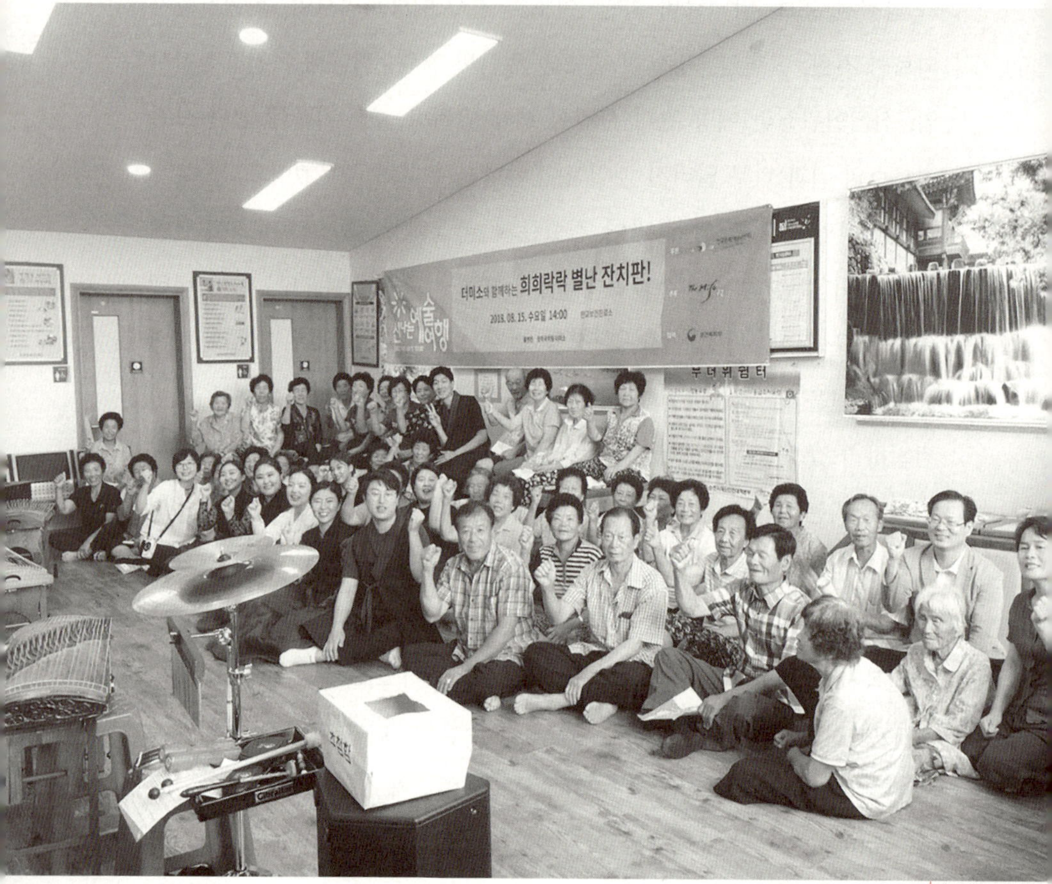

노인정 보건교육현장

인 등)들의 코로나19 문의 상담 전화응대, 선별진료소에서 코로나19 검체 채취, 이동검체 등 정말 밤 10시 이전 퇴근을 언제 했나 싶을 정도로 힘든 시간을 보냈지만, 또한 순천과 내 가족을 안전하게 지킨다는 보람도 컸답니다. 보건진료직의 진료 경험을 살려 많은 건강상담, 자가격리자와 그 가족의 심리 상담 등도 병행하였는데, 확진자가 발생할 때마다 종합 상황실의 전화기는 불이 났고, 수화기를 놓기가 무섭게 걸려오는 다른 전화로 퇴근 후에도 귀에서는 계속 벨소리가 들리는 일도 허다했어요. 수화기가 아령같이 느껴졌다면, 믿을 수 있겠어요?

매일 밤 12시가 넘어 퇴근하다 보니 피로가 누적되어 퇴근길 사거리에서 추돌 사고가 났지만, 그 다음날에도 차를 수리할 시간도 없이 출근을 해야 했어요.

공무원이 안정된 직장이기 때문에 대개는 부러워하고 컴퓨터 앞에만 앉아 있기 때문에 쉽겠다는 혹은 편하겠다는 인식이 있는데(저도 무기계약직일 때는 그렇게 생각했어요), 실제로는 대부분 저녁이 없는 삶을 살고 있어요. 코로나19 사태 이전에도 주 2~3회는 9시가 다 되어 퇴근해야 일이 밀리지 않았거든요.

특히, 태풍이나 호우주의보 등 기상이 좋지 않은 날은 새벽이고 주말이고 비상 대기조에 편성되어 있기 때문에 비가 많이 오는 날은 치맥? 절대 금물이에요.

보건진료소는 수백의 관할 주민만 잘 챙기면 되었는데, 시보건소에서는 28만 순천시민을 대상으로 일하다 보니 책임감이 정말 무거워요. 불특정 다수의 전화를 일일이 응대하는 것도 많은 인내심을 필요로 하구요.

하지만, 그래도 간호사가 된 것을 후회한 적은 한 번도 없답니다!

소박한 행복과 보람

저는 간호사는 소명 의식 없이는 본인도, 본인의 서비스를 받는 대상도 불행하다고 말하고 싶어요. 다른 사람을 돌보는 일은 좋은 에너지가 필요한데, 자주 아프거나, 본인이 부정적인 생각을 가지고 있으면 결국 버틸 수가 없거든요.

간호학과가 취업이 잘 되는 학과인 것은 분명해요. 그러나 그 말은 언제든 직장을 구할 수 있고, 그만큼 이직율도 높다는 뜻이기도 해요. 면허가 있다는 것은 정말 큰 행운이에요. 내가 일하려고 하는 의지가 있다면, 정말 다양한 곳에서 근무할 수 있어요.

인공지능이 사람을 대체하는 미래에도 간호사는 없어지지 않을 직업이래요.

모든 것이 편리해질수록 사람은 더 외로워지고, 따뜻한 사람의 온기를 그리워하게 되는데, 간호사는 사람의 마음을 어루만지는 직업이니까요. 좋은 간호사가 되려면, 많이 공부해야 해요. 내가 확실하게 알지 않으면, 내 조언에 무게가 실리지 못해요. 환자를 위한 보건교육도 소귀에 경 읽기가 될 수밖에 없어요. 사람의 습관을 바꾸는 것은 그만큼 어렵기 때문이죠.

저는 학생간호사 실습 때 주머니에 안경닦이를 넣고 다녔어요. 병실에 계신 할머니, 할아버지들의 안경은 대부분 다 뿌옇게 더러워져 있어서, '그걸 쓰고 뭐가 보이지?' 싶은 안경을 쓰고 계셨어요, 그것만 닦아드려도 정말 좋아하셨거든요. 그렇게 작은 것부터 뭔가 시키지 않아도 해드리는 것이 내가 기쁘다면 정말 간호사가 천직이라고 할 수 있어요.

제가 걸어왔던 간호사의 길 중에 임상간호사, 지역사회간호사, 지금의 공무원으로서의 간호사 중 제게 가장 잘 맞는 옷은 역시 보건진료소장이라는 옷이에요. 제 보건진료소를 한 번도 와보지 않은 사람은 있어도, 제 보건진료소를 한 번만 오는 사람은 없다고 저는 자신 있게 말할 수 있어요.

저는 젊은 사람이 떠난 농촌에, 글을 몰라서 우편물을 읽지 못하는 독거노인분들 곁에서 잔소리하고, 파스 붙여주고, 혈압과 혈당을 측정하며 비오는 날은 정성스레 부쳐주신 부침개 한 장에 무한 행복을 느끼는 그런 보건진료소장이라는 직업을 사랑합니다. 보건진료소 앞에 소장 차만 서 있어도 마음이 놓인다는 주민분들을 어찌 사랑하지 않을 수 있을까요.

인생은 계획대로 이루어지지만은 않더라구요. 하지만 짧은 인생을 돌아보면 만약 내가 간호학과를 졸업하고 바로 보건진료소에 오지 않아서 얼마나 다행인가 싶어요. 보건교사를 꿈꾸기도 하고, 싫었지만 임상에도 다녀와서 많은 것을 보고 배웠고, 계약직으로 경험했던 노인복지관의 7년도 모두 현재의 나를 더 풍부하게 해준 밑거름이라는 것을 지금은 확신하니까요. 글감은 어찌 보면 지금이 더 풍부할 수 있구요. 쉽게 포기하거나 단정짓지 마세요. 내가 그랬듯이 당신도 지금, 최선을 다하고 있다면 예상치 못한 곳에서 문은 열립니다.

마지막으로, 다른 사람을 돌보는 만큼 스스로를 많이 사랑하기를 바랍니다. 몸도 마음도 건강해야 누군가에게 좋은 에너지를 나누어 줄 수 있으니까요.

우리는 늘 누군가의 본이 되어야 해요. 내가 아프고, 내가 비만이고, 내가 흡연자면서 누구를 운동시키고, 금연하라고 할 수 있겠어요. 차가운 머리와 따뜻한 심장을 가진 멋진 간호사가 되길, 선배가 응원할게요!

지금의 저는 과거와 현재가 만나는 아름다운 낙안읍성이 있는 낙안면의 창녕보건진료소에 근무하고 있습니다. 며칠 전에 마을지도를 완성했어요. 새 발령지에서 소박한 행복과 보람을 찾고 있답니다.

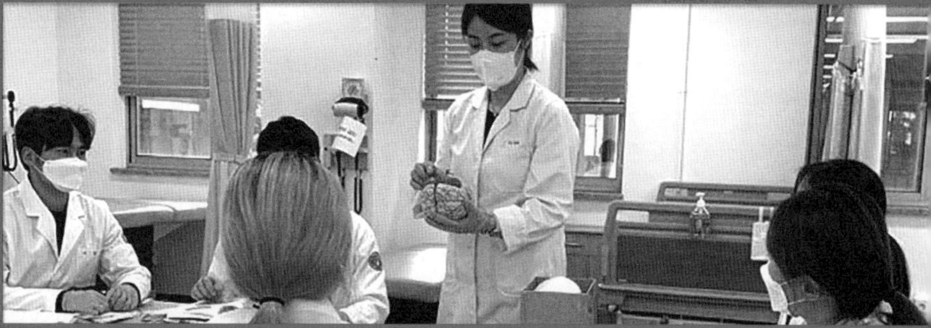

3장

교육

김혜진 : 서울금북초등학교 보건교사

김유정 : 경북대학교 간호대학 부교수

고정미 : 국제대학교 간호학과 학과장

1

보건교사,
나의 정체성을 찾아가는 길

서울금북초등학교 보건교사
김혜진

막연한 꿈, 그러나 조금은 다른 길을 가다

요즘 아이들은 학교에서 '꿈, 끼 페스티발', '진로 직업 체험활동' 등 초등학교에서부터 다양한 진로에 대해 알아보고, 내가 관심이 있는 직업이 무엇인지, 내가 잘할 수 있는 일이 무엇인지를 생각해보는 시간을 갖습니다. 그러나 내가 초중고를 다녔던 때는 사실 미래에 대한 구체적인 고민을 하고 학교를 다녔던 것 같지는 않아요. 그냥 공부가 재미있어서 했고, 좋은 성적을 받으면 좋은 대학에 갈 수 있다는 막연한 기대만 가지고 있었지, '내가 어떤 일을 하고 살면, 나의 심장을 뛰게 할 수 있을까?'

에 대한 진지한 고민은 하지 않았었던 것 같아요. 지금 생각해보면 그냥 막연히 나중에 교사가 되면 좋겠다는 생각을 했었어요. 교사라는 직업을 품고 고등학생이 된 나는 수학을 좋아하는 아이, 수학 문제를 남들보다 더 잘 푸는 아이였죠. 그래서 교사가 된다면 초등학교 교사나 중등학교 수학교사가 되겠다고 생각했습니다.

고등학교 3학년이던 1994년도는 바뀐 입시제도로 수학능력시험이 도입된 해였으며, 내가 대학에 입학한 1995학년도는 그 두 번째 해였는데, 대학도 가군, 나군, 다군으로 나눠 3곳을 지원할 수 있는 입시 형태였습니다. 그런데 평소 생각해왔던 교대나 사대는 모두 하나의 군에 모여 있어서 나머지 두 곳에 대한 고민이 생겼습니다. 정보도 없고, 생각도 안 해왔던 터라 남은 두 곳에 대한 선택은 고3 담임선생님과 상담하며 결정하게 됐습니다. 그때 담임선생님께서 추천해주신 진로가 간호학과였어요. 지금은 잘 기억이 안 나지만, 그 당시는 교사가 되는 것 말고 다음 선택으로 간호사가 되는 것도 나쁘지 않겠다는 생각이 들었습니다. 그러나 수능시험에서 생각한 것보다 점수를 많이 받지 못했던 나는 수능과 내신만으로 신입생을 선발하는 교대 입시에서는 불안했고, 대신 수능과 내신, 그리고 본고사를 봤던 간호학과 입시에서는 상대적으로 수능 점수의 비중이 낮아서 가능성이 높았어요. 예상했던 대로 교대 대신 간호학과에 합격을 했습니다. 사실 간호학과가 어떤 공부를 하고 간호사가 무슨 일을 하는지에 대한 정보는 거의 없던 상태였지만, 대학에 합격했다는 사실이 너무 기뻤고, 무엇보다도 서울대학교에 합격했다는 사실에 부모님께서 너무 행복해 하셨습니다. 나 또한 대학생이 된다는 사실 자체에 그냥 만족해하며 그렇게 간호학의 길에 들어서게 됐어요.

초등학교로 나간 실습에서 교사의 꿈에 한발 다가서다

대학에 합격했다는 사실에 마냥 기뻤던 나는 간호학이 어떤 학문이고, 추후 어떤 진로를 꿈꿀 수 있는지에 대한 고민은 하지 못한 채 대학생활을 시작했어요. 대학교 1학년은 주로 교양과목을 수강했기 때문에 그럭저럭 캠퍼스의 낭만을 즐기며 생활했습니다. 2학년 때부터 본격적으로 전공과목들을 배우기 시작했고, 간호학과에서 배우는 내용들은 나의 흥미를 끄는 내용도 있었고, 관심 밖의 분야도 있었어요. 지금 생각해보면 나에게 가장 즐거움을 주었던 시간은 ○○초등학교로 나간 보건교사 실습시간이었고, 그래서 지금 내가 이 길에 있는 듯합니다. 내가 대학을 다니던 때에는 대부분 간호학과에 입학하면 특별한 경우를 제외하고는 졸업과 동시에 병원에 취업을 했고, 선배들 또한 특별히 간호사 외의 다른 진로를 선택하는 경우가 흔하지 않아서, 나 또한 졸업과 동시에 간호사가 될 거라 믿었어요. 그런데 4학년이 되던 때에 우리나라에 IMF 외환위기가 터졌고, 갑작스럽게 병원에 취업하고 간호사가 된다는 당연한 공식이 깨지며 혼란이 찾아왔습니다. 내가 지금 배운 것으로 무엇을 할 수 있을까? 자신의 삶에 좀 더 적극적이던 친한 친구들은 간호사의 길을 접고 그들 나름의 새로운 길을 개척해 나갔지만, 자신이 없었던 나는 우선 간호사를 선택했습니다.

그 어렵다는 임용고시의 무게를 견뎌내다

IMF 외환위기로 '졸업=간호사'라는 공식이 깨졌고, 새로운 도전이 두려웠던 나는 우선 간호사의 삶을 살아보기로 결정했습니다. 간호사로서 나의 첫 시작은 ○○대학교병원 내과 중환자실이었어요. 중환자실은 삶과 죽음이 공존하는 공간이에요. 그러나 그곳은 '삶'보다는 '죽음'이 더 많은 부분을 차지합니다. 생사의 기로에서 누군가에게 삶을 선물해 줄 수 있을 때는 더 없이 만족스럽고 행복하지만, 그렇지 못했을 때는 조금 더 해주지 못한 것에 대한 아쉬움과 슬픔이 공존하는 삶이 중환자실 간호사로서의 삶이었어요. 그렇게 중환자실 간호사로서 살아가던 어느 날, 죽음이 무섭지도 슬프지도 않게 되고 그냥 무덤덤하게 무뎌져 있는 나를 발견하였습니다.

'내가 정말 이 곳에서 더 있을 수 있을까?' 문득 잊고 있었던 내 꿈이 떠올랐어요. 가족이나 친척 중에서 학교 선생님들이 많았던 우리 집에서는 쉽게 생각할 수 있었던 장래희망은 교사였습니다. 간호학을 전공한 내가 가지고 있는 자격으로 될 수 있는 교사는 '보건교사'였지만, 나의 학창시절 기억 속 보건교사는 그다지 내가 되고 싶은 롤 모델은 아니었습니다. 매일 기타 치면서 노래 부르고 놀았던 초등학교 담임선생님, 교실에서 멋지게 수학문제를 풀어내는 중학교 수학 선생님, 시를 읽고 분석하는 고등학교 국어 선생님. 나의 기억 속에 교사란 이런 모습이었기에 그저 작은 보건실에서 도대체 무슨 일을 하고 있는지도 알 수 없었던 보건교사를 꿈꾸는 게 과연 '내가 원하는 길이었나?'라는 고민이 있었지만, 내가 알지 못하는 그 무언가가 있을 것이라는 희망을 가지고 그 길을 꿈꾸어 보았습니다.

그렇게 1년 남짓한 간호사 생활을 접고 '보건교사 시험, 그까짓 것 뭐 어렵겠어?'하며 보건교사 임용시험을 우습게 보고 덤빈 첫 해에는 고배를 마셨어요. 임용시험은 말 그대로 '고시'였습니다. 쉽게 보고 건성으로

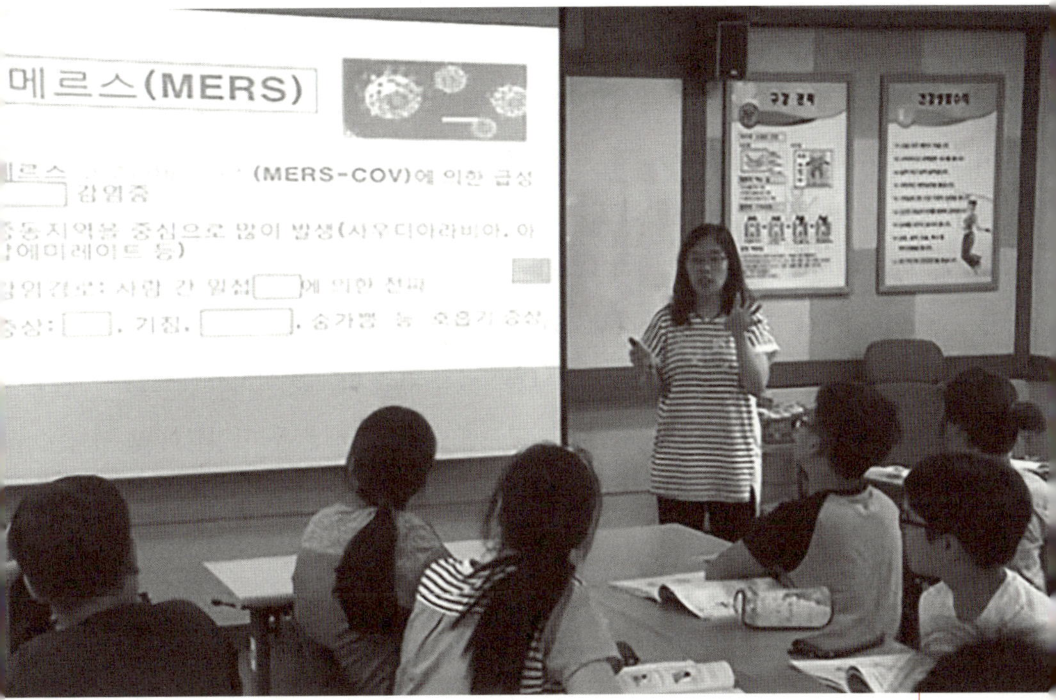

2015년 메르스 유행 시 보건교육을 하는 모습

2015년 메르스 유행 시 6학년 보건수업 시간에 감염병 예방 및 관리에 대한 수업을 하고 있다.

공부한 나는 시험장에서 텅 빈 종이를 제출하는 수모를 겪어야 했어요. '삶은 참 쉽지 않구나'를 뼈저리게 느끼며 재도전을 할 용기가 나지 않았는데, 자신감을 잃은 20대 중반의 나에게 이런 말을 해 준 친구가 있었습니다. "너 정말 교사가 되고 싶어 했잖아. 지금 포기하면 후회하지 않을 자신 있어?" 그 친구가 지금 나의 배우자입니다. 친구의 이 한마디는 나에게 다시금 도전해 볼 용기를 주었고, 그 뒤로 1년간 정말 그 어느 때보다도 열심히 공부를 했어요. 지금은 인터넷이 발달해서 온라인 강좌로 쉽게 강의를 듣고 공부할 수 있지만, 내가 임용시험을 준비하던 시절에는 노량진 고시학원에 직접 가지 않는 한, 최신 정보와 강의를 들을 기회는 전혀 없었습니다. 특히 교육학 강좌는 1,000명이 넘게 수용 가능한 강의실에서 진행됐고, 스타강사의 말 한마디 한마디를 놓치지 않기 위해 앞자리를 사수하는 것은 최대 난관이었습니다. 하지만 이러한 노력은 결코 배신하지 않았어요. 학원 모의고사에서 1등을 해본 후 자신감이 생겼고, 나는 그해 서울 중등임용시험에서 47대 1의 경쟁률을 뚫고 당당히 최종합격 11명 안에 들었습니다.

가슴이 뜨거운 보건교사로 살아가다

보건교사가 무슨 일을 할까? 솔직히 그 일을 하지 않는다면 모를만큼 정말 많은 일들을 하고 있습니다. 2007년 개정된 「학교보건법」에는 보건교육과 학생들의 건강관리를 담당하기 위해 학교에 보건교사를 두도록 하고 있고, 이에 따른 보건교사의 법적 직무는 학생보건교육과 학생건강관리입니다. 1년 동안 내가 하는 일들을 간단히 표로 정리해보았습니다.

보건교사의 법적 직무

구분	사업명	시기	내용
학생보건교육	5, 6학년 보건수업	연중	• 6학년 1학기 17시간, 5학년 2학기 17시간 - 질병예방과 건강관리(4시간) - 약물오남용, 흡연음주예방(4시간) - 성교육(4시간) - 심폐소생술 등 응급처치 교육(3시간) - 정신건강(2시간)
	흡연예방교육사업	연중	• 2020년 흡연예방교육사업 - 1~4학년 방송, 교실 수업(연간 2시간) - 5~6학년 보건수업 연계
	학생 성교육	연중	• 성희롱, 성폭력, 성매매 예방교육 - 교과와 연계한 담임교사 15시간 성교육으로 실시 • 5, 6학년은 보건수업 연계(4시간)
	아토피 천식 예방교육	연중	• 전교생 대상 예방 교육 실시
	기타 보건교육	수시	• 필요시 지역사회와 연계한 보건교육 실시
학생건강관리	보건실 운영	연중	• 응급처치 및 건강관리, 학생 및 교직원 건강상담 • 건강조사 및 건강관리 아동 관리
	감염병 예방 및 관리	연중	• 감염병 관리 계획 수립 및 감염병 예방 활동 • 예방접종관리(취학 전, 취학 후)
	학생 건강검사	연중	• 건강검진(1, 4학년), 구강검진(전학년) • 2, 3, 5, 6학년 별도검사(소변, 시력, 신체발달)
	학교건강증진사업	연중	• 서울시 아토피 천식 안심 인증학교 운영 • 2020학년도 흡연예방 교육 사업 운영 • 4학년 서울시 치과주치의 사업 운영 • 기타 지역사회 연계 활동 운영
기타	학부모 교육	연중	• 가정통신문, 보건소식지를 활용한 학부모 교육
	교직원 연수	연중	• 성희롱, 성폭력, 성매매 예방교육(각 1시간씩 3시간) • 심폐소생술 등 응급처치 교육(3시간 이상)

학교는 교육기관이기 때문에 학교에서 이루어지는 대부분의 일들이 교육을 통해 이루어집니다. 따라서 학교는 다양한 형태의 보건교육을 통한 건강관리를 실시하고 있어요. 보건교사가 학생에게 직접 실시하는 보

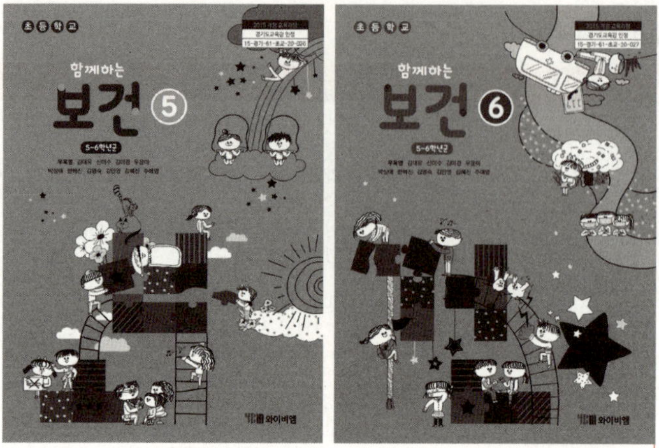

초등학교 보건수업 교과서(함께하는 보건 5, 6. YBM, 2020)

김혜진 보건교사는 함께하는 보건 5, 6 교과서의 저자로 현직 교사들이 교과서 제작에 참여하기도 하며, 학교에서는 2009년부터 보건교과서를 가지고 체계적인 보건교육을 하고 있다.

건교육, 외부강사를 통해 실시하는 보건교육 및 가정통신문 등을 활용하여 다양한 형태의 보건교육을 실시하고 있습니다. 보건교육은 일차보건의료에서도 예방활동을 위해 중요하게 사용되는 정책으로, 미국, 캐나다, 싱가포르, 호주, 스웨덴, 핀란드, 뉴질랜드, 일본, 중국 등 세계 각국이 건강증진을 위한 일차보건의료로서 학교에서 보건교육을 실시하도록 하고 있어요. 우리나라에서도 사회적 요구에 따라 보건교사 단체인 사단법인 보건교육포럼(보건교사협회)의 노력에 의해 2007년에 「학교보건법」이 개정되었고, 이후 학교에서는 교과서를 사용하여 최소 1개 학년 이상에서 17차시 이상의 체계적인 수업을 하도록 하고 있습니다.

제가 처음 보건교사가 되었을 당시(2000년대 초반)에도 보건교육은 보건교사의 업무 중 하나였어요. 그러나 정해진 보건교육 시간이 없다

보니 담임교사의 시간을 빌리거나, 관련 내용 동영상 등을 교실로 보내주고 보도록 하는 것 등의 형태로 형식적인 보건교육을 했습니다. 그러나 「학교보건법」의 개정으로 보건교육을 체계적으로 실시하도록 한 2009년부터는 1학기에는 6학년, 2학기에는 5학년 아이들과 만나 체계적인 보건수업을 하고 있습니다.

보건실은 교사와 의료인의 자격을 동시에 가진 보건교사가 근무하는 곳으로 학생의 보건교육과 건강관리를 위한 공간이며, 보건교사가 학생들을 직접 만나는 공간이기도 합니다. 우리 학교는 전교생이 800명 남짓한 학교로, 보건실 문턱은 닳아 없어진지 오래에요. 학교에 있으면 정말 많은 아이들이 보건실을 방문하죠. 기본적인 응급처치를 필요로 하는 아이는 물론 공부가 하기 싫은 아이, 친구와 싸워 속상한 아이, 학원 숙제가 어려워 풀어달라는 아이, 바지가 찢어져서 혼날까봐 고민인 아이, 그냥 온 아이, 학원(방과 후) 등에 가고 싶지 않은 아이, 부모와 관계가 좋지 않은 아이, 부모의 사랑이 부족한 아이 등 하루에도 100명이 넘는 아이들이 찾아와서 서로 자기만 봐달라고 아우성입니다. 아이들에게 보건실은 단순히 신체적 아픔에 대한 응급처치만을 받는 공간만이 아니라, 심리적 안정이나 치유를 희망하며 방문하는 공간이기도 해요. 아이들은 학교에 '위클래스'라는 상담실이 있는데도 유독 보건실을 찾습니다. 보건교사는 이런 아이들의 몸과 마음에 공감과 치유의 밴드를 붙여주며, 때론 지속적인 상담이 필요하다고 판단되는 아이들은 위클래스 상담사에게 의뢰하는 경우도 있습니다.

보건교사가 학생 건강관리를 위해 매일 하는 것이 보건실 운영이라면, 그 외에 연중 실시하는 업무로는 학생 건강검진, 감염병 예방 및 관리,

학생건강증진사업 등이 있습니다. 그러나 보건교사가 이 업무들만 하는 것은 아니에요. 학교의 사무분장은 학교장(관리자)의 의지에 따라 달라지기 때문에 보건교사에게 그 외의 일들을 하도록 하고 있는 학교들도 많이 있는 것이 현실이죠. 여기서 구체적으로 논하기 어려우므로 관련 논문 하나를 소개합니다. 관심이 있는 사람들은 꼭 읽어보았으면 합니다 [박상애(2016), 보건교사의 교권침해에 관한 사례연구-학교환경위생 관리자 업무 지정을 중심으로-경기대학교 교육대학원 석사학위 논문].

아이들과의 만남은 교사로서의 나의 정체성을 찾아가는 길이다

6학년 진희(가명)는 조용하고 차분한 모범생이었습니다. 수업시간에 이런 아이들만 있다면 정말 수업이 행복할 수 있을 정도로 훌륭한 아이였죠. 수줍음이 많던 진희는 보건실도 거의 오지 않은 아이였어요. 5학년 2학기, 주 1회(17차시) 보건수업에서 라포(rapport)를 형성한 아이는 분명 수업시간에 앞으로 나에게 일어날 생리현상인 월경에 대해 배웠습니다. 그러나 막상 6학년이 되고, 내 몸에서 피가 나니 당황하여 보건실에 와서 울먹였어요. 아이는 학교에서 초경을 시작했고, 너무도 당황스러워했기에, 생리대를 주고 화장실에 가서 뒷수습을 하도록 도움을 주었습니다. 그러나 아이는 그것조차 못하고 울고만 있었고, 나는 아이의 양해를 구하고 직접 생리대를 뜯어서 팬티에 붙여주고 사용하는 방법을 알려주었어요. 다음 날 아이는 조용히 보건실로 들어와 손질된 과일이 담긴 작은 통을 두고 갔고, 거기에는 엄마의 편지가 들어 있었습니다. "엄마의 마음으로 저희 아이에게 도움을 주셔서 정말 감사드립니다. 아이도 선생님께서 도와주셔서 너무 감사하다고 하네요." 이 아이의 사례를 통해 체계적인 보건수업을 통해 아이와 형성된 라포의 중요성을 실감했습니다.

4학년 민(가명)이는 조손 가정의 아이로 손이 많이 가는 아이였어요. 한 번은 민이가 교실에서 넘어져 머리에 2cm 가량 열상이 생겼고, 꿰매야 할 정도로 깊어서 응급처치를 한 후 할머니를 기다렸습니다. 이내 달려오신 할머니께서는 민이를 데리고 가며 연신 감사하다고 허리 숙여 인사하셨어요. 그렇게 민이와의 인연이 시작되었습니다.

5학년 때부터 보건수업을 하며 보건실이 아닌 교실에서 다시 만나게 된 민이는 보건실에서와는 또 다른 모습이었습니다. 교실에서 수업을 하다 보면 흔히 '범생'이라고 하는 아이들은 스스로 알아서 잘 하기 때문에 교사의 손길이 필요하지 않아요. 그러나 소극적이거나 조금 부족하거나 늦는 아이들은 교사로부터 인정이나 칭찬에 목말라 있죠. 그래서 이 아이들에게는 작은 칭찬이라도 큰 의미로 다가옵니다. 민이를 부르는 나의 호칭은 다양했어요. 멋진 민이, 착실한 민이, 훌륭한 민이…. 나의 바람을 담아 민이를 불러줬고, 그렇게 아이는 조금씩 변해가고 있었습니다. 6학년이 된 민이는 이제 막 사춘기에 접어들었는데, 4월이 돼서 졸업여행을 앞두고 민이가 보건실을 찾아왔어요. 다친 손가락을 치료하며, "민아, 너 할머니가 얼마나 고생하시며 너 키워주시는 지 알지? 제주도 가서 다른 사람 것은 몰라도 할머니 선물은 꼭 사와야 한다. 선생님하고 손가락 걸고 가." 민이는 그러겠다고 약속했고, 2박 3일 수학여행을 다녀와서는 보건실에 들렀습니다. 휴지로 둘둘 말린 무언가를 툭 내밀며 "이거 샘꺼에요."라고 했어요. 휴지 안에는 돌하르방이 들어 있었습니다. "선생님이랑 할머니 선물 사오기로 약속했잖아. 이거 할머니 가져다 드려."하고 다시 돌려주니, "샘, 할머니도 드렸어요. '1+1'이라서 이건 샘께에요. 감사합니다." 하고는 두고 갔어요. 민이가 준 돌하르방은 지금도 보건실 컴퓨터 앞에 놓여 있습니다. 이렇게 교사의 작은 관심이 아이들에게는 큰 사랑이구나라는 것을 다시 한번 느꼈습니다.

현민(가명)이는 2월에 졸업한 제자입니다. 학교 근처에 살고 있다 보니 재학생들과 졸업생들을 만나는 일은 자주 있는 일이에요. 그 날은 2월 봄방학 기간이었고, 인근 식당에서 선생님들과 식사를 하며 담소를 나누고 있었어요. "삐리리리 삐리리리" SNS 메신저를 확인해보니 발신자가 태현(가명)이로 떴습니다. 태현이 또한 6학년 때 요주의 인물이었기 때문에 이 울림 소리가 왠지 받아야 할 것만 같은 이상한 기분이 들게 했어요. "선생님, 저 태현인데요. 현민이가 그네에서 떨어졌는데 팔을 못 움직여요." 학교 다닐 때에도 아이들은 정말 별거 아닌 일에 죽을 듯이 아프다고 소리치지만, 결국 그 순간의 통증을 지나고 보면 나아지기에 일단 이렇게 말했습니다. "뭐야~ 장난하지 말고 일단 쉬면서 상태를 지켜봐." "네~" 그런데 태현이의 전화를 끊고 뭔지 모를 찜찜함이 가시질 않았어요. 불안한 느낌… 이 아이들이 지금 졸업한 마당에 나에게 전화를 했다는 건 누군가의 도움이 필요한 상황인데, 그래도 믿을 만한 어른이라고 생각해서 전화한 거라면 빨리 아이들에게 가봐야겠다는 생각이 들었어요.

모임에 양해를 구하고, 사고 장소인 집 근처 놀이터로 차를 몰아 도착했더니, 민이가 한쪽 팔을 부여잡고 있었고, 많이 아파하고 있었습니다. 순간 '아~ 상완골 골절이구나.'라고 직감했어요. 아이를 인근 정형외과로 데려갔고, 엑스레이상 누가 봐도 완전 골절이었죠. 의사는 수술을 해야 할 거라며 소견서를 써줬고, 담임이었던 교사에게 연락하여 학부모

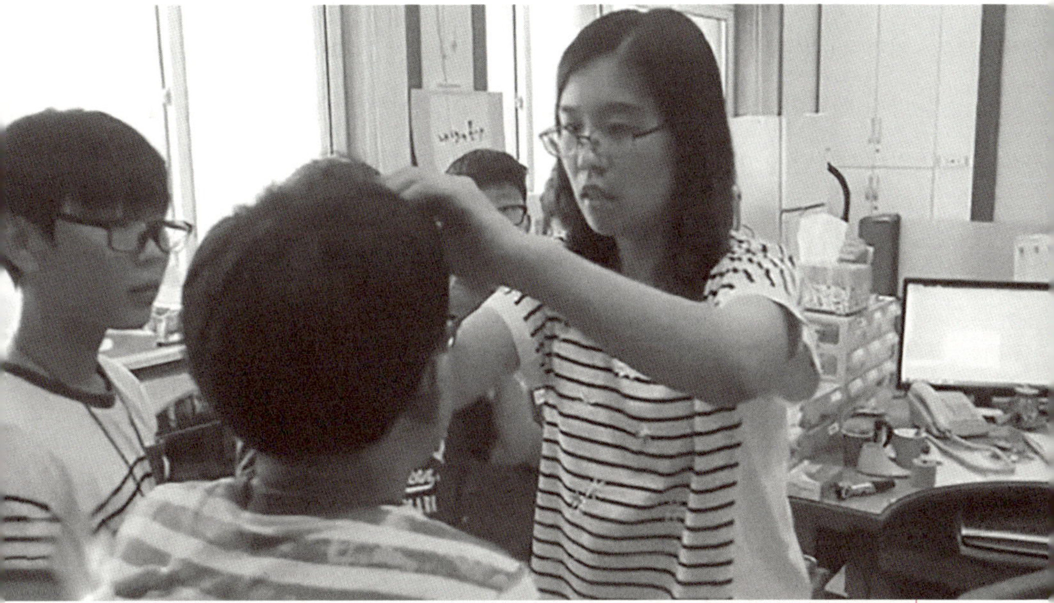

보건실에서 활동하는 모습

님께서 오실 수 있도록 조치를 취했습니다. 사정을 들어보니 놀이를 하는 과정에서 한 친구가 발목을 잡았고 팔 쪽으로 떨어지며 골절이 된 것이었죠. 이 아이들이 졸업생이 아니었다면 학교폭력이나 이로 인한 보상 등 복잡한 문제가 발생할 수 있는 상황이었어요. 그러나 아이들은 졸업생이라 내가 뭘 하기에도 애매했고, 주눅 들어있는 태현이에게 내가 해줄 수 있는 건 이 말밖에 없었습니다. "이건 놀이 중에 일어난 사고다. 하지만 너의 잘못도 있으니 현민이에게 진심으로 사과해주면 좋겠구나." 다친 현민이도 걱정되었지만, 학교에서도 칭찬보다는 혼나는 일이 더 비일비재했던 아이인 태현이가 이 상황에서 또 마음이 다칠까 걱정이 되었어요. 아이들은 6년을 같은 학교에 다니며 지냈던 터라 금세 사과하며 화해했고, 어른들도 잘 뒷수습을 해주었습니다. 이 사건으로 현민이는 철심을 박는 수술을 받았고 입원치료를 하느라, 중학교 입학식은 가지 못하게 됐다고 합니다. 그해 5월 스승의 날, 그날 함께 놀던 아이들과 현민이는 학교로 찾아와 "선생님, 감사합니다."라고 인사를 했습니다. 개구쟁이 아이들은 참 어디로 튈지 몰라요. 아이들을 보며 그날 내게 도움을 요청했던 아이들에게 빠르게 도움을 줄 수 있었던 게 참 다행이었다는 생각을 해 보았습니다.

보건교사를 꿈꾸는 후배들에게

'누울 자리를 보고 발을 뻗는다'는 말이 있죠. 지금 우리 아이들에게는 누울 자리가 없어요. 그나마 누울 장소로 찾는 곳이 보건실이고, 그곳에 있는 보건선생님은 왠지 모든 걸 다 들어 줄 거라고 생각하고 물밀듯이 들어옵니다. 때로는 스토커(?)처럼 달라붙어 사랑을 갈구하는 아이들도 있고, 생각지 못한 업무가 나를 괴롭히기도 해요. 그러나 나는 이 길을 가는 것이 설레요. 나는 보건실에서 또 교실에서 아이들을 만나는 것이 행복하고 즐겁습니다.

얼마 전, 한 선생님께서 이런 말씀을 하셨어요. "아이들이 교실 문을 열고 들어오는 게 난 참 행복해. 만약 그게 귀찮고 싫어진다면, 그만둬야지. 그땐 아무 미련없이 여길 떠나야 해. 서로를 위해서."

보건교사를 꿈꾸는 이들에게 꼭 해주고 싶은 말이 있습니다. 보건실 문을 열고 물밀듯이 들어오는 아이들을 상상해보세요. 나는 그 아이들을 만나고 그들과 함께 생활하며 그들에게 교사로서 무엇인가 해주는 것이 즐겁고 행복할까? 보건수업을 하러 교실 문을 열고 들어가는 내 모습이 즐겁고 행복할까? 그렇다면 그 꿈을 꾸어보길 바래요.

하루에도 100명이 넘는 아이들이 다양한 사연으로 나를 찾아오고, 이 아이들과 마주하며 보건수업과 학생건강관리를 하는 나는 지금도 아이들을 만나고 이들과 함께 하는 시간이 참으로 행복하고 즐겁습니다.

2

살아있는 교육자, 연구자를 꿈꾸는 현장

경북대학교 간호대학 부교수

김유정

우연처럼 운명처럼 다가온 간호학

돌이켜보면 내가 간호학의 길을 걷게 된 것은 참 운명적이었던 것 같아요. 중고등학교 시절에 희망 전공이나 직업에 간호학을 적어본 적도 없고, 생각해본 적도 없는 내가 이토록 오랫동안 행복하게 간호학을 하고 있을 줄은 누구도 몰랐을 거예요. 나의 고등학교 시절은 특별히 하고 싶은 일도 없고 되고 싶은 꿈도 없어서 공부가 손에 잘 잡히지 않았던 시기였습니다. 적성검사나 직업체험의 기회는 있었지만, 나에게 큰 가이드가 되진 못했고, 뚜렷한 목표가 없었기에 공부를 해도 능률이 잘 오르지 않았고 성적도 제자리걸음이었어요. 부모님도 더 이상은 지켜보기 힘드셨는지, 고3이 되기 직전 겨울방학 때 가보고 싶은 대학교가 있으면 우리 가족끼리 캠퍼스 투어를 해보자고 하셨죠. 차멀미가 심한 나 때문에 온 가족이 비행기를 타고 서울로 와서 1박 2일 동안 몇몇 학교를 둘러보았어요. 학교마다 상징이 되는 동상에서 인증사진을 찍고, 대학생들이 가는 식당이나 도서관을 둘러보면서, 이곳에서 멋진 캠퍼스 생활을 해보고 싶다는 막연한 동경이 마음속에 피어오른 학교가 있었습니다. 지금 당장 하고 싶은 전공이 없더라도 진학하고 싶은 대학교가 생기니 불안감이 훨씬 덜하게 되었어요.

그렇게 일 년을 가까스로 버티며 드디어 수능 시험일이 되었는데, 그 날따라 알레르기 비염 증상이 너무 심해져서 약을 먹고 시험을 보게 되었어요. 결과는 모의고사보다 몇십 점이 하락한 점수를 받게 되었죠. 일주일 정도를 울고불고 하면서 재수를 할지 고민하느라 수능 다음 진행되는 논술시험 준비를 못 하고 있었는데, 고3 담임선생님께서 나의 성향과 간호학이 매우 잘 맞을 것 같다는 얘기를 갑자기 꺼내시더니, 그렇게 생각한 이유에 대해 한참을 얘기해주셨습니다. 부모님도 선생님께 연락을 받으셨는지 그 날 이후 간호학과에 진학했으면 좋겠다고 하시면서, 입학해보고 너랑 맞지 않는 것 같다면 하지 않아도 된다며 일단 긍정적으로 생각해보라고 하셨습니다. 그때도 여전히 가고 싶은 학과는 없었기에 일단 가보고 아니면 다시 돌아오자는 마음으로 논술시험을 보고 원하던 학교의 간호학과에 최종 합격하게 되었어요.

합격 소식을 들은 다음날부터 합격의 기쁨 대신, 내가 간호학 공부를 겁내지 않고 해낼 수 있을까 하는 걱정과 두려움이 생기기 시작했습니다. 나의 전공 탐색은 사실상 그때가 시작이었습니다. 입학 전 2월 한 달간 간호학과 관련된 책들을 읽었고, 간호학과에 진학한 선배들이 쓴 후기담도 찾아서 읽어 보면서 간호학에 대해 어렴풋하게나마 알게 되었으며, 전공에 대한 애정도 슬며시 생겨나기 시작했습니다. 또한 같은 반 친구들이 간호학과에 가면 주사며, 해부며, 무서운 것들을 잘 참아야 된다고 날 걱정하기에 친구와 극장에 가서 유혈이 낭자하는 무섭고 잔인한 〈뱀파이어와의 인터뷰〉라는 영화를 눈물을 꾹 참으며 보았습니다(그러다 결국에는 중간에 무서워서 뛰쳐나오기는 했지만 말이죠). 그리고 나름대로는 전보다는 훨씬 더 담대해졌고, 간호학이 설마 저 정도로 무섭진 않을 거라고 스스로를 위안하며 드디어 간호학과에 입학하게 되었습니다.

내 마음에 간호의 열정과 사명감이 점화된 순간

그토록 꿈꿨던 캠퍼스의 3월은 예상과 달리 한겨울이 무색할 정도로 추웠고 황량하였어요. 간호학과 1학년은 대부분 교양과목을 이수해야 하므로 간호학에 대한 관심과 지식이 더 깊어질 기회가 사실상 없었습니다. 입학해서 간호학을 공부하면서 진지하게 진로를 고심해보기로 했었는데, 간호학 전공과목을 들을 기회가 없으니 난감할 뿐이었죠. 해보지도 않고 돌아서는 건 아니다 싶었고, 대학생활의 꽃은 1학년이라는데 뭘 하면 재미있을지 고심하다가 간호학과 선배가 추천한 대학본부 소속의 동아리에 가입하게 되었습니다. 그 동아리는 민요 동아리였는데, 방학 때는 장산도 무형문화재 장인을 찾아가 합숙을 하면서 민요를 배울 정도로 공부 말고 뭔가를 그렇게 치열하게 해 본 적은 처음이었던 것 같습니다.

또한 그때 동아리 동기들도 모두 하나같이 자기 전공에서 뭘 배우는지, 뭘 하는지도 잘 몰라서 서로 놀리곤 했었는데, 그 친구들 덕분에 꽃 같은 1학년을 방황하지 않고 즐겁게 보낼 수 있었어요.

2학년이 되면서 대학 부속병원이 있는 캠퍼스로 이동해서 전공기초 수업을 받게 되었습니다. 한때 의대나 약대도 진로로 생각했었는데, 병리학과 약리학은 참 지루하기만 했어요. 간호학에 대한 고민이 다시 시작된 그 무렵, 2학년 과정 중 일주일간 병원 참관 실습을 나가게 되었어요. 그날이 간호학에 대한 나의 고민과 우려가 모두 사라지게 된 날이었죠. 의사의 처방대로만 하는 게 간호사 업무의 대부분인줄로만 알고 있었던 나의 고정관념이 모두 바뀌게 되었습니다. 학생간호사인 나를 일주일간 지도해준 담당 간호사님은 환자분들이 뭘 물어봐도 설명을 똑 부러지게 해주셨고, 당시 아무것도 모르는 내가 들어도 이해가 될 정도로 환자분들 눈높이에 맞게 설명을 해주셨어요. 환자분들에게 주로 투약되는 약물, 검사, 진단명 관련 병태생리, 기본간호술 등에 대해 나에게도 틈틈이 설명해주셨는데, 방대한 전공기초 과목과 간호학 전공교과목들을 왜 그렇게 열심히 공부해야 하는지 온전히 이해히는 계기가 되었고, 나도 프로페셔널한 간호사가 되고 싶다는 생각을 처음으로 하게 되었습니다.

그 실습 이후 과제나 시험이 없어도 꾸준히 강의에서 배운 부분들을 복습하고, 기초를 탄탄하게 쌓았어요. 3~4학년 때는 교과목 절반 이상이 임상실습으로 이루어졌는데, 새로운 과목의 임상실습에 들어가기 전에는 강의실에서 배웠던 관련 내용을 다시 리뷰해보고, 실습지침서도 미리 한번 훑어보면서 모르는 용어나 질환명들을 대략적으로 찾아보고 적어놓았습니다. 임상실습은 늘 긴장되고 떨리는 순간이었지만, 미리 준비

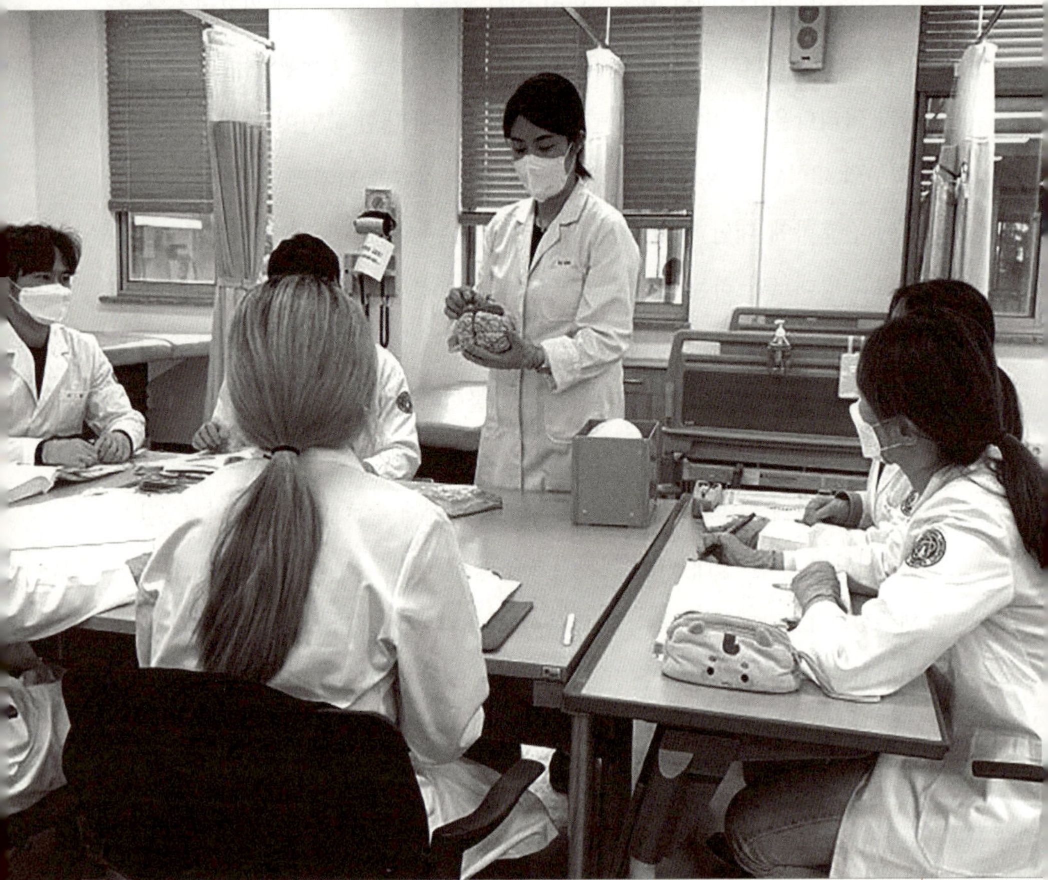

기본간호학 실습 중

한 덕분에 환자분들에게 다가갈 수 있는 용기도 생겼어요. 수간호사님과 교수님이 묻는 질문에도 자신 있게 말할 수 있는 경험이 차곡차곡 쌓이게 되었고, 한 번씩 칭찬받을 때면 더욱 신나서 공부하는 계기가 되었죠. 공부하는 재미를 대학 와서 처음 알게 되었고, 학점도 2학년 2학기 때부터 급상승하여 3, 4학년 때는 전 과목 A학점을 받고 전액 장학금까지 받는 학생이 되었습니다. 그때 공부한 교과서와 노트는 20년이 지난 지금도 서재에 고이 보관되어 있을 정도로 나에겐 소중한 보물이 되었어요.

간호사라는 긴 오르막길에서 얻은 막강한 지원군들

대학 졸업 후, 외환금융위기(IMF)의 여파로 대학병원 간호사 채용에 합격한 후에도 12개월을 대기해야 했습니다. 기약 없는 발령대기 상태라서 일단 고향으로 와서 간호학과 졸업생이 할 만한 일들을 찾아보았어요. 당시 방문간호사업이 시작되어 계약직 간호사를 2개월간 한시적으로 채용한다는 소식을 어머니 지인의 소개로 알게 되었어요. 기간이 길지도 않고, 돈도 벌면서 지역사회에서 방문간호는 어떻게 하는지 알고 싶어 겁 없이 시작하게 되었죠. 아니나 다를까 대부분의 지원자가 막 졸업한 간호학과 졸업생들이었고, 나를 포함한 3명의 풋내기 간호사가 한 조가 되어 한 개 동네를 맡아 방문간호를 시작하였습니다. 때로는 신장투석을 하거나 만성질환으로 오래 투병하신 분들이 계셔서 우리보다 전문 지식이 더 많으신 분들도 계셨습니다. 우리는 망신당하지 않도록 방문 전에 다시 교과서를 펼치며 공부하고 그곳에 계신 분들이 궁금해 하시는 부분에 대해 알려드렸죠. 쉽게 할 수 있는 일이라고 듣고 시작한 일이었는데, 다양한 질환을 가진 분들을 주기적으로 계속 만나다 보니, 관련 지식과 기술이 없이는 방문간호가 아무런 의미가 없다는 것을 뼈저리게 깨닫게 되었습니다.

그 후 보건관련 비정부기구(NGO)에서 간사로 6개월간 일하다가 졸업한지 1년 만에 합격한 대학병원에서 발령 통지를 받았습니다. 실습했을 때 가장 인상 깊었던 중환자실을 1지망으로 지원했는데, 그 이유는 중증환자를 온전히 간호하기 위해 숙련되고 전문적인 지식과 기술이 필요한 부서라서 너무 매력적으로 다가왔기 때문입니다. 발령 부서는 중환자실 근무 지원을 반영하여 소아중환자실(PICU)로 발령을 받게 되었어요. 입사 첫날, 소아중환자실 발령을 받은 또 다른 신규간호사와 나는 중환자실을 방문하여 수간호사님께 간단한 오리엔테이션을 받았습니다. 나는 그날의 충격을 지금도 잊을 수가 없어요. 수간호사님께서는 단도직입적으로 말하겠다며, 우리가 여기 발령받기 전에 4명의 신규간호사가 교육 중간에 못하겠다며 사직했다고 말씀해주셨습니다. 신규를 교육하는 프리셉터 간호사님들도 신규간호사들의 사직으로 모두 지친 상태라고 하시면서, 해낼 자신이 없으면 여러 사람 고생시키지 말고 지금 그만두라고 하셨어요. 환영인사까지는 기대도 안했는데, 입사 첫날 너무 가혹한 말씀이 아닌가 싶었죠. 혹시 농담을 시니컬하게 하시는 분인가 싶었는데, 눈빛이 예사롭지 않았습니다. 일 년을 넘게 기다렸는데 첫날 사직할 수는 없으니, 나와 동기 간호사는 둘 다 상황 파악이 되기도 전에 잘 해내겠다고 다짐을 해버렸습니다.

그 뒤 약 3개월 동안은 그날 일을 땅을 치며 후회할 정도로 힘든 나날의 연속이었습니다. 소아중환자실은 모든 소아중증질환을 치료하는 곳이었고, 소아청소년과만 해도 호흡기, 내분비, 순환기, 신경계, 신장 등 세부 전공으로 모두 나뉘어져 있어 너무나 다양한 질환의 환아들이 치료를 받고 있었는데, 중환자실 간호사가 알아야 할 질환, 수술, 약물 등이 너무나 방대했습니다. 또한 매일 2~3명의 환아가 흉부외과에서 선천성 심장질환으로 수술을 받고 소아중환자실로 입실하였는데, 내가 수술 직후 환자를 받게 되는 날에는 이러다 내 심장이 터지는 건 아닌가 할 정도로 긴장의 연속이었어요. 아주 작은 용량의 투약이나 처치에도 민감하게 반응하는 환자 상태를 보면서 생명을 살리는 간호사가 되기 위해서는 더 많이 알아야 하고, 섬세하게 간호하는 기술이 필요함을 알게 되었죠. 또한 중환자실에 혼자 남겨져 생사의 기로에 있는 아이를 둔 부모에게 어떤 말을 어떻게 해야 할지에 대해서도 담당간호사로서 많은 고민과 경험이 필요함을 알게 되었습니다. 간호사로서 나의 롤 모델이 된 몇 분의 간호사님들이 환자를 간호하는 모습을 유심히 보고 열심히 공부하면서 나도 점점 성장하였고, 어느새 나도 신규간호사를 교육하는 프리셉터 간호사가 되었습니다. 이후 수간호사님도 어쩌다 한 번씩 학구적인 내 모습을 보시고는 대학원 진학을 추천하셨고, 학업과 직장업무를 병행하느라 바쁜 간호사 생활을 보냈습니다.

중환자실 간호사로 근무한지 만 5년이 지날 무렵, 의료질향상(QI) 팀으로 이동하게 되었습니다. 3교대 근무를 안 해도 되는 상근직이라 좋았던 반면, 병원 전체의 의료의 질 관리를 담당하는 부서라서 해결해야 하는 일도 많고, 의료기관인증평가를 담당하고 있어서 실사 평가를 준비하는 연도에는 늘상 새벽에 퇴근하기가 일쑤였죠. 병원 곳곳의 부서들과 개선할 부분을 상의하고, 해결점을 찾는 과정도 결코 쉽지 않았습니다. 고인 물은 썩기 십상임을 알지만, 기존에 해왔던 방식을 버리고 혁신을 하기 위해서는 구성원의 설득, 시행착오, 시스템의 재정립, 평가 등 힘든 시간과 과정이 필요했습니다. 의료질향상 팀에서는 환자들에게 더욱 높은 수준의 의료를 제공하기 위해서 병원의 각 진료과와 부서들이 혁신을 시행할 수 있도록 근거를 수집하여 설득하고, 개선과 관련된 지원과 모니터링을 하는 업무를 하였죠. 이 부서에서 팀원으로 5년, 승진하여 파트장으로 5년을 근무했어요. 총 10년의 시간을 의료질향상 팀에서 근무하면서 수많은 병원 구성원들을 만났고, 언제나 전폭적인 지지와 신뢰를 보내는 든든한 지원군들도 많이 생겼어요. 10년간 쌓은 이 분야의 지식과 경험만큼 든든한 인적 네트워크는 병원을 퇴사한 지금까지 내게 소중하고 든든한 밑천이 되고 있습니다.

의료질향상 팀에서 근무하면서 전 부서 직원들을 대상으로 교육하고 강의하는 일이 자주 있었습니다. 추가적으로 업무 외에 해야 하는 개선사항들을 교육하는 것이므로 잘 설명하지 않으면 설득하기가 어려웠고, 시행하기가 더욱 어려워지기 십상이었어요. 그때부터 효과적인 프레젠테이션 방법 등에 대해 고민하기 시작했고, 관련 서적도 수십 권 읽으면서 내용의 요지를 잘 전달하고, 이해시키는 방법에 대해 공부하였습니다. 그러면서 교육에 대한 관심과 자신감이 높아졌고, 대학교에서 간호학을 가르치는 것에 대해 고민하기 시작하였어요. 하지만 나를 이만큼 성장시켜준 병원에 대한 로열티도 높았고, 나이가 마흔이 되어서 새로운 일을 시작하는 것에 대해 결정하기가 쉽지 않았습니다. 그런데 모든 걸 결정하게 된 이유는 이 나이에 정말 좋아하는 일이 생겼다는 것이었죠. 그것을 할 수 있다면 긴 인생인데 모험 한번 해보기로 마음먹고 대학 교수로 자리를 옮기게 되었습니다.

살아있는 교육자, 연구자를 꿈꾸며

저는 현재 경북대학교 간호대학 교수로 재직하고 있습니다. 일주일에 9~12시간은 학부생과 대학원생을 대상으로 강의와 실습지도를 하고, 강의시간의 약 2~3배 가량의 시간은 강의 준비를 하며, 그 외 시간에는 연구를 하죠. 교수는 강의실에 들어가 학생들에게 강의하기 전까지 많은 시간과 노력을 할애합니다. 강의 준비를 제대로 하지 않는 교수는 학생들이 누구보다 잘 알고 있습니다. 단지 교수 앞에서 얘기하지 않을 뿐이죠. 저는 학생들이 잘 이해할 수 있고, 교과목을 좋아하도록 가르치는 것이 목표입니다. 간호학은 전공교과목도 많고, 의학용어와 병태생리 및 질환 등 암기해야 할 분량도 엄청나요. 따라서 내가 학부 1, 2학년 때 그랬던 것처럼 흥미는 없고 부담만 가득한 전공과목이 되기 십상이에요. 1, 2학년 학생들은 임상실습 전인데다 큰 병원을 한 번도 가본 적 없는 학생들도 많고, 병원에서 봉사활동을 한 학생들도 간호업무를 간접적으로라도 경험한 적이 거의 없어요. 이런 학생들에게 간호란 무엇인지, 이 과목의 지식이 임상 현장에서의 간호와 어떻게 연계되는지에 대해 자세히 이해가 되도록 알려주어야만, 왜 이 공부를 해야 하는지에 대해 학생들이 더 이상 고민하지 않게 됩니다. 그것이 교과목의 첫 단추를 제대로 끼우는 일이라 생각해요.

그 다음엔 지식에 생명력을 불어 넣는 일을 하죠. 교수가 지식만 나열할 거면 사실 학생은 교과서만 봐도 된다고 생각합니다. 나는 응용학문인 간호학을 학생들이 생동감 있게 학습하길 원해요. 그래서 임상 현장의 사례들을 많이 소개하는 편입니다. 15년간의 간호사 경력은 이때 빛을 발하죠. 병원에서 간호사로 근무하면서 내가 경험한 것들을 사례로 이야기하면 학생들의 초점이 강의에 더욱 집중되면서 재미있고 신기하다는 눈빛을 보냅니다. 그렇게 눈빛을 주고받는 강의를 하고 강의실을 나와야 내 마음이 흡족해집니다. 교수할 거였으면 뭐하러 그 전에 간호사를 그렇게 오래했는지 묻는 사람들이 제법 있어요. 전국에 있는 간호학과에서 5년마다 받는 간호교육인증평가에서 간호학과 교수의 자격 기준은 박사학위와 간호사 경력이 2년 이상이면 되기 때문입니다. 그런 기준으로만 생각하면 15년이라는 시간은 덧없는 시간일지 모르겠으나, 지금 간호학과 교수를 하고 있는 나에게는 '그 시간이 없었다면 나는 지금 학생들에게 무엇을 어떻게 가르치고 있을까'하는 생각이 들면서 순간 아찔해지기도 합니다.

간호학과 교수들은 방학 때면 병원으로 임상연수를 가거나, 해외 학회에 참석하여 급속도로 변화하는 간호현장에 대한 지식과 기술들을 업데이트해요. 진득하게 하루 종일 앉아서 학생 교육에 시간을 할애하고, 또 연구를 해야 하는 지루한 직업이며, 공부가 세상 무엇보다 싫은 사람은 하기 어려운 직업이 교수입니다. 하지만 본인이 좋아하는 분야의 공부는 충분히 그렇게 할 수 있어요. 나는 내가 하는 공부의 흥미를 잃지 않기 위해 학생들과 학교에서 교육이라는 과정을 통해 그런 부분들을 교감하며, 연구로 이어나가고자 노력하고 있습니다.

교수의 또 다른 중요한 업무는 연구인데, 나의 주요 연구 분야는 환자안전(Patient safety)입니다. 병원 의료질향상 팀에서 근무할 때 지속적으로 해결해야 할 문제가 생기는 빙산의 일각 같은 업무가 환자안전이었고, 팀원들이 가장 힘들어하는 업무 중 하나였어요. 담당 팀원이 해결하기 어려운 문제는 파트장에게 보고하는데, 나 또한 해결하기가 쉽지 않았죠.

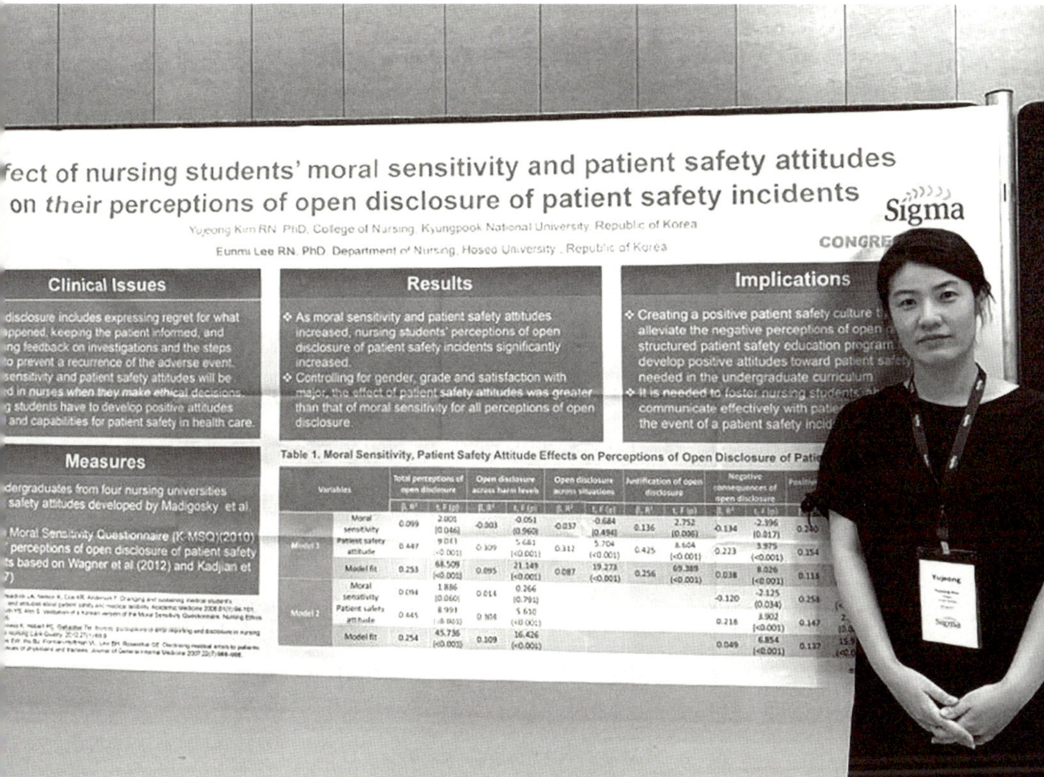
fect of nursing students' moral sensitivity and patient safety attitudes
on their perceptions of open disclosure of patient safety incidents
Yujeong Kim RN. PhD. College of Nursing. Kyungpook National University. Republic of Korea
Eunmi Lee RN. PhD. Department of Nursing, Hoseo University . Republic of Korea
Sigma
CONGRE
Clinical Issues
Results
❖ As moral sensitivity and patient safety attitudes increased, nursing students' perceptions of open disclosure of patient safety incidents significantly increased.
❖ Controlling for gender, grade and satisfaction with major, the effect of patient safety attitudes was greater than that of moral sensitivity for all perceptions of open disclosure.
Implications
Measures
Table 1. Moral Sensitivity, Patient Safety Attitude Effects on Perceptions of Open Disclosure of Pati

학술대회 포스터 발표

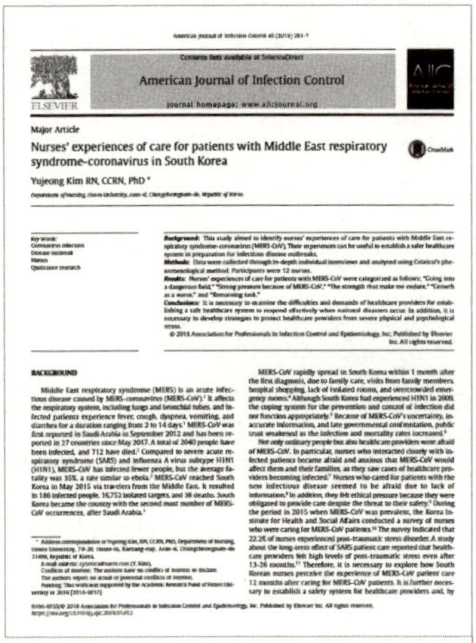

American Journal of Infection Control

journal homepage: www.ajicjournal.org

Major Article

Nurses' experiences of care for patients with Middle East respiratory syndrome-coronavirus in South Korea

Yujeong Kim RN, CCRN, PhD *

Key Words:
Coronavirus infection
Disease outbreak
Nurses
Qualitative research

Background: This study aimed to identify nurses' experiences of care for patients with Middle East respiratory syndrome-coronavirus (MERS-CoV). Their experiences can be useful to establish a safer healthcare system in preparation for infectious disease outbreaks.
Methods: Data were collected through in-depth individual interviews and analyzed using Colaizzi's phenomenological method. Participants were 12 nurses.
Results: Nurses' experiences of care for patients with MERS-CoV were categorized as follows: "Going into a dangerous field," "Strong pressure because of MERS-CoV," "The strength that make me endure," "Growth as a nurse," and "Remaining task."
Conclusions: It is necessary to examine the difficulties and demands of healthcare providers for establishing a safe healthcare system to respond effectively when national disasters occur. In addition, it is necessary to develop strategies to protect healthcare providers from severe physical and psychological stress.

© 2018 Association for Professionals in Infection Control and Epidemiology, Inc. Published by Elsevier Inc. All rights reserved.

BACKGROUND

Middle East respiratory syndrome (MERS) is an acute infectious disease caused by MERS-coronavirus (MERS-CoV).[1] It affects the respiratory system, including lungs and bronchial tubes, and infected patients experience fever, cough, dyspnea, vomiting, and diarrhea for a duration ranging from 2 to 14 days.[1] MERS-CoV was first reported in Saudi Arabia in September 2012 and has been reported in 27 countries since May 2017. A total of 2040 people have been infected, and 712 have died.[2] Compared to severe acute respiratory syndrome (SARS) and influenza A virus subtype H1N1 (H1N1), MERS-CoV has infected fewer people, but the average fatality was 35%, a rate similar to ebola.[2] MERS-CoV reached South Korea in May 2015 via travelers from the Middle East. It resulted in 186 infected people, 16,752 isolated targets, and 38 deaths. South Korea became the country with the second most number of MERS-CoV occurrences, after Saudi Arabia.[3]

MERS-CoV rapidly spread in South Korea within 1 month after the first diagnosis, due to family care, visits from family members, hospital shopping, lack of isolated rooms, and overcrowded emergency rooms.[4] Although South Korea had experienced H1N1 in 2009, the coping system for the prevention and control of infection did not function appropriately.[5] Because of MERS-CoV's uncertainty, inaccurate information, and late governmental confrontation, public trust weakened as the infection and mortality rates increased.[6]

Not only ordinary people but also healthcare providers were afraid of MERS-CoV. In particular, nurses who interacted closely with infected patients became afraid and anxious that MERS-CoV would affect them and their families, as they saw cases of healthcare providers becoming infected.[7] Nurses who cared for patients with the new infectious disease seemed to be afraid due to lack of information.[8] In addition, they felt ethical pressure because they were obligated to provide care despite the threat to their safety.[9] During the period in 2015 when MERS-CoV was prevalent, the Korea Institute for Health and Social Affairs conducted a survey of nurses who were caring for MERS-CoV patients.[10] The survey indicated that 22.2% of nurses experienced post-traumatic stress disorder. A study about the long-term effect of SARS patient care reported that healthcare providers felt high levels of post-traumatic stress even after 13-26 months.[11] Therefore, it is necessary to explore how South Korean nurses perceive the experience of MERS-CoV patient care 12 months after caring for MERS-CoV patients. It is further necessary to establish a safety system for healthcare providers and, by

연구논문

문제의 원인조차 확인이 안 되거나, 담당 부서장과 협조가 안 되거나, 해결책이 찾아지지 않거나 하면 사건 하나를 몇 달씩 붙잡고 있어야 했습니다. 나에게도 애증이 깊었던 환자안전 업무였는데, 학교로 와서 연구를 하다 보니, 이 분야 연구가 계속 눈에 밟혔어요. 어떤 부분이 임상현장에서 취약한 부분인지 잘 알고 있기 때문에 지식과의 차이를 연구로 보완해서 환자와 직원 모두에게 더욱 안전한 병원환경이 되는데 일조하고 싶다는 생각이 들었습니다. 특히 간호 근무환경은 갈수록 근무강도가 높아지고, 생명을 다룬다는 막중한 책임 하에 보수적인 조직문화가 아직도 자리 잡고 있어 꽃을 피워보지도 못하고 간호현장을 떠나는 간호사들이 너무나 많습니다. 내 후배이자 제자인 간호사들이 더욱 좋은 근무환경에서 오랫동안 일할 수 있는 데 근거가 되는 논문들을 쓰는 것이 교수로서의 나의 다음 소임이라 생각해요.

너의 손을 더 오래 잡아주지 못해 미안해

현재의 직업에서 기억에 남는 일로는 언젠가 2학년 학생들의 2학기 마지막 수업 때 임종간호에 대해 강의를 하였습니다. 강의 준비를 할 때 임종 시 나타나는 징후, 사체의 변화, 사후관리 등에 대한 지식 외에 사랑하는 사람을 잃은 가족들에게 어떤 간호가 필요한지에 대해 텍스트가 아닌 나의 경험을 얘기해야겠다고 생각했어요. 강의 후반부 임종환자 가족에 대한 돌봄을 얘기하면서 나의 간호사 3년차 시절을 떠올리며 학생들에게 이야기를 하였습니다.

당시 백혈병으로 3년 정도 항암치료를 받다가 상태가 악화되어 중환자실로 입실한 12세 남자 환아가 있었어요. 항암병동에 입원한 백혈병 환아의 부모님들은 중환자실에 가면 살아서 돌아오기 어렵다는 생각에 가능하면 병동에서 치료받기를 원하였고, 그 아이도 중환자실로 왔을 때는 호흡곤란과 장기부전이 꽤 진행된 상태였죠. 인공호흡기를 달고 있었으며 전신 부종이 심한 상황에서도 아이는 유난히 까다로웠어요. 침대 위에 있는 물건을 다 집어던지고 면회시간에는 담당간호사가 자기를 아프게 했다고 말해서 아버님이 담당간호사에게 화를 내고 수간호사 오라고 하면서 항상 큰 소리가 나곤 하였죠. 백혈병 환자 간호도 여간 조심스러운데, 아이도 아이의 아버지도 담당간호사들을 많이 힘들게 하였습니다.

환아의 상태는 점점 악화되었고, 그러다 보름 만에 환아의 어머니가 면회를 왔는데, 밀리서 다른 환사를 산호하던 내게 다가와서 내 이름을 부르시더라구요. 그 분은 나의 초등학교 6학년 때 담임선생님이셨어요. 그렇게 반가운 분을 중환자실에서 살 가망이 희박한 환아의 보호자로 만나는 순간 눈물이 핑 돌았습니다. 선생님은 “애 아빠랑 우리 애가 성격이 불 같다”면서 간호사들에게 미안하다고 하셨어요. 그리고 “애가 여기 있는 거 무섭다고 하니 한 번씩 옆에 지나갈 땐 애한테 말 한번씩만 걸어줄 수 있느냐”고 하셨죠. 그렇게 간호사들을 힘들게 했던 아이가 사실은 무섭고 외로워서였다고 생각하니 마음이 아팠습니다. 그 아이는 그 다음날부터 멀리서 내가 보이면 침대를 두드리면서 오라는 손짓을 했고, 옆에 가면 종이에다가 저 간호사 이모가 가래를 아프게 뽑았고, 저 의사 선생님이 더 아프게 피를 뽑았다며 글을 쓰는 것이었어요. 잘 참았다며 "다음엔 살살하라고 꼭 전해줄게."하면서 손을 잡아주었습니다. 난 이제 다른 아이 간호하러 돌아가야 하는데, 그 아이는 내 손을 놓지 않고 늘 꼭 잡고 있었어요.

일주일 후 아이는 하늘나라로 떠났습니다. 담임선생님 부부는 간호사들에게 그동안 너무 고마웠다며 슬픈 내색 없이 담담하게 말씀하셨는데, 그 모습에 더욱 가슴이 아팠어요. 이젠 나보다 작아진 선생님을 꼭 안으며 "○○가 이젠 더 이상 아프지 않을 거에요. 선생님도 그동안 고생 너무 많으셨어요."라고 말하는 순간 선생님의 어깨가 들썩이며 참았던 눈물이 터지기 시작했습니다. 생명이 꺼져가던 아이가 손을 잡아달라 했던 것, 아이를 잃은 부모에게 필요한 것이 무엇인지 그때까지는 알지 못했어요. 학생들에게 그때 일을 얘기하면서 나도 모르게 눈물이 흘렀는데, 학생들도 같이 우는 모습을 보고는 강의 마무리를 못하고 강의실을 나온 적이 있었습니다. 매년 그 강의를 할 때면 마음을 다잡고, 마인드 컨트롤을 단단히 하는데, 언제나 나에겐 제일 힘든 수업이자 가장 기억에 남는 수업이었습니다.

Silver lining이 될 간호학

간호학과에 지원하는 학생들의 학생생활부와 자기소개서들을 일주일 넘게 정독한 적이 있었는데, 고등학교 3년 내내 간호사를 희망 진로로 적

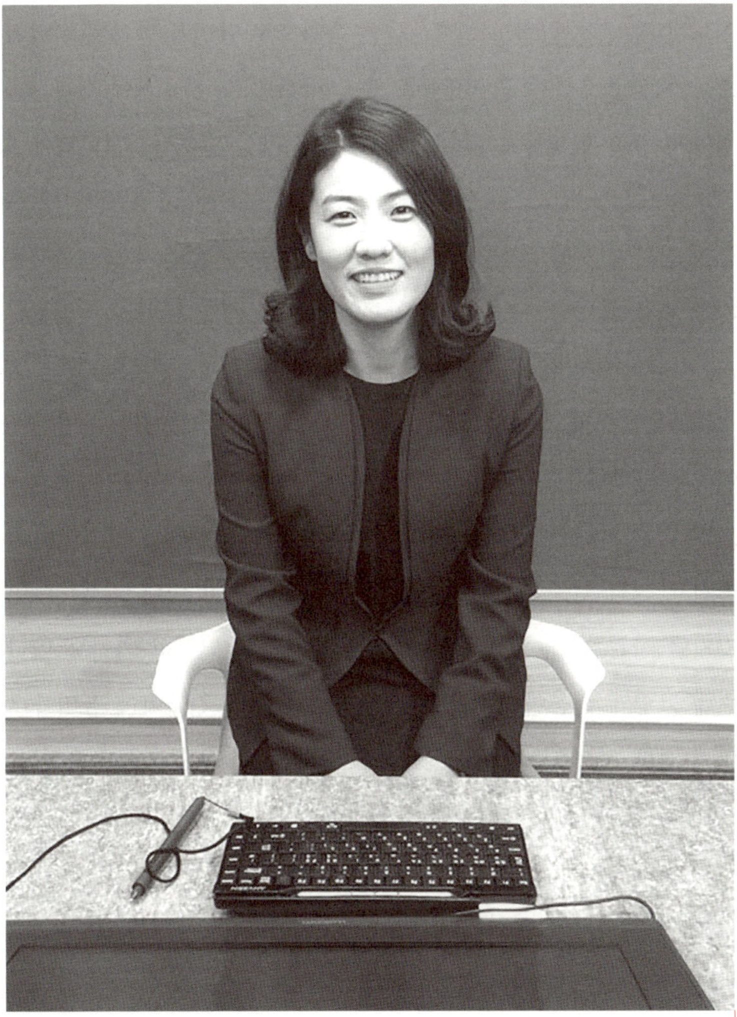

온라인 강의 중

고, 봉사활동도 수백시간, 동아리 활동도 간호 보건계열로 여러 개를 한 학생들이 이렇게 많은 줄 몰랐어요. 수시 면접 때 간호학과 지원동기는 물어보지 않아도 될 정도로 학생들은 속사포로 답변을 쏟아내곤 하였죠. 간호학과 진로에 대한 탐색활동도 충분히 하였고, 간호학에 대한 소신이 엄청나게 강한 학생들도 많았어요. 그런데 막상 간호학과 1학년에 입학한 그 친구들과 지도교수 면담 때에 이야기를 나누어보면, 적지 않은 학생들이 진로에 대한 확신이 없고, 본인이 잘 할 수 있을지 모르겠다는 이야기를 자주 합니다. 수능을 본 이후에 진로를 정한 나와는 떡잎부터 다른, 준비된 아이들인데 고민은 나와 똑같았어요. 대학교 1학년은 고민하고 방황하다 보니 1학년 학점은 엉망이고, 2학년으로 올라가면 전공과목이 많아 1학년 때 기초를 제대로 못한 탓이라며 불안감은 더욱 깊어지고, 3학년은 2학년 학점도 3점을 못 넘겼다며 인생 망했다고 한탄을 늘어놓지요. 4학년은 이 학점에 내가 취업할 병원이 어디 있겠느냐면서, 자기처럼 아는 게 없는 사람은 간호사하면 큰일 난다고 하기도 합니다. 그런데 그렇게 소용이 없다면서 좌절하던 학생도 간호학에 흥미를 갖게 되면 학점도 점점 오르고, 자신감도 회복하는 걸 무수히 보았습니다. 지금 성적이나 학점이 미래를 결정하는 것처럼 느껴지지만, 절대 늦은 건 없어요. 중요한 건 스스로 좋아서 하는 일을 해야 하고, 그런 사람은 따라 잡기가 어렵다는 것입니다. 그리고 한번뿐인 인생인데, 내가 좋아하는 일을 하고 살아야 하지 않을까요?

간호사를 꿈꾸고 있다면 묻고 싶어요, 간호학에 흥미를 느껴본 적이 있는지를… 아직이라면 공부하면서 더 기다리라고 하고 싶어요. 취업이 잘되고 보수가 높아서 간호학을 선택했다하더라도 그런 사람이 간호학에 흥미를 느낄 가능성은 다른 사람들보단 훨씬 더 높을 것이므로 'keep going'하면 언젠가는 그 포인트가 올 것이라 믿습니다. 다만, 그런 포인트가 오기까지 가만히 멈춰 있지 않고 계속 그 길을 꾸준히 간다면, 어느 순간 뜻하지 않게 찾아온다고 생각해요. 나는 간호학이 여러분에게 'Silver lining'이 될 것이라 믿습니다. 잠시 구름에 가려져 보이지 않지만 언젠가는 환하게 빛날 햇살처럼 말이에요.

3

교사의 꿈으로 교수가 되다

국제대학교 간호학과 학과장

고정미

간호학을 선택하기까지

고등학교 때부터 기독교 신앙 안에서 자라온 나는 다니던 고등학교 앞에 있는 교회를 다니고 있었습니다. 교회를 다니면 공부를 못하게 된다는 주변 사람들의 이야기를 들을 때마다 나는 교회를 다니면서도 공부를 잘 할 수 있다는 것을 보여주겠다는 마음으로 공부를 열심히 했어요. 매일 새벽에 4시 반에 일어나 교회에 가서 새벽예배를 드리고 학교에 일찍 가서 학과공부를 했습니다. 또한 성경공부와 영어공부를 같이 하려는 생각에 영어성경으로 성경공부를 했죠. 그렇게 공부만 하였고 대학과 전공을 아직 정하지 못한 상태로 공부만 하다 보니, 인생의 목표가 불분명하다는 생각이 들었습니다.

어느 대학과 어느 학과를 가야 할지를 기도하면서 공부를 하던 중 교회에서 영어성경 공부를 인도하는 선생님이 간호사에 대해서 이야기를 해주었어요. 인생에서 가장 중요한 순간이 생명이 탄생하는 순간이라는 이야기를 듣게 되었고, 그 생명이 태어나는 순간에 내가 늘 있을 수 있다면 너무 즐거울 것 같았습니다. 그래서 자연스럽게 산부인과 간호사가 되고 싶었고, 간호학과를 지원하게 되었어요.

연대, 고대 두 군데를 염두에 두고 고민 중에 있었으며, 어느덧 대학 원서를 사러 가야 하는 시점이 되었습니다. 어머니가 저 대신 대학 원서를 사러 가셨는데, 가실 때 경희대 의대에 지원하는 친구의 원서까지 같이 사러가셨어요. 어머니는 먼저 연대를 가시고 그 다음에 고대, 마지막에 경희대를 가서 원서를 사가지고 오셨는데, 그때 눈이 하얗게 오던 날이었고 눈이 하얗게 덮인 경희대 캠퍼스에 반하셨어요. 그렇게 어머니는 연대와 고대에서 사신 대학원서는 버리고 경희대 대학원서만 사가지고 오셔서 저에게 무조건 경희대를 가야 한다고 하셨죠. 그래서 저는 뜻하지 않게 경희대 간호학과에 입학하게 되었고 간호사가 되었습니다.

의료봉사 동아리를 통해 세브란스 병원 간호사가 되기

대학에 들어가서는 의료봉사 동아리를 하게 되었습니다. 서울대, 가톨릭대 의대와 간호대 학생과 의사, 간호사들이 의료가 낙후된 지역이나 나라에 가서 의료봉사를 하면서 하나님을 전도하는 동아리였어요. 저는 학기 중에는 서울역이나 길에서 노숙하는 사람들에 대한 의료봉사를 저녁에 하였고, 방학 중에는 지리산이나 섬 지역 등 의료환경이 열악한 지역에 의료봉사를 가거나 필리핀, 대만 등에서 의료봉사 활동을 하였습니다. 노숙자를 치료하는 의료봉사에서는 피부과 의사가 정말 많이 필요했어요. 저는 그때까지만 하더라도 피부과는 얼굴을 예쁘게 하는 레이저시술만하는 진료과인줄 알았는데, 노숙자들이 생각보다 피부병이 너무 많았어요. 제대로 씻지도 않고 아무데서나 자다 보니 피부병이 없는 분이 거의 없었죠. 피부과 의사들이 진료를 가면 쉴 시간이 없을 정도였습니다. 또한 영양부족이 심각했어요. 제대로 된 식사를 하지 못하고 제때에 먹지도 않고 술만 마시다 보니 영양불균형이 심각해서 비타민 같은 영양주사를 많이 놓게 되었습니다.

필리핀에 의료봉사를 갔을 때에는 쓰레기 더미 옆에서 생활하는 사람이 많다 보니 수인성 전염병 같은 전염성질환이 많았어요. 물을 끓이지 않고 마시고 음식도 그대로 먹다 보니 설사 같은 위장병도 많이 발생하고 있었죠. 한번은 7살 정도 되는 소년이 진료를 보러 왔는데 한쪽 다리가 반대편 다리의 10배는 되어 보이도록 부어 있는 다리를 하고 제대로 걷지도 못하면서 진료를 받으러 왔습니다. 부어 있는 다리의 피부 색깔은 푸르스름한 색을 띄고 있었으며, 다리가 너무 부어 있어서 손만 대도 소년은 자지러지게 아파서 울었어요. 열감도 있으면서 부어 있는 모습이 염증이 심해 보였습니다. 같이 봉사를 간 외과 의사는 수술을 해야 할 것 같다고 하면서 일단 수술실에서 다리를 절개해서 염증이 심한 부분을 긁어내야 할 것 같다고 하셨어요. 수술실에서 마취를 한 후에 다리를 메스로 절개했을 때 저는 너무 놀라서 구토할 뻔 했어요. 다리의 환부에는 염증이 심하고 고름과 함께 구더기가 가득 차 있었거든요. 염증이 있는 곳에 파리 같은 유충이 알을 까고, 이 알이 구더기가 되어 염증이 있는 다리를 파먹고 있었던 것이었어요. 그 구더기와 염증 부위를 다 긁어내고 소독액으로 상처를 세척하고 다시 다리를 꿰매고 나왔습니다. 그러나 제가 더 놀란 것은 이 소년의 긍정적인 태도였어요. 이 소년은 후에 우리에게 감사의 노래를 불러 주겠다고 찾아왔어요. 그 소년은 우리에게 'Grace of all'이라는 찬송가를 불러주었는데, 너무나 아름답고 천진난만했어요. 그 소년이 노래를 부르는 모습을 보면서 저는 병원에 다니면서도 이런 의료봉사를 할 수 있는 병원을 직장으로 선택하고 싶었어요. 그래서 경희대학교 부속 병원인 경희의료원이 아닌 기독교 병원인 연세대학교 부속 세브란스 병원을 선택하게 되었습니다. 세브란스 병원에서는 병원 자체에서 의료봉사도 갈 수 있고 간호사로서 근무도 할 수 있어서 좋았습니다.

생명 탄생의 순간, 산부인과 간호사가 되기

세브란스 병원에서 저는 신생아중환자실에 발령을 받았고 처음에는 신생아중환자실이라고 해서 아기들에게 우유 먹이고 기저귀나 갈 것이라고 생각했습니다. 그런데 막상 가보니 너무나 작은 아기들이 각종 기계를 달고 생명과 사투를 벌이고 있었어요. 아주 작은 아기는 650g밖에 되지 않았죠. 아기에게 심폐소생술을 시행하는데 책받침에 아기를 올려놓으니 몸이 다 올라갈 정도로 작은 아기였어요. 심폐소생술을 하면서 심장 마사지를 하는 행동으로 인해 갈비뼈가 부러질 정도였죠. 반면, 큰 아기는 6.5kg의 체중을 자랑하는 아기도 있었습니다. 아기의 머리가 어른 머리

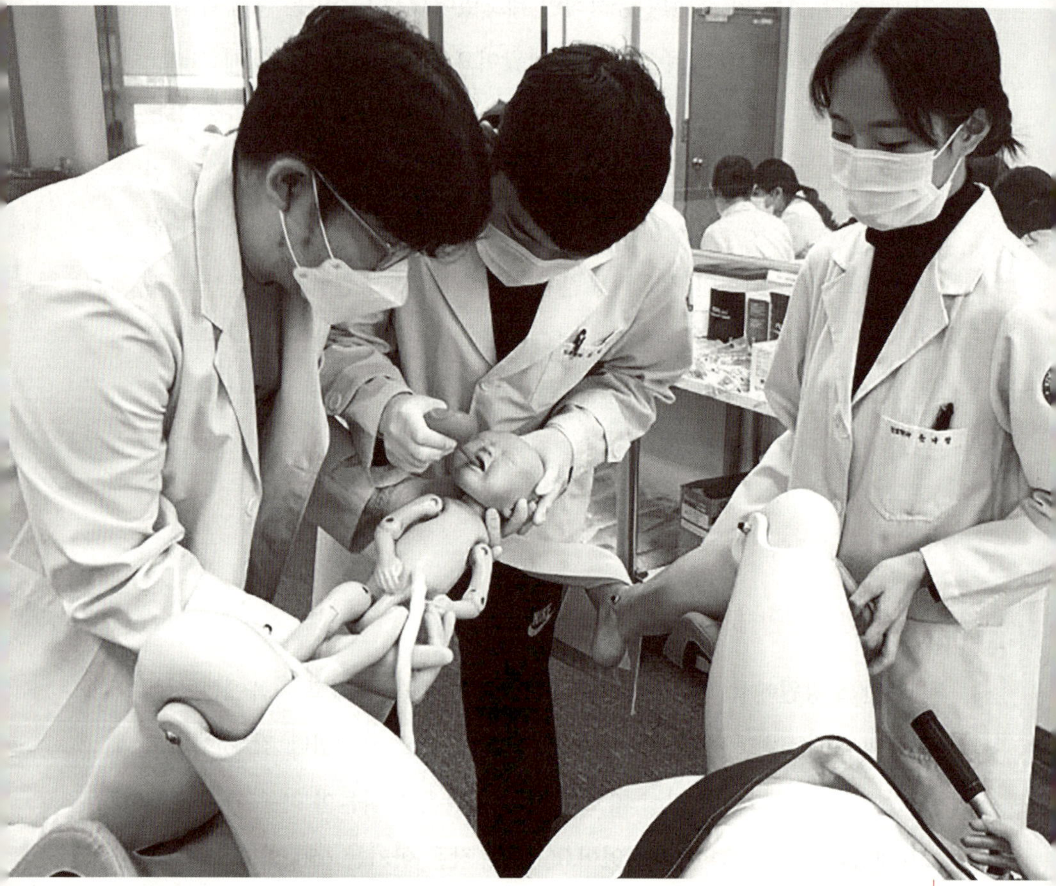

간호역량 향상을 위한 교육실천

만한 아기가 자연분만으로 태어나는 것을 보고 너무나 놀랐기도 하였죠.

신생아중환자실은 또한 선천성 기형이 있는 아기들도 많이 있었습니다. 저는 밀폐항문이 그렇게 많은지 처음으로 알았고, 항문은 누구나 가지고 태어나는 것인 줄만 알았는데, 항문이 없이 태어나는 아기들이 너무나 많이 있었고, 안구를 하나만 가지고 태어나는 아기, 귀가 한쪽만 있는 아기, 무뇌아인 아기도 있었어요. 이 세상에 예쁘고 못 생기고의 문제를 떠나서 정상적으로 태어나기만 해도 너무 다행이고 감사하다는 사실을 깨닫는 시간이었습니다.

650g으로 태어난 아기가 6kg으로 퇴원하는 모습을 보는 것은 너무나 보람된 순간이었습니다. 그 이후 산부인과로 발령이 나서 분만하는 과정, 즉 생명이 태어나는 순간에 함께 있게 되었어요. 처음 자연분만 과정을 보았을 때는 출혈이 너무나 많아 비위가 상해서 음식을 먹지도 못했어요. 양동이에 가득 피가 쏟아지는 것을 보고 자연분만은 인간이 할 게 못된다는 생각도 했지만, 차츰 자연분만을 통해서 태어난 아기들이 태어나자마자 엄마 젖을 힘차게 빠는 것을 보고 신기하다는 생각이 들기 시작했습니다. 자연분만에도 종류가 여러 가지인데, 수중분만, 그네분만, 공분만 등 다양한 분만 방법을 보게 되었고, 또한 분만으로 인한 의료사고가 많다는 것도 알게 되었어요.

한번은 어떤 산모가 4번째 아기를 자연분만하러 왔는데, 위에 3명의 자녀가 다 딸이었고, 이번에 분만하는 4번째 아기가 아들이었기에 자신이 원하는 시간에 분만을 하고 싶다고 주장하였습니다. 그래서 의료진은 되도록 그 시간에 분만이 이루어지게 하고자 약과 여러 가지 의료기술을 통해서 분만을 시도하였죠. 결국 원하던 시간에 아기는 자연분만하여 출

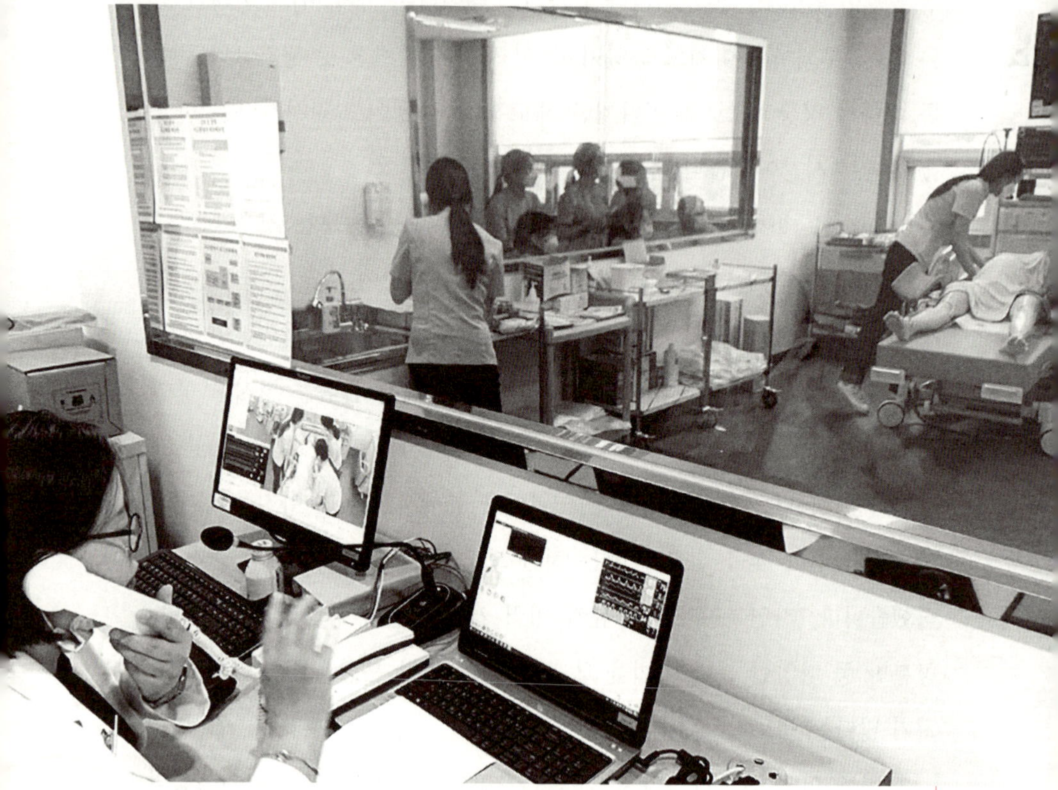

시뮬레이션 실습현장

생을 하였지만, 산모의 자궁이 원래대로 복원되지 못하고 자궁파열로 인한 출혈이 심하여 결국 사망하게 되었습니다. 졸지에 아이 4명은 엄마 없는 아이들이 되어버린 것입니다. 또한 4대 독자로 아주 늦은 나이에 분만한 아이가 있었는데, 이 아이가 갑자기 신생아실에서 수유를 하고 사망하는 사건이 발생하게 되었어요. 어머니는 너무 충격을 받아서 정신분열증과 우울증을 보였고, 너무 노산인 탓에 다시는 출산을 할 수 없는 상황이어서 어머니는 극단적인 모습을 보이게 되었습니다. 한번은 식칼을 들고 병원에 나타나서는 식칼을 자신의 목에 가져다 대고 자신의 아이를 데리고 오지 않으면 칼로 자신의 목을 그어서 자해를 하겠다고 하는 상황을 보면서 생명 탄생의 순간이 기쁨도 되지만, 다양한 상황을 만든다는 것을 깨닫게 되었죠. 그러다 결혼 후 3교대 근무를 하면서 아기를 키우기가 쉽지 않았고, 세브란스 병원을 사직하게 되었습니다.

싱가폴의 의학전문 컨설팅회사의 인터뷰 전문 간호사가 되기

아이를 키우면서 3교대가 아닌 직장을 알아보다가 선배가 소개해준 의학전문 컨설팅회사의 인터뷰 간호사로 일하게 되었습니다. 싱가폴에 본사가 있는 회사였는데, 외국에서 다국적 제약회사들이 국내에 약을 판매하기 위해 의사들을 상대로 마케팅을 해주는 회사였어요. 저는 그 회사에서 의사들을 상대로 새롭게 선보일 약품에 대한 소견을 인터뷰 형식으로 진행하여 약의 성분, 효능, 지속기간, 약의 단가 등에 대한 의사들의 의견을 토대로 마케팅의 방향을 설정하고 실제 진행하는 일을 담당하였습니다. 이런 제약회사나 외국계 회사는 근무환경이 굉장히 좋은 편이었어요. 출퇴근 시간도 자유롭고 프로젝트를 맡은 것만 잘 완수해주면 오전에 안 나오거나 아예 집에서 재택근무를 해도 크게 제재를 받지 않았습니다. 급여도 높은 편이고 해외연수의 기회도 많아서 간호사들이 이 계통으로 진출을 하는 것도 좋을 것 같아요. 하지만 입사조건은 병원 임상경력이 2년 이상은 있는 것이 좋고, 영어를 읽고 쓰는 것을 할 수 있어야 해요. 기본적으로 본사와 이메일을 주고받아야 하고 직원 중에 외국인 직원이 있으므로 기본적인 회화는 할 수 있어야 하죠. 그리고 화상회의를 본사와 같이 할 때가 있으므로 기본적인 영어는 알아들을 수 있어야 하지만, 외국회사의 특성상 서로가 존중해주는 분위기이고 근무환경이나 다른 복지는 대우가 좋은 편이므로 임상현장이 안 맞는 사람들은 이쪽으로 취업을 생각해봐도 좋을 듯합니다.

간호대학 교수가 되어 꿈을 실현하다

저의 어릴 때 꿈은 교사였는데, 간호사가 되어서 교사의 희망은 이루지 못하는 줄 알았습니다. 그런데 병원생활을 하며 석사과정을 마치다 보니 박사과정을 밟게 되었고, 자연스럽게 학교 쪽으로 길이 열리게 되어 간호대학 교수가 되었어요. 간호대학 교수는 내가 먼저 걸어본 길을 학생들에게 알려주는 것이기 때문에 내가 잘 할 수 있는 일을 하는 것이어서 즐겁습니다. 학생들에게 내가 겪었던 시행착오를 겪지 않도록 도와주고, 내가 그 시간에 보지 못했던 것들은 볼 수 있도록 도와주는 등불 같은 교수가 되고 싶고, 그렇게 되려고 노력하고 있어요. 여러 가지 식업을 거친 나의 경험이 지금의 간호학과 교수의 길에 많은 도움이 되고 풍부한 경

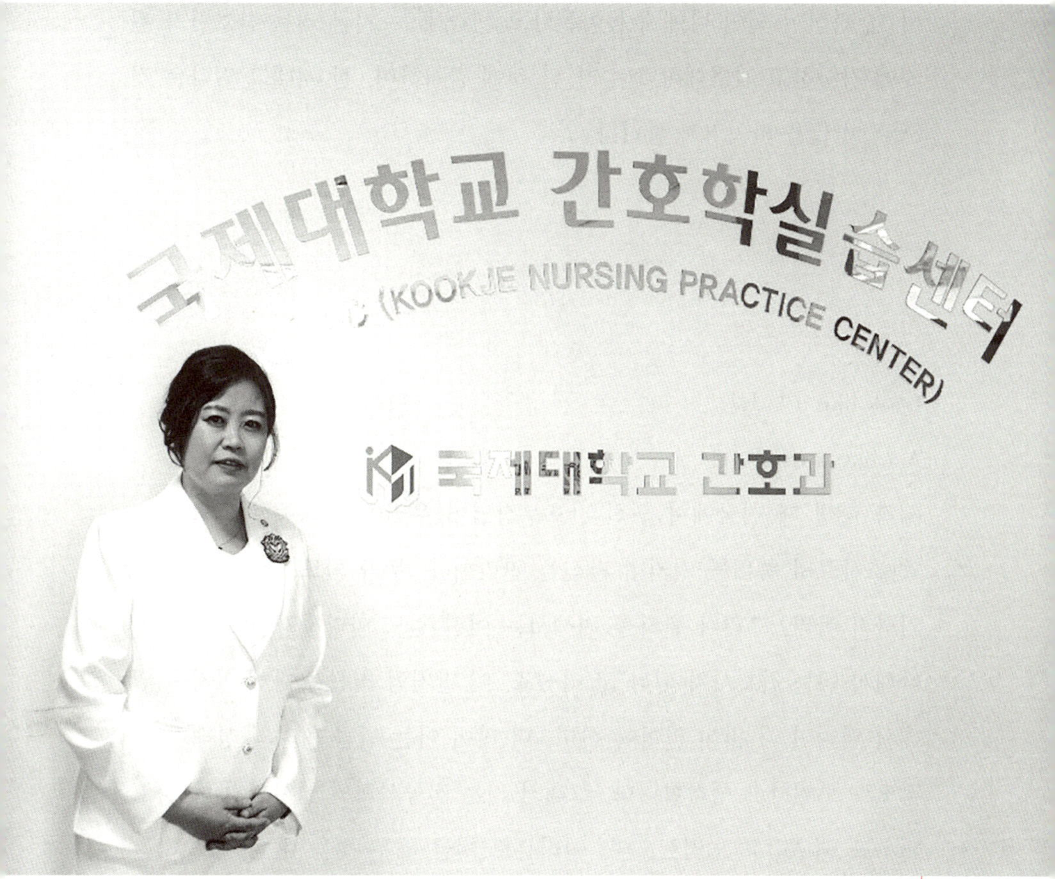

국제대학교 간호학실습센터 앞

력이 되었다고 생각되며, 인생의 모든 길은 이유 없이 가는 길은 없습니다. 인생의 길에서 만난 많은 사람들은 다 내 자산이 된다고 생각하기 때문에 지금 만나는 내 앞의 사람에게 진심으로 대하고 충실하게 대하면, 다 내 자산이 되어 나에게 돌아온다고 생각해요. 지금 저는 간호사가 된 것에 감사하고 간호대학 교수가 된 것에 감사하며, 잘 지내고 있다는 것으로 이 글을 마치고자 합니다.

간호사가 꿈이라면…

Look like a lady!

Act like a dog!

제가 학생 때 미국에서 오신 간호부장님이 우리에게 해주신 말입니다. "간호사로서 품위를 지키며 자신을 관리해라. 누가 봐도 아름다움을 포기하지 마라. 그러나 환자를 위해서는 어떤 일도 마다하지 말고 최선을 다해서 뛰는 간호사가 되라"고 하셨죠. 이 말처럼 최선을 다해 환자를 위해서 뛰려면 더 많이 알아야 하며, 더 많이 아는 만큼 환자의 상태가 다각도로 보인다고 생각합니다. 그래서 저는 전공서적의 원서까지 다 읽고 외우고 배우려고 노력했으며, 여러분도 지금 배운 것을 내 것으로 하는 만큼 여유롭고 매력적인 간호사가 될 것이라 생각해요. 아름다움을 지키는 자기관리의 능력을 가지고 열심히 뛰는 간호사가 되길 바라며, 우리의 손길을 기다리는 많은 환자에게 단 하나의 따뜻한 손길이 되길 바랍니다.

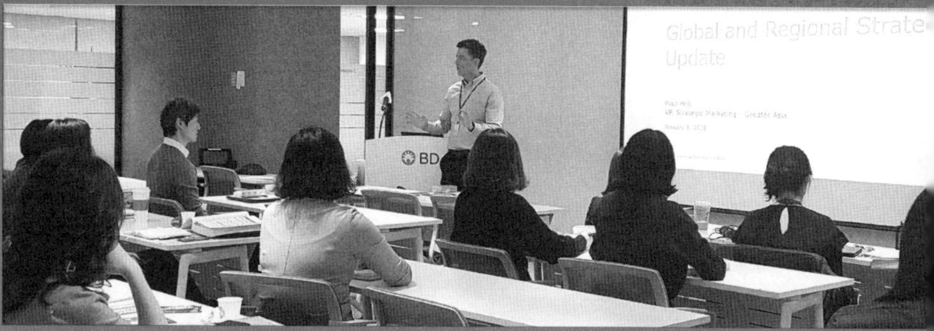

4장

산업장

이현준 : 주한 미공군부대 오산기지병원
clinical nurse·case management & patient liaison nurse

이경하 : 한화토탈 보건관리과 과장, 직업건강협회 보령서사지부 지회장

황연숙 : 이랜드 건강증진실 실장

1

미공군부대 오산기지병원에서 오직 간호사만이 할 수 있는 일!

주한 미공군부대 오산기지병원
clinical nurse · case management & patient liaison nurse
이현준

꼭 필요한 과정

만일 어릴 적부터 간호사가 되는 것이 꿈이었다면, 학창시절에 조금 더 선명한 미래를 그려보는 것에 나태하지 않았을텐데… 하는 아쉬움도 있지만, 결국 간호사가 되었기 때문에 20여년 전 내가 했던 고민과 방황들은 지금의 나를 완성하는데 꼭 필요한 과정이었다고 생각합니다. 돌이켜 보면 간호학은 내가 선택했다기보다 선택받았다는 표현이 더 어울릴 것 같아요. 왜냐하면 중고교 시절, 별다른 꿈이나 희망 없이 평범한 학생이었던 저는 음악과 스포츠를 좋아해서 뒤늦게 시작한 클래식음악에 빠지기도 했고, 입시에서는 번번히 실패를 맛보게 되었어요. 별다른 선택지가 없어 전문대학교로 진학했는데, 나중에 편입을 하리라는 생각으로 알아보던 중 보건 관련 전문학과들을 추천받아서 아무 고민 없이 임상병리, 물리치료 그리고 간호학과를 지원했습니다. 지금은 가천대 간호학과로 이름이 바뀌었지만, 내가 처음으로 간호학문에 발을 디딘곳은 경원전문대학교 간호학과였어요. 새로운 2000년도의 시작은 간호학과의 추가합격으로 선발되었다는 전화를 받고 기쁘고 설레였어요. 그렇게 수능시험도 예체능으로 지원하여, 그 당시 아주 드문 남자간호학도가 되어버렸습니다.

나는 남자간호사

40명이 정원이었던 간호학과에 남자는 나 혼자였어요. 여학생들 사이에서 기죽지 않으려고 1학년 때는 과대표를 하기도 했어요. 동기들과 함께하지 못한다면 졸업을 못할 것 같은 생각에 주입식으로 기초의학 및 간호학에 대해서 공부했습니다. 아울러 자원봉사 동아리를 조직해서 성남시 정신보건센터 주간재활 프로그램에 정기적으로 방문하여 함께 노래하고 합창 행사에 참여하는 등 특기를 충분히 발휘했던 게 행복한 기억으로 남아있습니다. 동기들의 도움과 특히 남학생이라서 많은 사랑과 배려를 해주셨던 교수님들의 응원과 지지로 여자 고등학교 같은 생활을 버티어 나갈 수 있었어요. 임상실습 현장에서는 남자학생이어서 겪었던 소소한 에피소드도 많았지만, 점점 생명을 중시하고 사람을 사랑할 줄 아는 간호학생으로 단단해져가고 있었어요. 방학 때마다 자원했던 봉사활동, 선교활동들은 의료인이 되어야 하는 분명한 이유와 방향을 나에게 알려주었죠.

의무복무인 군대문제는 간호학을 공부하는 내내 고민이 되었지만, 졸업 후에 간호장교가 될 수 있다는 막연한 꿈이 국가고시 패스와 RN-BSN 졸업까지 쉼없이 달릴 수 있게 해주었어요.

분명한 목표

간호장교가 된다면, 군대 의무부대에서 간호사의 역할과 장교의 역할을 모두 경험할 수 있다는 생각에 선택해야 할 분명한 목표가 되었습니다. 그렇게 2005년도에 간호장교로 임관하게 되었습니다. 간호장교는 국군간호사관학교를 졸업해서 간호장교로 임관하거나 일반 간호대를 졸업해서 특수사관 간호후보생으로 임관하는 두 가지 루트가 있었어요. 3년의 의무복무를 마치면서 중위로 군생활을 마무리할 수도 있었지만, 장교로서 대위계급으로 진급도 하고 해외파병 같은 기회에 지원하고 싶어서 장기복무를 선택하였고, 11년간 대한민국 육군 의무부대 간호사로서 헌신하였죠.

초임장교 눈에 비친 선배들은 슈퍼우먼들이었어요. 한정된 간호인력으로 많은 군인환자들을 간호하고 관리한다는 사실이 신기했고, 의무병들과 업무 외적으로도 많은 추억을 만들 수 있었어요. 간호장교로서 환자들을 대하는 나의 태도와 사병들에게 전해진 진심은 어떤 의무병에게는 좋은 롤모델이 되었던 것 같아요. 전공을 간호학으로 바꾸어서 공부를 한다는 병사들도 있었기에 내가 무심코 내뱉은 말과 행동들이 많은 영향력을 미친다는 사실이 간호사로서 더욱 부끄럽지 않게 행동하게끔 만들어주었습니다. 군대에서 지금의 아내를 만나서 군인간호장교 부부가 되었고, 이사와 전출을 반복하면서 국군의무사령부 예하 병원부대와 육군 예하사단의무대 등 군에서 다양한 임상경험을 하게 되었어요.

특히 기억에 남는 군생활은 중위 때부터 함께했던 아시아태평양군진간호학술대회(APMNC)였습니다. 미국공군부대 간호장교들과 아시아의 간호병들과 연례행사로 모여서 군진간호학문을 공유하는 모임이었어요. 하와이 진주만에 위치한 Hickam airforce base에 방문하여 C-17 환자후송기 등을 보면서 전 세계에 주둔하고 있는 미군들의 중증외상 또는 장기적인 돌봄이 필요할 경우, 24시간 이내에 미국 본토로 후송을 진행할 수 있는 시스템이 인상 깊었어요. 해외파병의 기회는 없었지만, UN 평화군 observer의 신분으로 몽고 고비사막 내 현지 마을 의료서비스를 제공하는 칸퀘스트훈련에 참여했던 값진 경험 또한 잊을 수 없는 군생활의 추억이었어요.

임상 5년차 때, 어김없이 나에게도 슬럼프가 찾아왔습니다. 간호학문에 대해서 더 깊이 알아보고 싶은 욕구와 전문대 출신이라는 꼬리표를 지우고 싶은 마음에 서울대학교 간호대학원의 문을 두드리게 되었고, 대학원도 재수만에 시작하여 졸업하고 논문을 작성하기까지 우여곡절의 연속이었어요. 학위를 위해서 많은 간호사들이 야간에 보건대학원에 진학해 공부할 때 주간대학원이었던 국립대학을 선택하고 졸업한 것은 돌이켜보면 매우 현명한 결정이었어요. 대한민국은 최종학력보다 학부가 어디 출신인지가 아직은 더욱 중요한 사회이지만, 최종학력을 간호학 석사로 종결하고 싶지는 않았습니다. 기회가 된다면, 평생을 배우고 다양한 학문을 들여다볼 줄 아는 멋진 미래를 항상 꿈꾸고 있어요.

군생활의 염증을 느낄 때쯤, 용산에 위치한 주한미군 병원(121 combat hospital)에 한미합동실무교육장교로 선발되어 미국의료시스템 그리고 미군병원생활을 경험해볼 수 있었고, 당시 평택 소재 캠프 험프리에 있는 주한미군병원에서 한국인 직원 신분의 간호사 채용에 지원하여 선발되었습니다. 2016년 1월 31일 11년간 한국군 간호장교 생활을 마무리하고, 그 다음날부터는 주한미육군 소속으로 변경하여 근무를 이어가게 되었습니다. 간호장교로서의 경험은 미군부대에서 적응하는데 도움이 되었지만, 장교이미지를 지우는데는 또다른 노력과 시간이 필요했어요. 캠프 험프리 클리닉에서는 우리나라에는 없는 LPN(licensed practice nurse)으로 6개월 동안 임상을 시작했고, 이후 용산에 있는 미군병원의 소아과 외래로 근무지를 옮겨서 1년 가까이 근무했어요. 2년 동안 미국의 커뮤니티 병원급, 클리닉 시설의 외래와 병동생활을 경험하면서 한국병원의 시스템과는 다른 점들이 처음에는 어색했지만, 이제는 그 시스템의 장점을 충분히 이해하고 활용하면서 일하고 있어요. LPN에서 RN 간호사로 프로모션을 하려고 수없이 도전한 끝에 나에게 가장 적합하고 매력적인 포지션이었던 clinical nurse · case management & patient liaison nurse Job이 오픈되어 지원하게 되었죠.

주한미군부대

현재 주한미군부대는 한국전쟁 이후에도 여러 개의 부대가 남아서 아직도 많은 기능과 임무를 수행하고 있습니다. 특히 지금 근무하고 있는 미공군부대는 7공군사령부 예하 51비행단소속으로, 51st medical group이라고 불리우는 병원부대의 medical support squadron, Tricare 부서에서 clinical nurse · case management & patient liaison nurse라는 조금은 생소한 직업명을 갖고 일하고 있어요. 오산에 위치한 이 작은 병원에서 미군과 가족들이 상급병원의 치료가 필요할 경우, 주변의 대학병원급으로 전원이 의뢰되거나 응급후송되는 상황이 생기는데, 그 환자들을 대상으로 통역을 도와주고 치료계획 등을 함께 의논한 뒤, 매일의 환자상태 변화를 부대 내 리더들에게 리포트하는 일이 주된 업무입니다.

미군간호사 업무

미국의 간호사들은 의사의 처방을 수행하는 업무는 기본이고, 의사와 함께 치료계획에 적극적으로 참여하여 의견을 자유롭게 토론하곤 합니다. 가장 기억에 남는 일은 한 환자가 여러 가지 증상들로 인근 대학병원 감염내과에 입원치료를 받고 있었는데, 정확한 진단도 어려운 상태였어요. 최종진단 및 치료계획에서 부대 내과의사는 다른 치료계획 및 항생제의 변경을 요구하였는데, 감염내과 교수님을 만나서 부대 측의 이러한 의견을 알려드리고 환자에게 적합한 케어플랜을 세우는데 도움이 되었던 것이 기억에 남네요. 또한 한국 군부대에 있을때 경험했던 미공군 환자후송시스템을 스태프가 되어 더 깊이 있게 참여할 수 있었던 사례들도 잊지 못할 경험입니다.

특히 기억에 남는 사건은 수년 전에 오산공군부대에 파견되어 근무하던 미군이 미국으로 다시 복귀했다가 한국인 여자친구와 결혼하기 위해

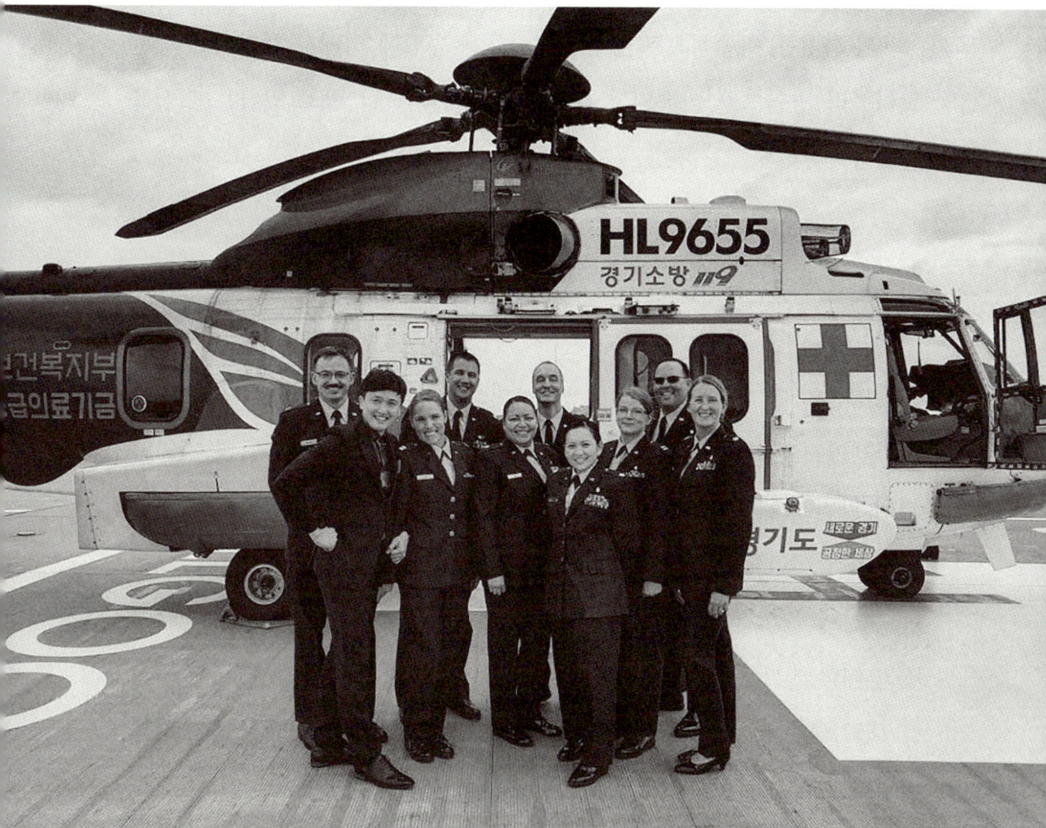

미국 공군 환자수송헬기 앞에서

휴가 차 방문했던 시기에 뇌출혈이 발생했던 일입니다. 그는 서울시립 보라매병원에서 수술 후 입원하였는데, 의식이 회복되었을 때 대사관직원이 중환자실을 방문하여 결혼서약을 맺도록 도와주었습니다. 그리고 함께 했던 의료진들이 축하해주었으며, 저도 결혼식의 증인이 되어 주었죠. 이 환자는 최종적으로 중증케어항공 후송팀에 의해서 하와이에 있는 트리플러 병원으로 이송되었고, 회복 및 재활을 잘 받고 있다는 소식을 들었습니다.

오직 간호사만이 할 수 있는 일

대학병원의 청소직원이라도 알면 서비스가 달라진다는 우리나라 병원 시스템에서 의료인이 되어서 병원, 학교, 부대, 보건소, 기업 및 지역사회의 일원이 된다면 그 영향력은 적지 않을 거에요. 흥미를 찾기 어려운 부분이 있더라도 공부를 하다 보면 간호사로서 간호학문에 매력을 느끼는 순간이 올 것입니다. 국가고시를 통과하여 면허취득을 목표로만 두지 말고 대학생 때 할 수 있는 많은 활동과 인생 경험을 위해서 기꺼이 시간을 내고 충분히 미래에 대해 고민해보고 분명한 해답을 갖고 시작하기를 바랍니다.

의료선진국으로의 취업을 차근차근 준비하는 것도 필수라고 생각해요. 한국간호사 면허를 취득한 뒤에 NCLEX 시험을 준비 및 패스하고, 비자 스크린을 위해 영어점수를 취득해 놓는다면, 언젠가는 해외간호사로서의 활약을 펼칠 수 있는 길이 열릴 것입니다. 중동지역을 비롯하여 미국, 호주, 영국 등 나이 제한 없이 영어와 경력이 뒷받침된다면, 이민

생활하기 아주 유리한 것은 변하지 않는 분명한 사실이에요. 세계는 넓고 우리의 간호를 기다리는 환자들은 많습니다. AI가 많은 것들을 대체할 미래에도 인간의 마음을 다루는 정서적인 간호는 오직 간호사만이 할 수 있어요. 또한 간호사는 생명의 시작과 마지막을 함께 할 수 있는 직업이며, 사람의 일생, 삶과 죽음 사이에서 소중한 순간을 함께 하는 중요한 사람임을 기억하길 바랍니다.

2

산업간호는 질병치유의 도움닫기

한화토탈 보건관리과 과장,
직업건강협회 보령서사지부 지회장
이경하

간호학은 질병치유의 도움닫기입니다

어렸을 때부터 어머니께서는 늘 몸이 아프셔서 병원을 자주 다니셨습니다. 어린 마음에 "다른 집 엄마들은 안 그런데 왜 우리 엄만 매일 아플까?"라고 생각하며 저도 모르게 서서히 어머니를 간호해야겠다는 생각을 하게 되었어요. 그것이 간호학을 전공하게 된 계기입니다. 간호대학에서 '지역사회간호학'을 접하면서 사업장 간호사(보건관리자)가 있다는 것을 알게 되었고, 그때부터 묘한 감정에 쌓여 사업장 간호사가 되기 위한 기반을 쌓기 시작했죠.

사업장에서 근로자들에게 친화적 진료서비스를 하기 위해 그에 맞는 자격증을 따는가 하면, 운동사, 응급구조사, 사회복지사, 상담치료사, 아로마 세라피스트 자격증 등 무려 24개의 자격증을 취득했습니다.

사업장 보건관리자는 많은 것을 알아야 합니다

기본 응급처치는 물론 상담자가 되기 위해서는 그에 맞는 기본적인 소양을 갖춰야 해요. 사업장 보건관리 공부를 하다 보니, 제 성격과 많은 부분이 일치하는 걸 발견했습니다.

참고로, 저의 장점은 강한 친화력입니다. 무엇보다 근로자를 가족처럼 대한다는 소리를 많이 들었고, 뛰어난 공감능력으로 '세심한 부분까지 케어한다'는 평을 받고 있어요. 그로 인해 근로자들은 한층 마음의 여유를 가지고 근무할 수 있고, 이런 것들은 곧 질병치유의 도움닫기가 될 수 있어 얼마나 다행인지 모릅니다.

산호학과에 입학하여 가장 먼저 들어간 동아리는 적십자 봉사동아리였어요. 이곳에서 처음으로 농어촌 의료봉사를 시작하면서 봉사다운 봉사단체를 알게 되었습니다. 봉사에는 늘 진심이 우선적으로 담겨 있어야 한다고 했어요. 본인에게 어떤 이익이 있을까를 따지기보다는 이웃과 사회에 대한 책임감을 가지고 스스로가 주체가 되어 꾸준하고 지속적으로 실천해야 한다는 것도 배웠죠. 이렇듯 저의 대학시절은 봉사로 인해 참으로 많은 것을 꿈꾸게 되었습니다.

특히 기억나는 것이 하나 있는데요. 당시 방글라데시에 거주하는 '자

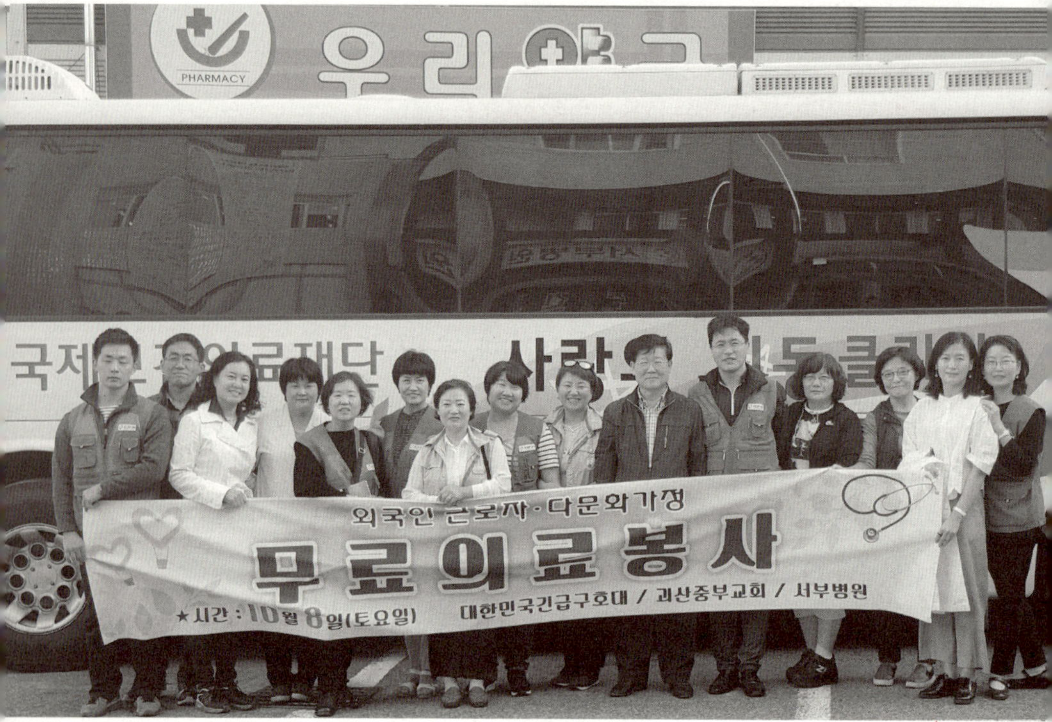
PHARMACY
외국인 근로자·다문화가정
무료의료봉사
★시간 : 10월 8일(토요일)
대한민국긴급구호대 / 괴산중부교회 / 서부병원

무료의료봉사 현장

한프루' 학생들을 위해 우리 학생들의 기부금과 모기업의 도움으로 학교를 지어주었던 일입니다. 나아가 열악한 학교 시설을 고쳐 공부할 수 있는 환경을 만들어 주었고, 전기가 없어 공부에 지장을 받았던 아이들에게 전구를 밝혀 공부를 할 수 있게 만들었어요.

이로 인해 학생들은 물론 학부모들까지 감사하다는 말을 했을 때, 그때는 정말 가슴이 벅차 울컥했던 생각이 나네요. 우리가 그 아이들에게 준 것은 단순한 학교 건물이 아닌, '미래에 대한 희망'을 선물한 것입니다.

누군가 저에게 봉사가 무엇이냐고 묻는다면, 저는 '봉사란 도미노'라고 대답할 거에요. 그것은 결국 돌고 돌아 도움을 준 자신이 또 다른 타인으로부터 도움을 받는다고 생각하기 때문이죠. 봉사를 하다 보면 '내가 누군가에게 도움을 주는 것이 아니라, 오히려 더 많은 것을 배우고 얻어 간다'는 생각을 참 많이 하게 됩니다.

간호사는 업무를 하고 있는 와중에도 끊임없이 공부해야 한다고 생각해요. 저는 한때 병원에서 3교대 근무를 하면서도 서울에 있는 대학교에서 상담심리를 공부했어요. 그러던 중 결혼을 하게 되었고 남편의 직장으로 인해 충남 서산이라는 생소한 곳에서 다시 병원 중환자실 수간호사로 일했습니다. 현재 다니고 있는 사업장은 수간호사 시절, 보건관리자 공채 공모를 보게 되었고, 평소 꿈꿔왔던 산업체에서 다시 한번 도전을 하자는 심정으로 지원하여 입사하게 되었어요.

산업체 근무는 늘 노심초사하는 마음으로 바쁘게 움직여야 합니다. 그러던 차 입사 후 얼마 되지 않은 어느날, 친정 어머니께서 뇌졸중으로 쓰러지셨고, 편마비로 인하여 어머니는 행동의 제약을 받으셨어요. 어머니를 돌봐주실 분이 절실히 필요했습니다. 그때 당시에는 부모님을 요양원에 모시는 분위기가 아니었죠.

저는 당시 어머니의 병환으로 인해 요양원을 해야겠다는 생각을 하게 되었습니다. '내가 만약 요양원을 한다면, 설마 딸집에 간다고 생각하지 않을까?'라는 단순한 생각에 서울에 있는 대학의 사회복지학과 석사과정을 다시 하게 되었어요. 하지만 어머니는 저를 기다려 주시지 않고 결국 하늘나라로 가셨어요. 돌아가시기 며칠 전, 어머니께서는 유언처럼 "요양원 하지 말고 지금처럼 봉사하며 살았으면 좋겠다."는 말씀을 하셨습니다.

저는 사업장 보건관리자로 근무를 하면서 산업안전보건법과 유해화학물질 관련 작업환경 등 너무나 많은 부분을 배우고 익혀야 했어요. 특히 삼성토탈에서 한화토탈로 사업장이 바뀌면서 '나를 위한 투자는 뭘까?'를 곰곰이 생각해보는 계기가 되었습니다.

20여 년간 근무를 하면서 '사업장에 대해서는 내가 그 누구보다도 많이 알고 있다'고 생각했는데 그것은 저의 착각이었어요. 일을 하면 할수록 알아야 될 것과 알고 있어야 되는 것들이 참으로 많았습니다. 박사과정에 입학하고 싶어 알아본 결과, 서산에 있는 대학교에 보건학 박사 과정이 개설되어 있음을 알았고, 다시 한번 도전한 결과 학위 수여를 받을 수 있었어요.

앞으로도 배워야 할 것들이 많아요. 업무 또는 업무 외의 일일지라도 기회가 주어진다면 꾸준히 배움의 길을 갈 것입니다.

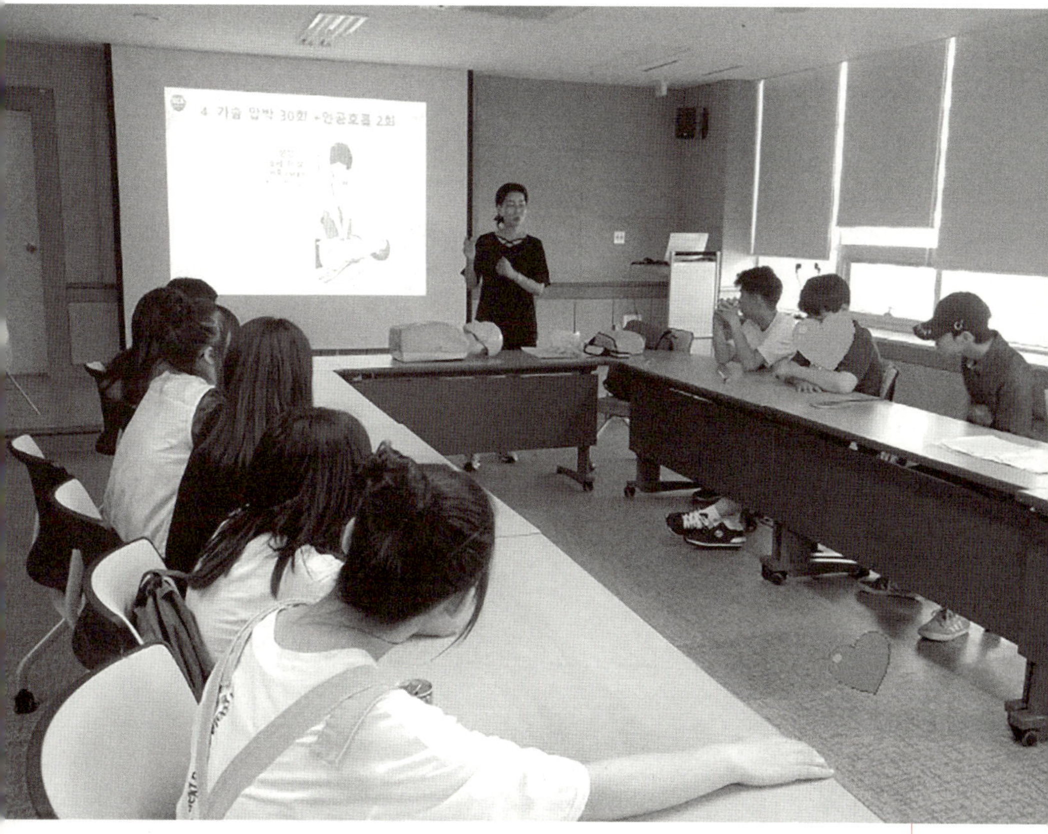

산업장 보건 교육 중

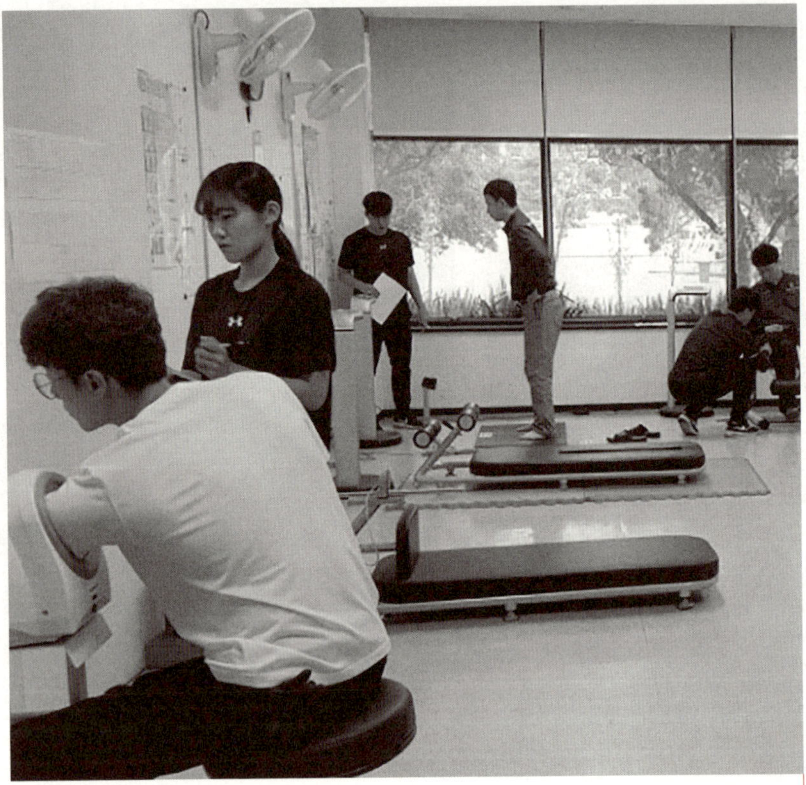

근로자 건강검진

현재 저는 사업장에서 보건관리를 하고 있습니다

현장의 작업환경측정으로 소음관리 및 유해화학물질 검토를 실시하고 있으며, 노사공동으로 추진하는 업무는 주로 네 가지예요.

첫째, 건강증진활동으로 연도별 건강증진 프로그램 운영, 건강진단 실시, 건강증진 시설 이용지원, 뇌 · 심혈관질환 예방, 근골격계질환 예방, 직무스트레스 관리, 교대작업자 관리, 야간작업자 관리 등을 실시하고 있습니다.

둘째, 안전작업문화 정착으로 무재해 운동 추진, 노사 합동안전점검 테마운영, 안전보건 홍보캠페인 등을 실시하고 있습니다.

셋째, 안전보건교육 내실화를 위하여 외부 전문강사 초빙, 분야별 특성화 교육, 안전보건 소식지 및 사고사례를 실시하고 있습니다.

넷째, 건강관리 지원, 자가측정기 설치 및 운영, 전문의 초빙 상담, 사내 물리 · 운동 · 심리 치료를 실시하고 있습니다.

가장 기억에 남은 일은 무엇보다 사람을 살리는 일입니다

제조업의 특성상 화학 공장이다 보니 화상 사고나 추락 등 대형사고가 발생합니다. 사실 제 업무는 "사람을 살리는 일"입니다. 누구든, 어떤 환경에 있든, 저는 사람을 살려야만 하는 의무를 가졌죠.

몇 해 전, 근무시간에 "사람이 갑자기 쓰러져 일어나지 않는다"는 다급한 전화가 왔습니다. 저는 제일 먼저 앰뷸런스를 부른 다음, 급히 응급장비를 챙겨 현장으로 달려갔어요. 협력사 직원이었던 환자는 심근경색으로 인해 이미 의식을 잃었을 뿐만 아니라 호흡도 약해져 가고 있었습니다. 동료의 도움을 얻어 응급처치를 한 후, 즉시 가까운 병원으로 환자를 이송했지만 그곳에서는 좀 더 큰 병원으로 가라고 권했고, 저는 다시 신속히 서산 소재의 종합병원 응급실로 환자를 후송했어요. 이 환자는 심폐소생술로 다시 태어나 현재 건강하게 생활하고 있습니다.

이처럼 사람을 살릴 수 있었던 일이 가장 기억에 남아요.

사업장에는 여러 부서가 있습니다. 특히 간호사라는 직업은 안전부서에서도 보건을 담당하기 때문에 혼자 근무합니다. 그렇다 보니 어떤 일을 하더라도 금방 눈에 띄는 일들이 많아요.

장점이라면 신뢰가 쌓이면 모든 분들의 '존경 대상'이 되기도 한다는 것이죠. 하지만 사람의 생명을 다루는 업무이기 때문에 응급상황 시 응급구조 및 병원 인프라가 가장 중요해요. 서산은 아직 완벽한 시스템이 갖추어지지 않아 환자분에게 더딘 치료가 우려될 때도 있습니다. 이러한 부분이 가장 어렵습니다.

간호사를 꿈꾸는 이들에게 해주고 싶은 이야기는 사업장에서는 혼자 하는 업무보다 근로자와의 코워크(co-work)가 무엇보다 중요하다는 것입니다. 특히 간호만으로는 수많은 일들을 처리하지 못할 때가 많아요. 이때는 반드시 독단적으로 하는 것을 자제하고 반드시 다른 분들에게 도움을 청하세요. 또한 끊임없이 공부하고 도전하면서 실력을 갖추기를 바래요.

반드시 여러분들에게도 좋은 기회가 올 것이라 생각해요.

3

나이팅게일의 숭고함을 산업현장에서 풀어내다

이랜드 건강증진실 실장

황연숙

큰 꿈이 있어서 간호사가 된 것은 아니었지만

모태신앙으로 항상 엄마의 기도 소리를 들으며 살았던 저는 8살에 아버지가 돌아가셨어요. 하지만 항상 기도로 우리 사남매에게 하늘에 계신 아버지를 의지할 수 있도록 신앙에 길을 열어주신 엄마의 덕분에 아버지의 부재를 잘 모르고 자랐습니다.

하지만 경제적으로 어려웠기 때문에 엄마는 항상 돈을 벌기 위해 회사를 다니셨고, 때론 퇴근 후에도 남의 집 냄비를 닦는 일을 하는 등 여러 가지 일을 하시면서 우리 남매를 키우셨어요. 이렇게 세상에서 최고로 고단하게 사셨던 엄마가 회사에서의 가스 폭발로 인해 전신 60% 화상을 입게 되셨습니다. 청천벽력 같은 일이었어요. 우리 사남매는 공부도, 학교 가는 것도 아무 것도 할 수 없었어요. 고등학생이었던 나는 언니와 함께 엄마를 돌보았고 엄마의 회복에 도움이 된다면 물불을 가리지 않고 하려고 했죠. 악몽 같은 시간이었어요. 그렇게 시간은 흘러 엄마는 회복은 되셨지만, 화마에 일그러진 얼굴은 비참했어요. 사람들의 따가운 눈초리 쑥덕거림 당시 40대였던 엄마는 무척 힘들어 하셨습니다.

어느 날 학교에서 집으로 돌아오는 길에 사람들을 피해 차 옆에 가만히 숨어 계시는 엄마의 모습을 보고 가슴이 너무 아팠어요. 학교를 졸업해서 돈을 벌어 엄마를 도와 드리고 싶은 마음이 강하게 들었죠. 불쌍한 우리 엄마….

그런데 당시 나는 인문계 학교를 다니고 있었기 때문에 선생님께서는 당연히 내가 대학을 진학할 것이라고 생각하고 계셨습니다.

하지만 엄마의 슬픈 모습을 목격하게 된 후부터 나는 공부도 하지 않고 늘 잠만 잤어요. 학교에서도 가능한 말도 하지 않고 잠만 잤죠. 선생님과 친구들은 나의 변화가 그저 사춘기를 보내고 있는 것이라 여겼습니다. 평소 성격이 직선적이셨던 엄마였기에 엄마에게 혼날 각오를 하고 잠만 잤어요. 그러나 엄마는 나를 꾸짖거나 야단하시기보다 병원에서 경험하셨던 일, 간호사 선생님들과 나누었던 대화, 엄마가 보시기에 존경스러웠던 선생님들의 행동들을 계속 이야기하셨어요. 처음에는 엄마의 이런 행동을 이해할 수 없었습니다. 그러던 어느 날 엄마께서 우리 연숙이가 간호사가 된다면 정말 예쁠 거야 하시면서 눈물을 살짝 흘리셨어요.

돈이 없어 스스로가 먼저 대학을 포기하고 있는 딸의 모습과 선뜻 등록금을 주겠다고 말을 할 수 없는 엄마의 처지가 너무 슬펐다고, 내가 간호사가 된 후에 이야기를 해 주셨어요.

흘려들었던 엄마의 이야기가 대학 등록금을 스스로 벌어서 대학을 진학해야겠다는 결심을 갖게 하였어요. 엄마가 원한다면 뭐든지 할 수 있었죠.

큰 꿈이 있어서 간호사가 된 것은 아니었지만, 엄마의 기도와 바램으로 간호사가 되었고 항상 엄마의 기도와 응원을 받으며 병원 근무를 하였습니다. 나의 첫 직장이었던 아주대학병원 중환자실에서 화상을 입어 일그러진 얼굴을 한 엄마와 같은 환자를 본 순간, 내가 왜 간호사가 되었는지 깨닫게 되었어요. 내가 간호사가 된 것은 엄마의 이야기와 하소연이 아닌 성직자의 소명과 같은 콜링이었다는 것을 알게 되었죠. 그 날 이후로 나는 간호사가 된 내가 너무 자랑스러웠고 행복했어요.

다른 사람들은 시간을 내고 돈을 드려 봉사를 하지만, 간호사인 나는 돈을 받으면서 봉사를 하고 있었고 환자와 보호자에게 희생과 헌신을 한다는 이유로 무조건적인 존경도 받게 되었습니다. 간호사는 그런 직업이었어요. 너무 자랑스러웠습니다.

나이팅게일의 숭고함

간호대학에 입학한 후, 나는 등록금을 벌어야 했기 때문에 수학 과외를 했습니다. 아르바이트로 인해 다양한 활동에 참여할 수는 없었지만, 성실한 자세로 간호사가 되기 위한 노력을 했습니다. 이런 나의 모습을 보고 지도교수님도 아니셨던 교수님까지도 항상 응원을 해 주셨어요. 학과 공부는 생각보다 어려웠지만 재미있었습니다. 실습도 요즘보다는 적극적으로 할 수 있었어요. 환자를 만나는 것도 신나고 행복했죠. 간호사로서 소명감을 갖게 된 마음의 싹이 간호대학교에서 시작된 것이라고 할 만큼 소명감 훈련도 받았습니다.

수업시간에 나이팅게일의 숭고함을 가르쳐주시고, 학생 한 사람, 한 사람을 위해 기도해 주시는 교수님도 계셨습니다. 여러 교수님 중 아동 간호학을 가르치셨던 교수님은 항상 저를 불러 어려움이 있는지 살펴주셨어요. 이 교수님께서 아주대학병원 입사를 추천하셨어요. 당시 아주대학교병원은 새로 신설된 대학병원이기 때문에 특공채 1기 모집을 하고 있었죠.

저는 아주대학교병원 특공채 1기로, 대학을 졸업하지도 않은 3학년 11월부터 트레이닝을 받았습니다. 자랑스러워하시고 응원해 주시던 교수님들의 모습이 아직도 선명하게 떠오릅니다.

포기할 수 없는 간호사의 전문성

아주대학교병원에서 시작된 나의 간호사로서의 직장생활은 결혼을 한 후에도 계속되었어요. 당시만 해도 결혼 후에는 가정에서 살림을 하며 아이를 키우는 것에 치중하는 것이 보편적이었어요. 하지만 나는 어렵게 배우고 익힌 간호사로서 전문성을 포기할 수 없었죠. 투석 전문 간호사로서 25년간 근무하였으며, 200병상의 병원에서 총괄 부장으로 근무를 했습니다. 나에게 있어서 간호사는 늘 하나님께서 주신 소명이었기에 너무 소중했어요. 그래서 대학을 편입하여 다시 간호학 학사를 취득하였습니다. 포기하지 않고 석사, 박사로 이어져 계속 공부를 하였습니다. 비

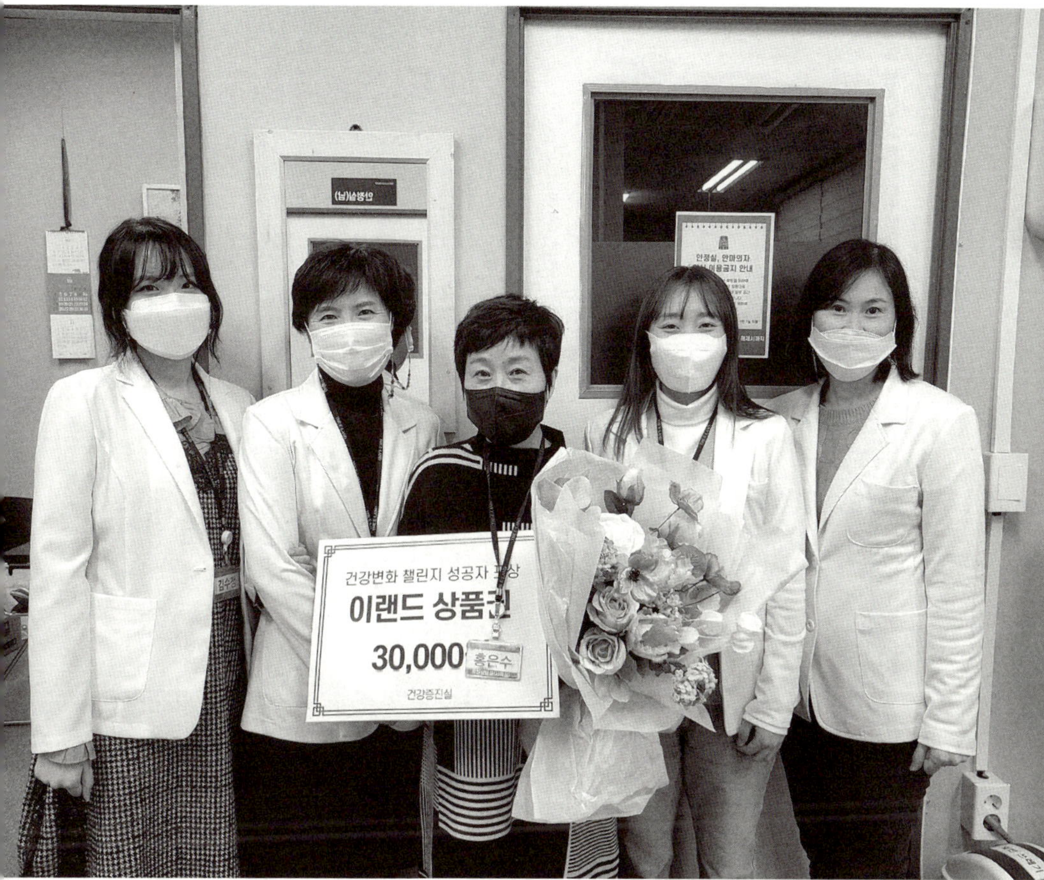

자랑스러운 순간

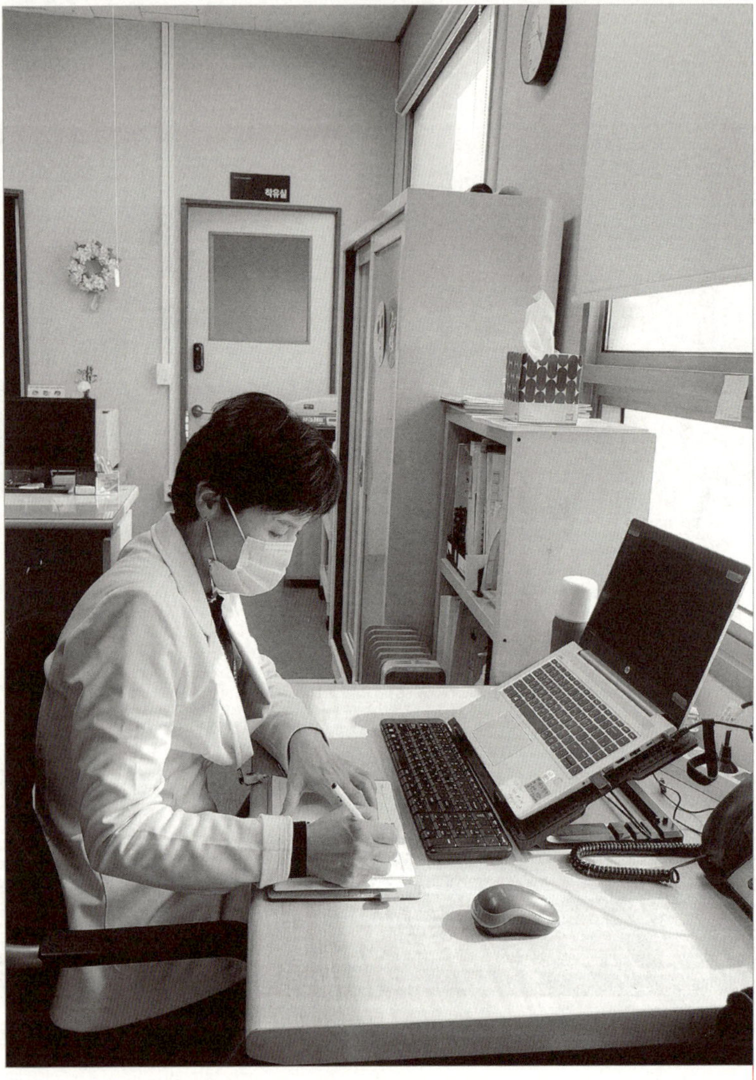

근무지에서

록 대형 병원은 아니지만, 실력 있는 간호사에게 간호를 받았다는 인정을 환자에게 받고 싶었어요. 그래서 아이들을 키우면서 직장생활과 공부를 병행하는 것이 힘들어도 견딜 수 있었죠.

현재는 이랜드 건강증진실에 입사하여 근무하고 있습니다.

이곳에서 질병으로 노출되기 전 예방하고 건강증진을 할 수 있도록 교육하고 조직의 리더로서 타조직과 소통을 하고 있어요.

간호사의 능력은 과연 어디까지일까? 정말 훌륭한 직업군의 사람들이고 대단하다는 인정을 받고 싶습니다. 그것은 간호사의 실력을 인정하는 것뿐 아니라, 우리가 가지고 있는 소명감의 인정이라고 생각해요.

이 소명감이 간호사인 나를 다시 간호사로서 일하게 하고 반듯한 모습으로 일하게 해줍니다. 오늘도 이랜드 건강증진실에서 코로나19와 함께 우리 직원들이 건강하게 일할 수 있도록 교육하고, 예방하고 주변을 살피면서 간호사로서 일하고 있어요. 나는 만약 다음 생이라는 기회가 생긴다고 해도 다시 간호사가 되고 싶습니다. 나는 간호사인 나를 사랑하고 축복해요.

아무나 할 수 없는 일, 간호사

간호사라는 직업은 아무에게나 허락되지 않는 직업이라고 생각해요. 사람이 할 수 있는 직업 중에 최고 직업이라고 할 수 있습니다. 한 사람의 생명을 구하기 위해 노력하거나 희생한 사람을 영웅이라고 불리지요. 간호사는 수백 명의 생명을 살리고 회복시켜 다시 그들의 삶 속으로 돌려보내 주고 있어요. 생각만 해도 자랑스럽고 온 몸에 전율이 일어납니다.

우리의 직업은 그 무엇과도 바꿀 수 없는 숭고함과 소명이 있다는 것을 말해주고 싶어요. 많은 어려움과 시련이 있다고 해도 하나님께서 주신 이 훌륭한 소명과 목적을 향해 나아가길 바랍니다.

간호사로서 다른 이에게 행하는 간호는 성스럽고 축복된 것이며, 허락된 최고의 사랑임을 잊지 말고 씩씩하고 현명한 사랑 많은 간호사가 되길 기도합니다.

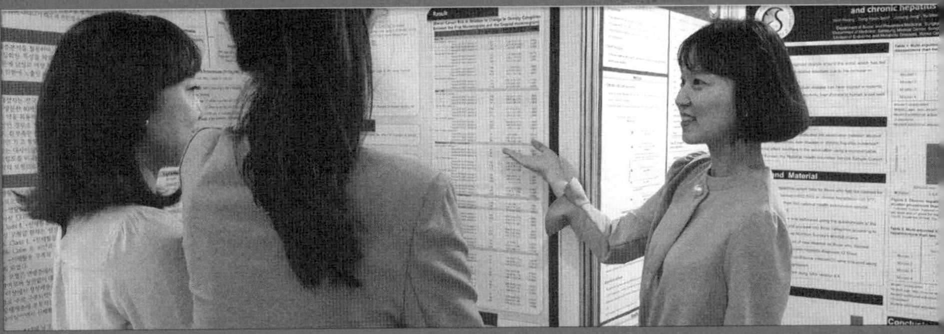

5장

연구

김노을 : 한국건강증진개발원 국가금연지원센터 지역금연팀 주임전문원

박선미 : 군포지샘병원 자연치유센터 센터장

임덕상 : CRScube Inc. Chief Operation Officer

1

더 넓은 시야를 가지고 싶으면 도전해! 보건분야

한국건강증진개발원 국가금연지원센터
지역금연팀 주임전문원
김노을

인생의 첫 도전, 국군간호사관생도가 되다

본격적인 입시과정을 앞두었던 고등학교 3학년 때까지 제 꿈은 초등학교 때부터 가장 일반적인 장래희망이었던 '선생님'이었어요. 사실 뚜렷하게 장래에 무엇이 되고 싶다는 생각을 못하고 있었던 거죠. 그러던 중 소방공무원으로 평생을 헌신해 오셨던 아버지께서 제가 고등학교 3학년의 어느 날 '국군간호사관학교'에 진학해보지 않겠느냐고 추천을 하셨어요. 사실 어렸을 때, 우연히 보았던 여군에 관한 TV 다큐멘터리에서 여군들이 훈련을 하며 진흙탕 범벅이 된 복장을 하고 그들의 힘겨워 보이는 표정이 잊혀지지 않았기 때문에 절대 군인이 되지는 말아야지 다짐했었거든요. 그래서 아버지께서 추천을 하시자마자, 그럴 일은 절대 없을 거라고 장담을 했어요.

그런데 몇 주 후, 학교에서 '선배와의 만남' 시간이라고 하여 강당에 모이니, 제복 차림의 선배가 강당 위에 서 있었습니다. 국군간호사관학교 생도였어요. 위풍당당했던 선배의 모습이 왠지 인상적으로 남았는데, 친구가 마침 함께 지원해보자고 하더라구요. 지금껏 살면서 전혀 생각이 없던 중에, 은연 중 아버지 추천도 있었겠다, 3차까지의 시험에 합격해야 하기에, '우선 도전이라도 해볼까?'라는 마음으로 원서를 냈어요. 사실 문과라서 이전에는 전혀 생각지도 못한 간호학과의 길을, 그저 생도가 되어보겠다는 목표로 시작했던 제 인생의 첫 도전이었어요.

1차 필기시험은 운 좋게 합격했고, 2차 시험은 가장 난코스라는 체력측정이었어요. 체육시간에만 겨우 몸을 움직이던 제게 윗몸 일으키기와 팔굽혀펴기, 오래달리기(1.5km)는 막연하고도 막역한 도전과목이었죠. 학교에서 하는 체육대회에서 대표로라도 한 번 뛰어본 적이 없었으니까요. 그래서 사실은 통과 못하겠다는 반 포기 상태로 체력측정을 했는데, 다행인지 경쟁자들 또한 저와 비슷한 상태였던 것 같아요. 기억에 남는 것은 가장 어려웠던 팔굽혀펴기를 위해 아버지께서 집에서 연습할 수 있도록 간이 장비를 만들어주시고 제게 어설픈 특훈을 시켜주셨는데, 덕분에 실전에서 저의 팔굽혀펴기는 모범 사례로 꼽힐 정도로 다른 사람들에게는 강렬했나봐요(웃음). 그전엔 단 1개도 하지 못했던 팔굽혀펴기를 생각하면, 지금 생각해도 처음으로 체력적으로 뿌듯했던 순간이에요. 아마 도전해보지 않았다면 모르고 살았을 나만의 뿌듯함이지요. 누구나 소소하더라도 자신도 몰랐던 재능, 실력 혹은 본때가 있을 거라는 생각은 인생에서 큰 자신감인 것 같아요. 그러니 일단 마음먹은 일에는 도전해 보세요. 한 번의 성취감이 더 큰 힘을 줄 거라고 믿어요.

국군간호사관생도기

국군간호사관학교는 처음 들어온 날부터 저에게 호락호락하지 않았어요. '가입교'라고 하여, 본격적으로 입학하기 전, 갓 성인이 된 저와 동기생들은 모두 집을 떠나 기숙사 생활을 하면서 4주간의 군사훈련을 받아야 했거든요. 20살의 나이에 처음으로 부모님과 떨어져서, 동시에 새로 생긴 '동기'들과 의지하며, 전투복을 입고 전투화를 신고 행군을 하고 사격을 하며, 그 순간에 "아, 내가 이렇게 군인이 되는구나." 싶었어요. 노을을 바라보며 행군을 할 때에는 감성에 빠져들어 한층 더 진지해져서 "내가 이 나라를 지켜야지."하고 다짐하기도 했어요. 이후에도 1년에 2번씩(여름방하, 거울방학) 2~3주간의 군사훈련이 있었는데, 일반 대학에서의 MT(membership training)는 우리에게 Military Training이라는 우스갯소리도 했었죠.

제게 '훈련'하면 떠오르는 기억은 혼자서는 견디기 어려웠지만 동기생들과 함께하면 해낼 수 있었다는 기억이에요. 가장 혹독했던 훈련을 돌이켜보자면, 아마도 생도 3학년 때의 유격행군이었던 것 같아요. 유격행군을 가기 전날에 아주 슬펐던 기억이 아직도 선명하게 나네요. 부모님과 통화하면서 마치 전쟁에 나가는 느낌까지 들었거든요. 유격훈련은 한 여름에 유격장에서 일주일 동안 하는 훈련인데, 유격행군은 경북 영천시에 있는 3사관학교에서 유격훈련장까지의 40km를 완전무장한 상태로 행군하고, 5일간 유격훈련을 하고난 후, 다시 3사관학교까지의 40km를 행군하는 훈련이에요. 그러니까 왕복거리를 합하면 총 80km 행군이지요. 사람의 걷는 속도가 시간당 약 4km라고 하니까 한번에 40km를 걷는다면 대략 10시간을 걷는 거죠, 그것도 약 25kg에 가까운 완전무장을 한 상태로 말이죠. 3학년이 되기 전까지 "생도생활 중 가장 혹독한 훈련이 유격행군이다"라는 말을 전설처럼 들어서인지, 저와 동기들은 막연한 두려움과 걱정을 한가득 안고 훈련을 시작했어요. 하지만 역시 동기들과의 단합된 힘이 그 힘든 시간을 견디게 해 주었던 것 같아요. 총 80km의 행군 중에 전투화를 신은 발에 물집이 잡혀서 쓰라리고, 양 다리는 걷기는 걷되 더 이상 내 것이 아닌 것 같은 아득한 순간이 종종 찾아왔고, 그래서 "언제 뒤따라오는 앰뷸런스를 탈까", "언제 쓰러져야 할까." 등을 생각하며 포기하고 싶은 순간이 매순간이었어요. 그래도 가장 힘이 됐던 순간은 동기들과 다 함께 군가를 부르며 새벽 공기를 마시고 정신적으로 서로 의지했던 때였고, 드디어 출발지에 도착했을 때는 저절로 눈물이 났고, 그 성취감과 보람이 쓰나미처럼 밀려왔던 기억이 나네요. 그 기쁨이 얼마나 컸던지 유격훈련을 마치고, 바로 이어진 달콤한 3주간의 여름방학에는 친한 동기와 함께 배낭여행으로 첫 해외여행을 다녀오기도 했답니다. 한껏 물집 잡힌 발로요.

물론 일반적인 간호대학생이라면 이런 훈련을 거치지는 않겠지만, 만일 군인에 관심이 있다면 대학을 졸업하고도 '학사장교'라는 제도가 있으니 한번 도전해보는 것도 좋을 것 같아요. 학사장교의 경우에는 일정 기간의 훈련을 거쳐 3년 동안 의무복무를 하게 돼요. 학사장교 친구들과는 장교가 되는 과정은 다르지만, 군병원에서는 간호장교로서 함께 근무를 해요. 저는 그 친구들과 서로 다른 대학시절을 공유하면서 재밌게 어울려 지냈던 기억이 나네요. 물론 요즘에는 군병원보다는 사단의무대에 파견되어 근무하는 경우가 많다고 하니 알아두시면 좋을 것 같아요. 만일 의무복부 기간인 3년보다 더 오랫동안 복무하기를 원한다면, 면접 등을 거쳐 시험에 통과해야 합니다. 그 부분도 관심이 있다면, 더 알아보시기를 추천합니다.

국군간호사관학교에서의 생활은 군사훈련으로 인한 짧은 방학과 주말에만 외출과 외박을 할 수 있는 의무적인 기숙사 생활을 제외하고, 대부분은 일반적인 간호학과 생활과 비슷해요. 학교생활의 가장 큰 부분을 차지하는 이론 강의와 임상실습이라든지, 의료봉사 활동의 경험이라든지 일반 학과보다 수업이 많고 이수해야 하는 교과목이 대부분 정해져 있어서 마치 고등학교 시간표와 같다는 것, 병원이나 보건소 등의 의료기관에서 실습을 하는데 실습생으로서의 눈치 보기나 피곤함 같은 것들까지… 그래도 이론으로만 접했던 환자들을 직접 마주하니 책에서만 공부했던 것들이 생생하게 기억에 잘 남았고, 실습생이지만 환자들에게 도움이 되는 일을 조금이라도 한 날에는 은근히 보람차기도 했어요. 간호학과에서는 이론과 실습을 함께하다 보니, 사실 다른 과를 가보지는 않아서 장담할 수는 없지만, 대학시절을 알차게 보낼 수 있는 전공 중 하나일 거라고 생각해요.

국군간호사관학교에서는 훈련과 강의, 실습 외에도 방송부, 꽃꽂이부, 사물놀이부 등 다양한 동아리 활동이 있었는데, 저는 사진부 활동을 했어요. 고등학교 때 마음이 맞는 친구들끼리 사진동아리를 만들어서 작은 사진전을 열었던 기억이 좋게 남아있었기 때문에 별다른 고민 없이 사진부를 선택했던 것 같아요. 그런데 마침 사관학교는 의무적인 기숙사 생활을 해야 하므로 평일에는 자유로운 외출이 제한되었는데, 사진동아리는 평일에도 단체로 근교에 출사를 갈 수 있어서 소소한 즐거움을 누리기도 했어요. 왠지 더 풍경이 아름다워 보이는 느낌이랄까요. 그리고 일반 대학교의 축제보단 정적(靜的)이라 재미가 없을 수는 있지만, 축제 때에는 동아리 선후배들과 사진전을 준비하면서 더욱 즐겁게 보낼 수 있었어요. 축제에는 부모님과 친구들을 초대해서 기숙사와 학교 곳곳을 구경시켜주며 보냈어요. 3학년 때는 동기들과 해물파전을 부쳐서 매출도 올리고, 그 수익의 일부는 좋은 일에도 사용하는 경험도 했답니다.

보건대학원 진학, 더 넓은 시야를 가지다

국군간호사관학교를 졸업한 후, 저는 간호장교로 6년간 국군수도병원과 국군대구병원에서 근무를 했고, 6년의 의무복무를 마치고는 바로 전역했어요.

학생시절에 간호학을 공부할 때도 지역사회간호학이 가장 흥미로웠고 재미있었던 과목이었는데, 그래서인지 간호장교로 근무하면서도 병원에서의 임상실무보다는 좀 더 넓은 시각에서 공부해보고 싶었기에, 전역 후에는 연세대학교 보건대학원에서 역학건강증진학과로 석사과정을 시작했어요.

간호학이 주로 사람 중심의 학문이라면 보건학은 인구집단에 대한 학문이라, 간호학과는 미묘하게 연결되는 부분이 있으면서도 다른 매력이

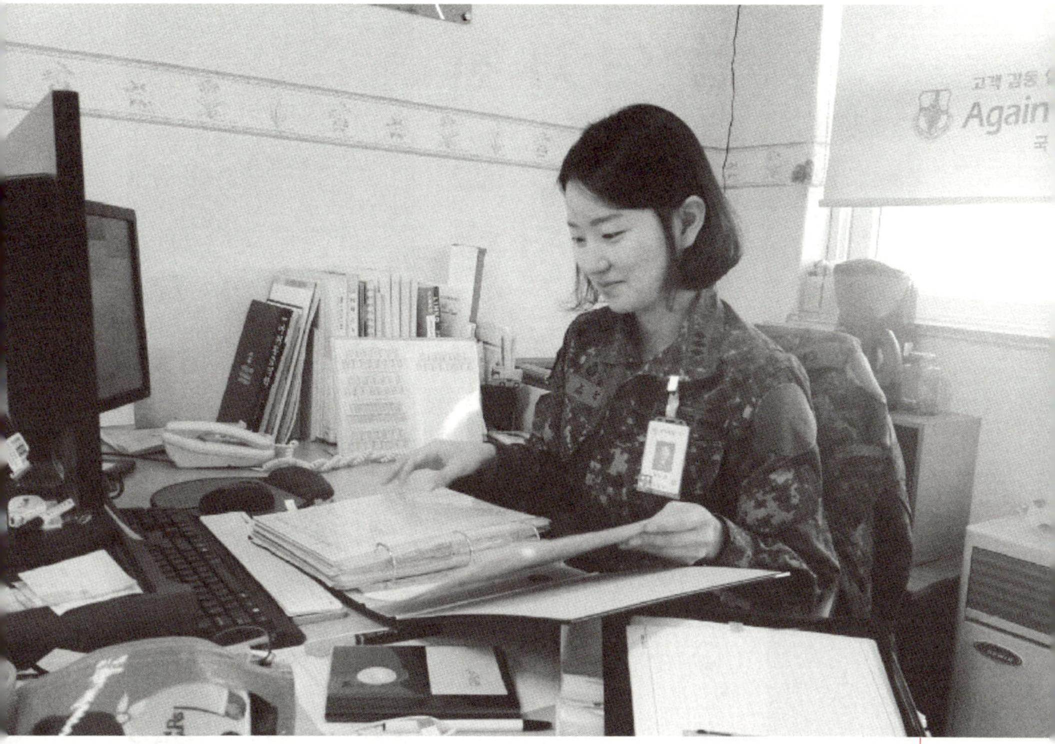

국군대구병원 간호장교 시절(2015년)

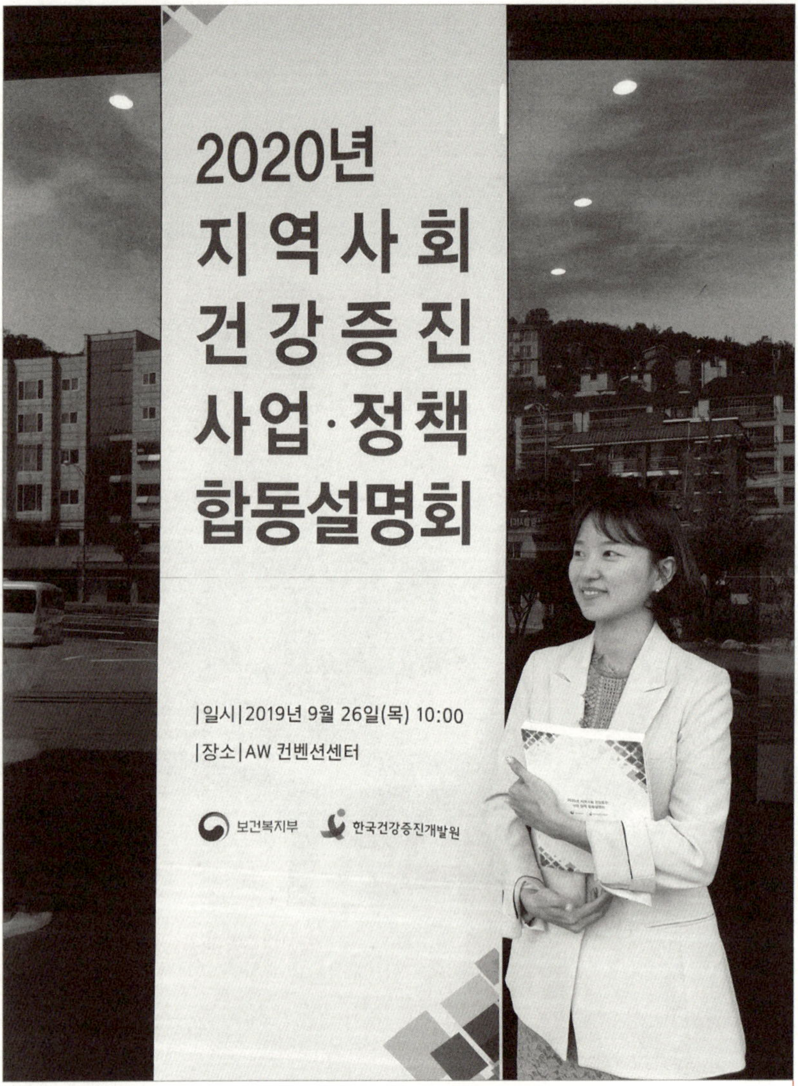
2020년
지역사회
건강증진
사업·정책
합동설명회
|일시|2019년 9월 26일(목) 10:00
|장소|AW 컨벤션센터
보건복지부
한국건강증진개발원

지역사회 통합건강증진사업 설명회에 참석하여(2019년)

있어서 흥미롭게 공부했어요. 이런 관심 방향이 비슷한 이유 때문인지, 주변에 많은 동기와 선후배들도 보건학 석사 과정으로 진학을 많이 하는 편이에요. 보건학 중에서도 보건정책, 국제보건, 보건통계 등 다양한 분야가 있으니 참고로 알아두시고, 관심 있는 분야에 향후 도전해보시는 것도 추천합니다. 대학원 석사 과정을 하면서 논문을 쓸 때가 가장 힘들었던 기억으로 생생하지만, 마침내 논문을 마쳤을 때의 성취감은 대단히 컸어요. 그래서 저는 대학 졸업 후 바로 임상 경험을 쌓는 것도 매우 중요하지만, 만일 임상실무가 익숙해지고 조금 더 공부하고 싶은 욕심이 생긴다면 간호학이든 보건학이든 또는 다른 관심 분야든지 대학원 과정에 진학하는 것을 추천하고 싶어요.

간호사에서 금연의 달인으로

석사학위를 받고 현재 근무하고 있는 곳은 보건복지부 산하의 공공기관인 '한국건강증진개발원 국가금연지원센터'예요. 국가금연지원센터에서는 다양한 국가금연사업을 관리하고 있는데, 그 중에서도 전국 보건소에서 이루어지는 금연사업에 대한 관리 및 운영지원 업무를 맡고 있어요. 보건소에서 하는 금연사업에 대한 지침 개발, 정책 및 제도 지원이라고 보시면 됩니다.

보건소는 지역사회 주민의 건강증진 및 질병예방을 위한 기관으로 지역사회의 가장 기본적인 보건을 지키고 있는 곳이에요. 누구나의 지역사회에 존재하고, 실제로 잘 접하지 못하더라도, 지역사회간호학을 배운다면 더욱 많이 들어봤을 거예요. 보건소 금연사업은 크게 금연클리닉 운영과 금연 환경조성으로 나눌 수 있어요. 금연클리닉에서는 6개월 동안 금연상담과 함께, 필요시 니코틴보조제 등을 제공함으로써 지역사회 내 흡연자에 대한 금연지원서비스를 제공하고 있어요. 또한 금연구역을 지정하고 관리하고 있는데, 관리자가 금연구역 시설을 제대로 관리하고 있는지, 금연구역 내에서 흡연행위 위반을 하는지 등을 점검하고 과태료를 부과하는 업무를 맡고 있어요. 우리가 일상생활을 하면서는 아마 잘 느끼지 못했을 지역사회의 건강을 담당하는 보건소가 있다는 사실~ 한번쯤 직접 방문해보시면, 생각보다 많은 기능을 하고 있는 고마운 곳이라는 것을 느끼실 수 있을 거예요.

이러한 보건소를 지원하기 위해 국가금연지원센터에서는 전국에 있는 보건소에 금연사업 지침을 내려주는데, 이 지침에 따라 각 보건소의 주요 금연사업 계획과 목표가 설정되기 때문에 중요성이 매우 커요. 특히 세부 지침은 매우 중요하고 생각지 못하게 파장을 가져올 수 있기 때문에 더 조심스럽게 관련 전문가와 지자체 의견 수렴을 통해 충분한 검토와 동의를 이루는 것도 중요하고요. 그래서 개정한 지침을 제작하여 전국 보건소와 국민건강보험공단, 지역금연지원센터 등 금연사업 유관기관에 배포해주고 나면, 마치 책을 한권 내는 것과 같은 뿌듯한 마음이 들더라구요.

또한 업무의 특징 중 전국 보건소의 금연사업 운영 및 관리 업무를 하다 보니 현장 모니터링과 기술지원을 위해 출장이 많은 편이에요. 아무래도 현장에 직접 찾아갈수록 탁상공론이 아닌, 각 지역사회의 실태와 건의사항 등을 생생한 목소리로 들을 수 있다는 장점이 있어요. 그러다 보면 지역별로 제한점이 많은데도 불구하고 주민들을 위한 다양한 건강

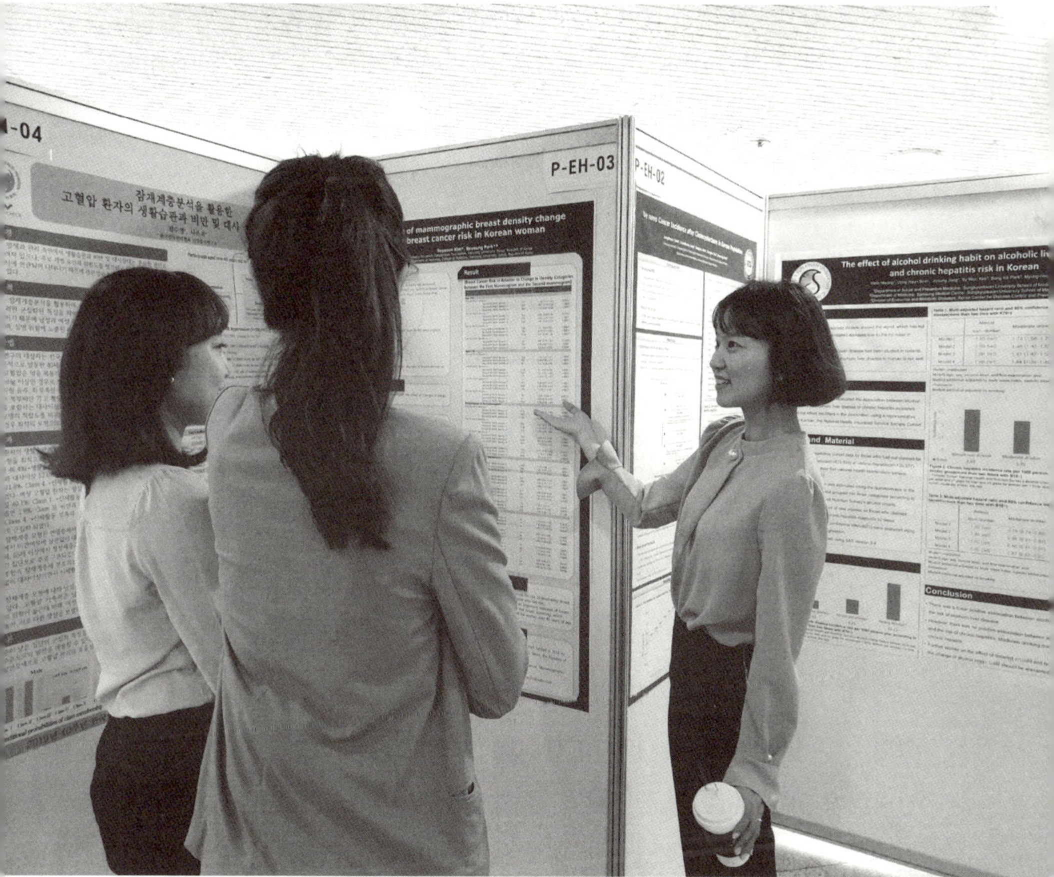

건강증진 관련 학회에 참석하여(2019년)

증진 사업들을 매년 고민해서 운영하는 현장에서 많이 배우기도 합니다. 특히 전국 보건소의 금연사업들의 세부 운영 형태는 각기 달라서 구체적인 사항들을 모니터링하고, 건의사항들을 수렴한 후 개선해주기 위해 노력하는 단계가 굉장히 뿌듯한 일이거든요. 또한 그 와중에 우수사례가 있으면, 다른 보건소에 공유해주기도 하고, 매년 우수 보건소에 대해서는 심사를 통해 세계금연의 날 행사에 포상을 하기도 해요.

국정감사의 추억

공공기관에서 처음으로 근무하면서 겪어봤던 사건이라면 특히 국정감사가 기억에 남아요. 보건복지부 국정감사와 더불어 보건복지부 산하 공공기관에 대한 국회의원 감사를 받는 기간이 있어요. 대략 9~10월경인데, 기관에 들어오기 전까지는 저에게도 국정감사란 사실 관심이 전혀 없던 일련의 이벤트였거든요. 그런데 공공기관에 들어온 첫 해, 그 중에서도 국회의원으로부터 요구자료와 감사가 집중되는 보건소 금연사업 업무로 인해서 신규직원임에도 불구하고 다양한 요구자료를 작성하느라 애를 썼던 기억이 생생해요. 나도 잘 모르는 사항에 대해서 낱낱이 파악하여 전달해야 하는 자료들을 작성하면서 사실 더욱 업무에 적응할 수 있었던 것 같기도 하다는 건 지나치게 긍정적인 생각이지만, 다행히 팀 전체가 협동해서 무사히 마무리 했답니다. 중앙정부에서 하는 일이 궁금하다면 국정감사를 눈여겨보세요. 각 부처와 기관에서 하는 일들을, 단지 인터넷 홈페이지에서나 일반적으로 파악되는 사항 외에, 현안과 그 세부적인 사항들에 대해서 아실 수 있을 거예요.

간호사를 꿈꾸는 그대에게

"간호는 예술이다." 간호학을 배우며 가장 기억에 남는 말이에요. 사람을 감동시키는 힘이 있는 간호는 제아무리 인공지능(AI)이 발달한다고 해도 꼭 필요한 직업군 중 하나라고 생각해요. 하지만 누구보다 알찬 대학 생활을 보낸 후 시작하는 임상도 만만치 않을 거예요. 생명을 좌우할 수 있는 임상 현장에 있다는 것은 그만큼 꼼꼼하고 예리해야 된다는 사실을 항상 가슴에 새겨두고 있어야지만 견딜 수 있을 거에요.

특히 간호학을 배우다 보면 참 많은 학문을 접하게 되는데 해부학, 약리학, 생리학에서부터 간호철학과 간호연구 등 굉장히 광범위해서 어떤 때는 이걸 정말 다 알아야 하나 싶을 때도 있었어요. 그런데 그만큼 참 많은 것을 얻어가는 학문이기도 합니다.

그런 덕분인지 관련 분야도 다양해서 병원 임상뿐만 아니라 다양한 진로를 생각해 볼 수 있다는 점은 장점이에요. 대학 동기와 선후배들이 전역 후에 현재 하는 일을 살펴보면, 심사평가원, 국민건강보험공단 등 다양한 공공기관과 보건교사와 보건소 또는 미국간호사로 진출하기도 하고, 본인의 적성에 맞는 다양한 분야에 진출한 경우를 많이 봅니다. 그렇기 때문에 한 가지 길만 볼 것이 아니라, 유연한 관심을 가지고 간호사의 길을 택해도 좋을 것이라 생각합니다. 여러분의 꿈을 크고 넓게 가지시길 바랍니다. 화이팅!!

2

간호현장에서 자연치유를 연구하다

군포지샘병원 자연치유센터 센터장

박선미

간호학과 입학

아버님이 교회 목사님이어서 어릴 때부터 교회와 익숙한 환경에서 자라면서 목회자들의 희생적인 삶과 수고로움을 가까이서 보았고 나중에 목회자들을 돕는 치유센터를 운영했으면 하는 마음이 있었어요. 왜냐하면 목회자들이 일반 교인들에 비해서 영적인 성숙도는 높은데 비해서 육체적으로는 자신들의 건강을 돌보지 못하고 지내는 것을 너무나 잘 알았기 때문입니다. 실제로 목회자인 아버님 주변의 목회자들이 건강을 이유로 목회 사역을 힘들어하기도 했고, 원치 않는 질병으로 고생하시다가 세상을 일찍 떠나는 것을 보았어요. 그래서 영적인 측면이 아닌 신체적인 측면에서 목회자들을 돌보는 일을 했으면 하는 마음이 들었고, 그런 마음이 자연스럽게 간호학에 대해 관심을 갖게 하였으며, 결국 간호사의 길로 나아가게 하였습니다.

사실 처음부터 간호사가 되고자 했던 것은 아니었어요. 처음에는 목회자들을 도울 수 있는 진로를 위해서 기독교교육상담학과를 지원하여 상담 위주로 공부를 하려고 했었죠. 그러나 가족 중 큰 오빠의 진지한 권유와 설명을 듣고 최종적으로 간호학과를 지원하게 되었어요. 당시 큰 오빠는 다른 사람을 돌보는 일에 관심이 많고 헌신하고자 하는 나의 진로에 대한 결심을 듣고, 그런 이유라면 국가에서 의료인으로서 정식으로 인정받는 간호사가 되는 것이 건강과 상담에 있어 더 전문적이고 실제로 치유와 돌봄의 일을 할 때에도 더 권위가 생길 것이라고 조언해주었어요. 그때 나는 큰 오빠의 조언 중에서 국가에서 정식으로 의료인으로 인정하는 간호사라는 말에 큰 감흥을 느꼈고, 결국 간호학과에 입학할 결심을 하게 되었어요. 지금 돌이켜 보면 그때 정말 현명한 결정을 했다고 생각합니다.

나의 학창시절

나의 간호학과 생활을 떠올려보면 큰 방석과 무거운 가방이 가장 먼저 떠오릅니다. 나는 대학생이 되면 미팅도 열심히 하고 싶었고, 여행도 가고 싶었고, 멋진 남자 친구도 사귀고 싶었는데 간호학이 생각보다 공부할 내용이 많아서 항상 무거운 책과 가방을 메고 등교하여 6~7교시까지 수업을 듣고 수업이 끝나면 도서관으로 이동했던 것이 기억나요. 그렇게 간호학 공부에 대한 무거운 부담감에도 불구하고, 나는 대학 1학년 때 만난 간호과 친구들 6명과 더불어 학창시절의 많은 추억을 남기며 지냈습니다. 당시 나는 그 친구들과 더불어 최선을 다하여 열심히 공부도 했지만, 별도로 우리들만의 시간을 꼭 만들어서 몰려다니면서 수다도 떨고 떡볶이도 사 먹고 여행도 다니면서 '우리는 나중에 어떤 간호사가 될까?'에 대해서 진지한 나눔과 토론의 장을 펼치기도 하였어요.

간호학과 공부를 하면서 가장 재미있었던 것은 사람의 몸에 대한 이해를 의학적으로 풀어가는 해부학이나 생리학을 공부할 때였어요. 그 당시에는 생전 처음 접하는 어려운 의학용어로 인해 머리에 폭탄을 맞은 것처럼 멍하기도 했지만, 사람의 몸에 대한 구조와 인체가 작용하는 원리에 대한 메커니즘을 하나씩 새롭게 배울 때마다 하나님이 창조하신 인체의 신비에 대하여 감탄하지 않을 수 없었습니다. 그때 호기심과 감동으로 배운 인체에 대한 지식이 지금까지도 이어져서 현재 내가 하는 일에 큰 도움이 되고 있어요.

간호학과 공부 시절, 가장 보람 있었던 것은 당시 간호학과 학생들이 주축이 되어 지역사회 봉사동아리를 만들었는데, 나도 그 봉사동아리에 참여한 것이에요. 그때 나는 동아리 봉사모임을 통하여 지역사회 주민들에게 내가 배운 간호학의 이론과 실제 부분들을 적용하면서 그 분들의 신체적 건강에 도움을 주었는데, 지금도 큰 보람으로 기억됩니다.

간호학과 시절 중요한 또 하나의 경험으로 간호학 실습이 떠올라요. 당시에 나는 여러 파트의 실습지를 경험하면서 의사와 협력해서 의료를 제공하는 간호사의 모습도 정말 필요하지만, 간호사가 독자적으로 환자

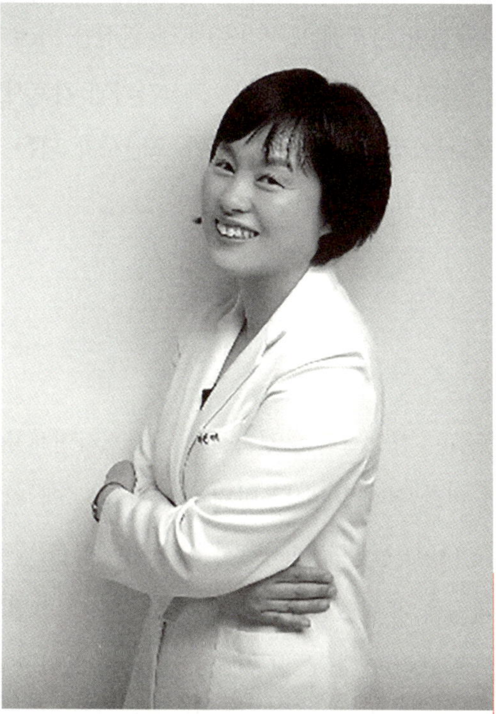

박선미 센터장님

를 도울 수 있는 방법과 분야에는 어떤 것이 있을까?하는 것에 늘 관심을 가졌어요. 그러던 중 분만실에 실습을 가게 되었는데, 분만을 준비 중이던 산모의 자궁수축을 잴 수 있는 기회가 있었어요. 당시 조산사가 나에게 자궁의 수축을 손으로 재보라고 하셨는데, 10분 동안 산모의 자궁수축을 재면서 조산사라는 직업과 산과 파트에 관심을 가지게 되었습니다. 그 실습을 경험한 이후에 모성간호에 큰 관심을 가지고 집중해서 공부를 하였어요. 그리고 내가 생각하는 조산사라면 간호사가 독자적으로 간호할 수 있겠다는 생각이 들었고, 제가 조산사가 되는 과정으로 이어지는 계기가 되었습니다.

조산사 훈련과정

나는 힘들게 공부한 자랑스러운 결과물로서 간호사면허를 취득하자마자 평소 생각했던 대로 부산일신기독병원 조산사 과정에 지원하였습니다. 조산사 수료기간(1년) 동안 간호사로서 교육과 임상을 병행하며 정말 열심히 조산사 과정을 훈련했습니다. 당시 부산일신기독병원은 선교사들이 세운 병원으로 1950년대 우리나라 의료환경이 열악한 시대에 여성과 산모와 아기의 생명을 구하는 일에 집중된 전문병원이었어요. 조산사 공부과정을 통하여, 좋은 조산사란 출산을 위해 이루어지는 모든 상황과 과정에서 환자에게 정직하고 신뢰를 줄 수 있어야 한다는 것을 배웠을 뿐만 아니라, 출산과정은 하나님이 주신 선물로 가장 자연스럽고 편안해야 한다는 것을 배우게 되었습니다.

1년간의 조산사 훈련과정을 거친 후 내가 그토록 원했던 조산사가 되었고, 그 후 부산일신기독병원에서 주임조산사로 6년 동안 산과병동, 분만실, 신생아실, 부인과병동 등 다양한 파트에서 임상을 하면서 경력을 쌓게 되었습니다. 또한 부천에 있는 열린조산원에서 근무를 하면서 자연스러운 출산에 대한 임상 경험을 더 쌓았어요. 그 곳에서 나는 임산부들에게 산전 체조(운동), 임신 동안의 자연적인 식사, 마음이완요법(명상, 묵상) 등 약물을 사용하지 않고 자연 친화적인 방법으로 임신부터 출산, 산후에 이르기까지의 산모교육, 건강관리, 출산을 돕는 조력자의 역할을 감당하였습니다.

간호사로서 임상경험 중 많이 힘들었던 경험은 3교대 근무였던 것 같아요. 모두가 쉬고 있는 저녁에 출근을 해서 밤샘을 해야 했으며, 그러한 근무 형태는 자연스러운 생체리듬에 맞지 않아서 몸과 마음이 우울해지는 때가 많이 있었기 때문이죠. 하지만 그렇게 신체적으로 힘든 시간을 보내면서도 출근해서 나의 도움을 필요로 하는 환자들을 마주하고 그 분들의 필요에 집중하다 보면 간간히 찾아오던 외지에서의 외로움도 금방 잊었던 거 같아요. 그 당시 나는 간호사로서 그리고 조산사로서 동료들과 함께 지내는 것도 즐거웠고, 선배들에게 하나씩 배워가는 것도 참 행복한 일이었으며, 무엇보다도 환자들과 건강에 대한 문제들을 함께 고민하고 나누는 일은 어릴 때 꿈꿔왔던 상담사로서의 역할을 실현한 모습이었습니다. 무엇보다도 출산-생명의 탄생을 옆에서 지켜보고 돕는 역할을 할 수 있었던 것은 간호사로서 그리고 조산사로서 내게 귀한 사명이었고 기쁨이었어요.

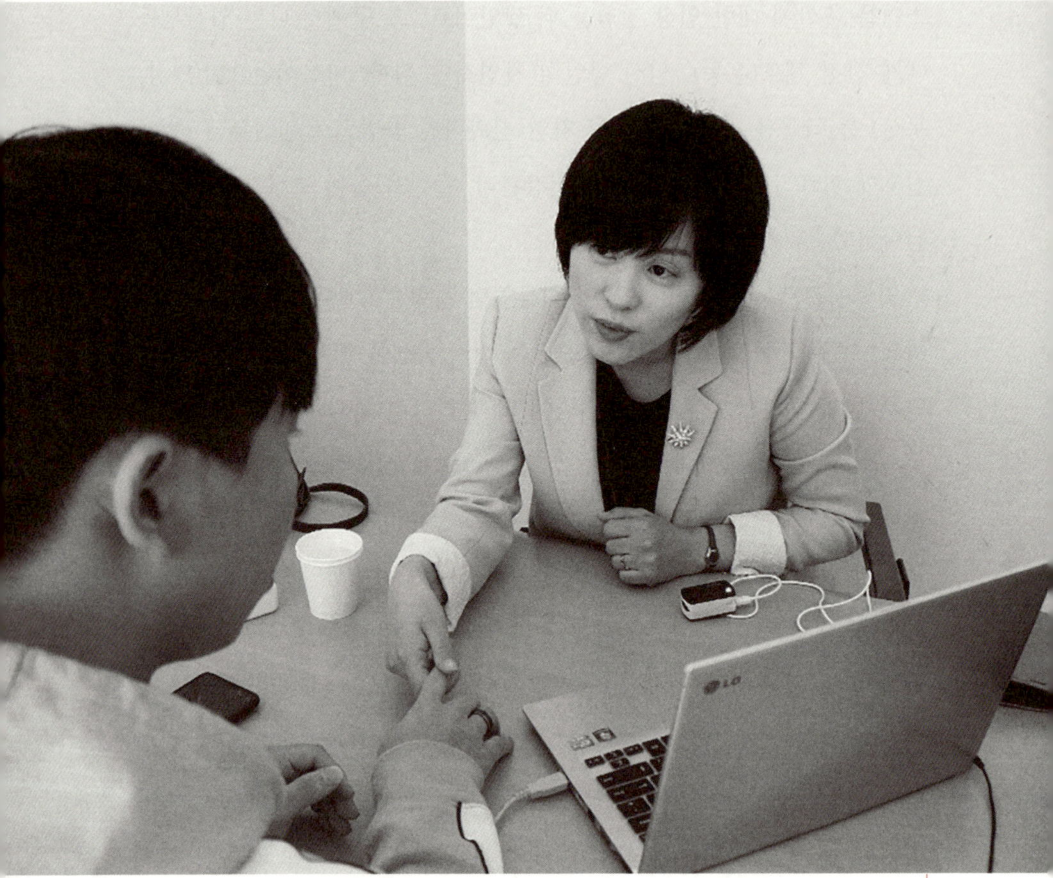

스트레스 맥파 측정

자연치유 디렉터

저는 현재 군포시에 위치한 군포지샘병원 자연치유센터에서 자연치유 디렉터로 환자들을 섬기고 있어요. 군포지샘병원 자연치유센터는 암과 난치성 면역질환, 생활습관병 환자들을 위한 전인적인 치유 및 교육의 장으로 자연치유를 통해 환자의 생활습관과 환경을 변화시키는 근본적인 치유를 추구하는 곳입니다. 이곳에서 나를 찾아오는 환자의 체질을 심층 분석하고, 몸과 마음을 전인적으로 살피고 상담을 통해 스스로 치유할 수 있도록 돕고 있어요. 아울러 세포에 중점을 둔 cell therapy를 통해 체질을 개선시키고 검증된 자연요법을 교육하여 환자 스스로 생활 속에서 자신의 건강을 관리할 수 있도록 지속적인 상담을 하고 있습니다.

센터에서 내가 하는 치유프로그램으로는 암환우를 위한 프로그램, 일반환자들을 위한 프로그램, 어린이를 위한 프로그램으로 나눌 수 있어요. 암환우 프로그램은 혈액검사결과와 현재 건강 상태를 반영하여 체질에 맞는 푸드와 기능의학적 영양제를 공급하는 상담프로그램, 소화기능을 향상시키고 장 유착을 방지하는 에너지테라피 프로그램, 수술과 항암 전후 그리고 방사선 전후 관리프로그램 등으로, 환자들에게 최적화된 프로그램을 제공하기 위해 노력하고 있어요. 또한 거동이 불편한 환자들을 위해 직접 찾아가는 프로그램을 진행하고 있는데, 컬러테라피, 아로마테라피, 사운드테라피, 수기치유, 동종요법 등 다양한 방법으로 환자들을 만나고 있습니다.

또 다른 한 가지 일은 서울장신대학교 자연치유대학원 전임교수로서의 일입니다. 내가 속한 자연치유대학원은 2004년 국내 최초로 자연치유대학원을 개설하여 자연치유와 관련된 체계적 교육과 전문가를 배출하며 국내에 자연치유를 정착시키고 대중화하는 데 기여하고 있습니다. 특별히 성경적 복음에 근거를 둔 통합자연치유시스템을 통해 영 · 육 · 혼의 전인적 건강을 이루는 데 목적을 두고 있고, 2014년 자연치유학 박사과정이 개설되면서 학문적 체계를 더욱 전문적으로 갖추었다고 볼 수 있어요. 인체의 오감을 통해 수용된 정보를 분석하는 것을 중심으로 실제적이고 전문화된 방법으로 학생들을 교육하고 있어요.

현재 치유 전문가로 활동하지만, 나는 간호사로서의 정체성을 늘 간직하고 있습니다. 예전 간호사로서 한 공부는 현재의 내가 있을 수 있도록 많은 부분들에 영향을 주었는데, 기초 의학 학문으로서 인체의 구조와 기능을 배운 것은 현재 환자의 몸을 이해하는 데 필요한 기초지식이 되었어요. 이를 통해 스스로 자연치유를 하고 싶어 하는 환자들에게 인체의 몸을 이해시키며 과학적인 근거로 동기부여시키는 데 도움이 되어 주었죠.

또한 예전 간호사로서의 인성교육(실습, 환자 간호)의 경험은 지금 환자들을 만나고 상담하는데 내게 많은 영향을 주었습니다. 특히 간호사로서 환자에게 돌봄을 주었던 경험은 현재 아픈 사람들에게 한마디의 말보다 따뜻한 눈빛과 공감하는 표정 등의 비언어적 의사소통을 할 때 무의식적으로 나타나기도 합니다. 사실 내가 현재 행하고자 하는 자연치유의 가장 기본은 환자들을 만나고 그들의 아픔을 함께 하는 것인데, 그것은 간호사의 역할 중 돌봄과 깊이 연관되어 있어요. 그래서인지 내가 속한 자연치대학원에는 간호학과 출신이 적지 않습니다.

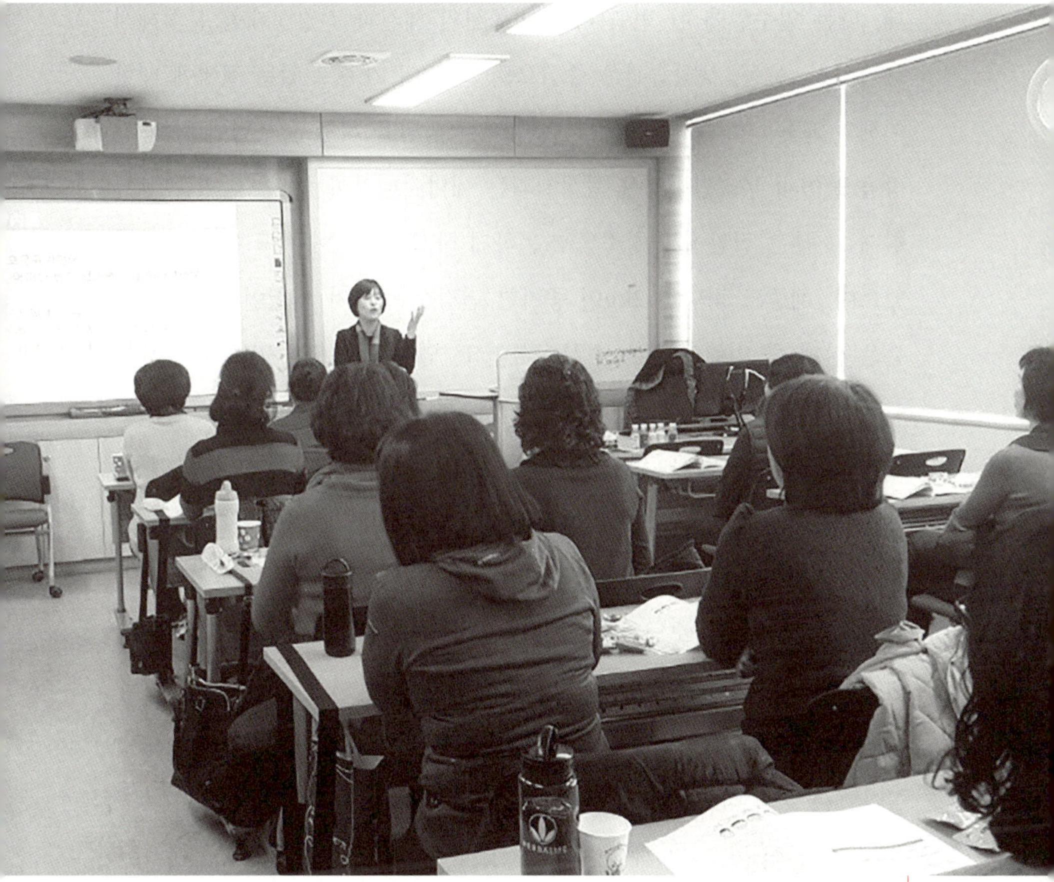

자연치유 프로그램 교육 중

현재 나의 삶

병원에서 자연치유 전문가로 있으면서 기억나는 분들이 많은데, 특히 연세가 많으신 어르신 한 분이 떠오릅니다. 연세가 91세가 되신 분이셨는데, 나는 일주일에 한 번 만나서 어르신의 체질과 건강상태를 분석해서 음식섭취, 운동, 생활습관을 중심으로 그 분이 가지고 있는 질병에 대한 이해와 교육, 여러 가지 걱정거리에 대한 상담을 하였고 특별히 몸의 긴장을 풀어내 부교감신경을 향상시키는 에너지테라피를 진행하였습니다. 현재 그 분은 집안에서 청소도 거뜬하게 하시고 혈당수치도 아주 안정되었으며, 체중도 적당히 2kg이 증가한 건강한 상태가 되셨어요. 사실 이 분은 삶에 큰 미련이 없으신 분이셨어요. 연세도 있으시지만 원래 욕심이 없으신 분이시고 작년에 큰 땅을 팔아서 자식들에게 골고루 상속해주시면서 언제라도 삶을 정리할 준비를 하고 계셨죠. 저에게 병원 안에 자연치유센터가 있어서 자신이 건강을 유지하는데 큰 도움이 되고 있다고, 감사하다며 만날 때마다 자주 말씀해주셨습니다. 또한 무엇보다도 자연치유센터를 통해 사모님과 함께 교회에 열심히 나가시게 되셔서 기뻐하셨습니다. 이 분을 볼 때마다 사람의 건강은 단지 의학적인 치료만이 아니라, 진정으로 다른 사람에게 감사하는 마음과 겸손함으로 자신의 삶을 살아가는 삶의 태도에 있음을 깨닫게 되었습니다.

또 한 분이 떠오르는데, 30세 여성으로 결혼한 지 2년차 되는 여성이었어요. 이 여성분은 1형 당뇨로 인해 오랫동안 인슐린을 투여했고, 신장에 문제가 생겨서 최근 1년 전에 아버지로부터 신장을 기증받고 면역억제제를 지속적으로 투여해왔습니다. 이 분의 경우, 언젠가 외국여행 후 이유 없이 식욕부진과 구토가 시작이 되었죠. 구토가 얼마나 심한지,

먹는 음식은 모두 다 토하지만, 구토가 한번 시작되면 노란물 위액을 다 토해내고도 지속적인 구역질로 심한 고통을 받고 있었어요. 당시 의학적 치료로 진정제인 아티반을 투여해도 소용이 없었고, 결국 모르핀을 투여 받아야만 일시적으로 안정을 취할 수 있는 상태였죠. 심지어 그 마저도 해결이 잘 안 되서 너무 고통스러워했고 병원외래로 방문할 때는 걷지 못하고 늘 휠체어에 의지해야 했어요. 나는 그 환자와 상담한 후 육체적인 문제보다도 마음의 문제가 더 크다는 것을 느꼈고, 동종요법 전문가 바크 플라워 박사가 고안한 플라워에센스를 적용해 보았습니다. 그 결과, 그 분의 감정이 어떤 큰 쇼크 사건에 대한 부정적 감정과 죄의식이 크다는 것을 알게 되었죠. 상담 결과, 어릴 때부터 늘 배가 아팠던 그 분은 결혼 후에도 자주 배가 아팠고 결국 화장실에서 사산을 하게 되었던 경험이 있다는 것을 알게 되었습니다. 당시에는 늘 배가 아파서 스스로도 임신을 하였을 거라는 생각을 전혀 못했던 것이죠. 원치 않게 8주 정도된 태아를 사산하면서 받게 된 충격과 공포 그리고 죄책감이 구토와 통증, 불편증 등으로 스스로를 지속적으로 힘들게 하였던 것입니다. 이 분에게 자연치유테라피 중 아로마테라피, 동종요법, 이완테라피 등을 적용하였고, 시간이 지나면서 그 분은 눈에 띄게 몸과 마음이 좋아졌으며 잠도 잘 자게 되었고, 남편과 영화도 보러 가고 일상생활에서 활기를 조금씩 되찾기 시작했어요. 아직도 가끔 토하고 힘들어할 때면 자연치유센터를 방문하기도 하지만, 이전에 비해서 훨씬 건강해지고 또 고통스러울 때 환자 스스로 모르핀을 맞지 않고 지내고 계십니다. 이 분들 외에도 그동안 자연치유센터에서 만났던 분들을 떠올리면 간호사로서 의료인의 경험을 시작으로 자연치유 전문가로 치유의 길을 걸어가고 있는 것에 작은 자부심과 보람을 느낍니다.

현재 내 삶에서 지난 길을 돌이켜 보면, 처음 간호학을 공부하고 간호사가 되어 다양한 환자들을 만나고, 또 다른 독립적이며 전문적인 직업을 원해서 조산사가 되어 아기와 임신부들을 만났으며, 현재 자연치유사가 되어 암환자들을 만나서 그들에게 작은 도움의 손길을 주게 된 것은 하나부터 열까지 그냥 주어진 것이 아니었다는 생각이 듭니다. 나의 노력과 열정, 사명의 발견, 하나님의 은총 등 모든 것이 합력하여 좋은 일을 하게 된 것임을 느끼며 감사의 마음을 갖고 있어요.

간호사가 되기 위해 열심히 공부하고 있는 많은 후배 여러분, 많이 사랑하고 진심으로 축복합니다. 여러분이 되고자 마음에 품은 간호사라는 직업은 참 아름다운 직업이에요. 힘들어하는 환자들을 전문적인 돌봄으로 마주할 수 있고 환자들에게 회복과 평안, 위로를 전할 수 있는 최상의 직업이 간호사라고 저는 자신 있게 말씀드릴 수 있습니다.

좋은 간호사가 되기 위해서는 많은 전문적 의료지식과 간호지식도 필요하지만 무엇보다도 하나님이 창조하신 인간의 원래 모습 그대로를 진심으로 사랑하는 성품이 되어야 된다고 생각합니다. 여러분이 가고자 하는 간호사의 길이 스스로에게 먼저 행복한 삶이 되길 소망해요. 내가 먼저 진정으로 행복할 때, 그 행복의 에너지는 나를 통해 환자들에게 전해지고 그들에게 치유에너지가 흐르게 될 것입니다. 사랑하는 후배 여러분, 간호사의 길에 들어선 것을 다시 한 번 진심으로 환영하고 축복합니다.

3

임상시험데이터 매니저를 아시나요?

CRScube Inc. Chief Operation Officer
임덕상

수학을 좋아하던 남학생, 간호학을 선택하다

지금으로부터 약 25년 전의 나는 남자고등학교를 다니고 수학을 좋아하는 평범한 학생이었습니다. 또한 순수한 마음으로 사회에 기여할 수 있는 직업을 갖는 것에 대해서도 나름 생각을 가지고 있었던 것 같아요. 그래서 대학 전공을 선택할 때도 수학과 관련된 학과를 우선적으로 고려했었죠. 그러다 고3이 되어 본격적으로 대학이나 학과를 선택해야 하는 시기가 왔는데, 담임 선생님과 부모님의 의견을 구하고 최종적으로는 간호학과를 선택하게 되었어요. 당시에는 남학생의 간호학과 지원이 흔하지 않은 때였고, 나는 내가 다닌 고등학교에서는 남학생으로서 최초의 간호학과 지원자였죠.

간호학과에서 남학생으로 살아남기

지금 돌이켜보면, 4년간의 간호학과 생활은 그리 순탄하지만은 않았던 것 같아요. 입학 전에는 막연하게 예상했지만, 막상 학교생활의 적응은 생각했던 것보다 어려웠어요. 이는 첫 오리엔테이션을 갔을 때 바로 직감할 수 있었죠. 저는 85명의 간호학과 학생 중 유일한 남학생이었어요! 막연한 불안감은 현실이 되었고, 나의 4년은 쉽지 않은 생활의 연속이었죠. 유일한 남학생이었던 나는 여학생 위주의 그룹에 속하지 못했어요. 그래서 대부분의 시간을 아웃사이더로 살았던 것 같아요. 물론 자유롭다는 장점은 있었지만 말이죠. 시험에 대한 정보를 거의 공유받지 못했고, 게다가 생물이나 화학 또는 암기가 필수적인 수많은 전공과목은 수리적인 사고에 익숙한 나에게는 너무나 힘든 과정이었어요. 그래서 결론적으로 나의 전공 성적은 좋지 못했죠. 특히, 3학년이 되어 진행한 병원 실습 때에는 무척 고생스러웠는데, 간호학과 남학생이 흔치 않던 시절이라서 그 '시선'들이 특히 나를 힘들게 했던 기억이 나요. 그럼에도 불구하고 하나 밖에 없는 '남'학생을 챙겨주는 착한 동기들도 있었고, 시간이 흘러 남자 후배들이 하나 둘씩 들어오면서 조금은 나은 환경이 되어갔어요. 그럼에도 불구하고 여전히 나는 혼자 있는 시간이 많아서 참으로 '운동'을 열심히 했어요. 그리고 노래하는 동아리인 합창단에 들어갔는데, 그곳은 힘들고 외로웠던 대학시절을 견디게 해준 고마운 존재였습니다.

임상시험 데이터 매니저가 되기까지의 다양한 경력들

간호학과를 졸업하고 나는 간호장교로 군 생활을 시작하였어요. 요즘도 그렇지만 당시에도 간호학과를 졸업하고 간호사 면허를 취득한 남학생들이 있었기에 병사가 아닌 장교(간호장교)로 군 문제를 해결할 수 있는 방법이 있었어요. 운이 좋게 합격하여 3년간 군병원에서 무사히 근무하고 제대를 하였습니다.

제대 후에는 서울아산병원 신장이식병동에 간호사로 취업하여 본격적인 사회생활을 시작했어요. 이곳에서는 신장이식환자에 대한 코디네이팅(coordinating) 업무와 함께 해당 환자의 자료를 정리 및 분석하는 일을 맡게 되었어요. 그러다 보니 단순한 엑셀문서 업무가 아닌 체계적인 관리 능력이 필요하다고 느껴서 본교에 있던 보건대학원에 입학하였고 그곳에서 (보건)통계를 공부하였습니다.

이후 병원에서 3년간 임상 간호사로서 근무하다가 고등학생 때부터 가지고 있었던 '사회 기여'에 대한 고민을 다시 하게 되었어요. 많은 고민 끝에 20대가 끝나갈 무렵에는 새로운 삶을 도전하고 싶어서 병원을 사직하였고, 한국국제협력단(KOICA)에 지원하여 아프리카에 있는 카메룬에서 2년간 봉사활동을 하였습니다. 그 시간은 개인적으로 아주 유익한 시간이었어요. 특별한 의료시설이 없던 곳에서 외상환자의 고름을 짜내고 소독하는 일이 나의 일상이었지만, 간단한 위생적인 처치와 항생제만 있어도 죽고 사는 문제가 해결되는 것을 보는 과정은 어떠한 상황에서도 감사의 마음을 가질 수 있는 계기가 되었습니다. 특히 그곳에서는 HIV 환자가 적지 않았는데, 나는 별로 두려움도 없이 상처를 절개하고 별도의 도구 없이도 환자들을 잘 간호했던 기억이 나요. 지금 생각하면 참으로 무모한 행동이었지만, 한편으로 가장 보람 있는 일이었습니다.

카메룬에서의 KOICA 활동을 마무리하는 시점부터 본격적으로 병원 이외의 직장을 찾아보았어요. 놀라웠던 것은 간호사라는 직종이 할 수 있는 일이 매우 다양하다 보니, 그만큼 직업 선택의 폭이 넓어 고민을 많이 했다는 사실이에요. 서울아산병원에서 했었던 환자 자료 관리가 나름대로 적성에 맞았었는데, 그와 관련된 일을 찾던 중 임상시험(clinical trial)을 대행하는 임상시험수탁기관(contract research organization, CRO)이라는 업종의 회사가 있는 것을 알게 되었고, 2005년부터 입사하여 임상시험 정보관리(clinical trial data management) 업무를 수행하고 있습니다. 참고로, 임상시험에는 다양한 분야를 전공한 많은 사람들이 모여서 일을 하고 있는데, 그래도 대부분은 약사와 간호사이며, 특히 데이터 매니지먼트 분야에서도 많은 간호사들이 해당 업무에 참여하고 있어요.

데이터 매니지먼트 업무를 소개합니다

현재 저는 2005년부터 시작한 데이터 매니지먼트 업무를 계속 해오고 있습니다. 임상시험의 궁극적인 목적은 안전하고 효과가 있는 약물(drug)을 시장에 출시하기 위해 과학적이고 윤리적인 과정으로 그 결과를 확인하는 것이라고 할 수 있죠. 이를 위해 많은 분야의 전문직종이 협력하고 있어요. 예를 들어, 임상시험 계획서 작성, 임상시험 진행에 대한 전반적인 관리(project management), 임상시험 진행과정 중 반복적인 품질관리, 통계 분석, 결과보고서 작성 및 제출을 포함하는 다양한 과정에는 전

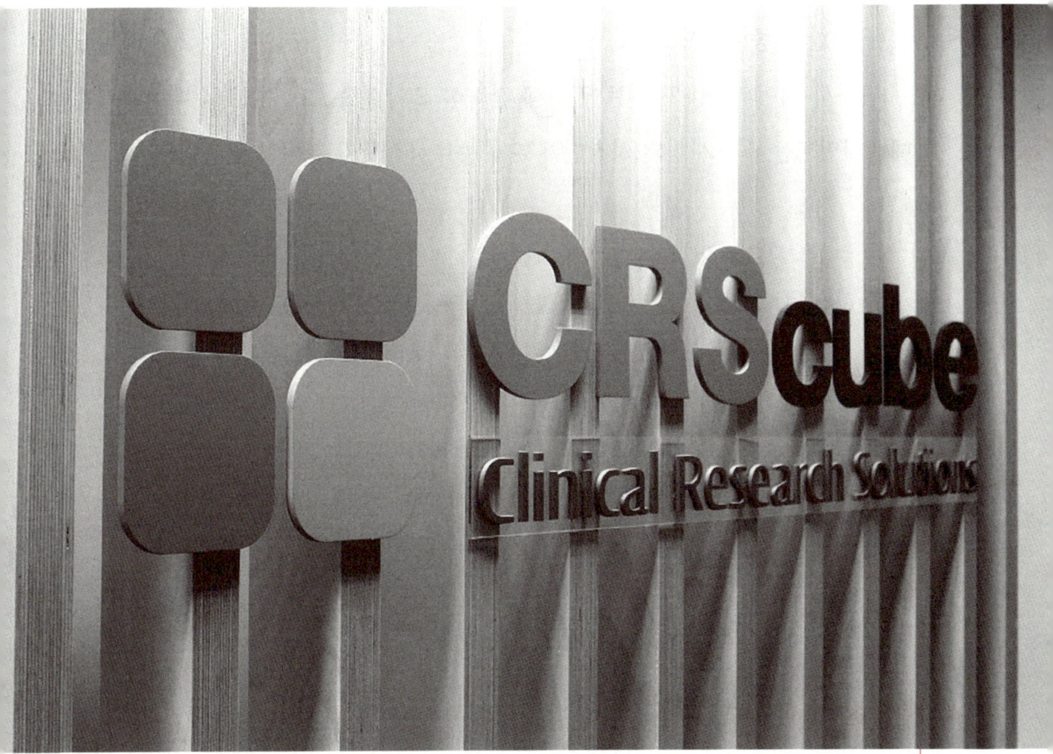

CRSCube Inc.

문적인 인력이 필수적입니다.

데이터 매니지먼트는 얼핏 보면 무슨 프로그래머 같은 느낌이지만 실제로는 엑셀 프로그램으로 함수식을 사용할 수 있고, 임상시험의 이해를 바탕으로 자료의 의미를 파악할 수 있으면 누구나 할 수 있는 업무입니다. 그래서 학부과정에서 다양한 전공 교과목을 공부한 간호사에게는 특히 유리한 직종이기도 해요.

여기서 데이터 매니지먼트에 대해 간략히 요약해볼게요. 참고로 데이터 매니지먼트는 임상시험의 시작단계부터 종료시점까지 관여하게 됩니다.

- 수집할 자료를 확정하여 설문지(증례기록지)로 만들기
- 환자를 대상으로 한 설문지를 기록할 병원의 의사 · 간호사를 위한 지침서 만들기
- 설문지를 통해 수집된 데이터가 적절한지 확인(data validation)하기
- 통계에 적절하도록 데이터를 표준용어로 변경(medical coding)하기
- 기타 병원 외부의 자료와 통합(external data reconciliation)하기
- 자료가 완전한 상태에서 통계분석을 위해 통계 담당자에게 전달(data transfer)하기

만족스러운 현재의 삶

앞에서도 잠깐 언급했지만, 데이터 매니지먼트를 프로그래머와 연상시키는 경우가 많은데, 실제적으로 대부분의 업무는 임상시험 계획서에 근거하여 데이터의 적절성을 지속적으로 확인하는 작업이므로, 임상실무에 대한 배경지식이 있으면 업무 측면에서 유리해요. 개인적으로는 서울아산병원에서 근무하면서 이식환자의 자료를 관리하였던 경험과 대학원

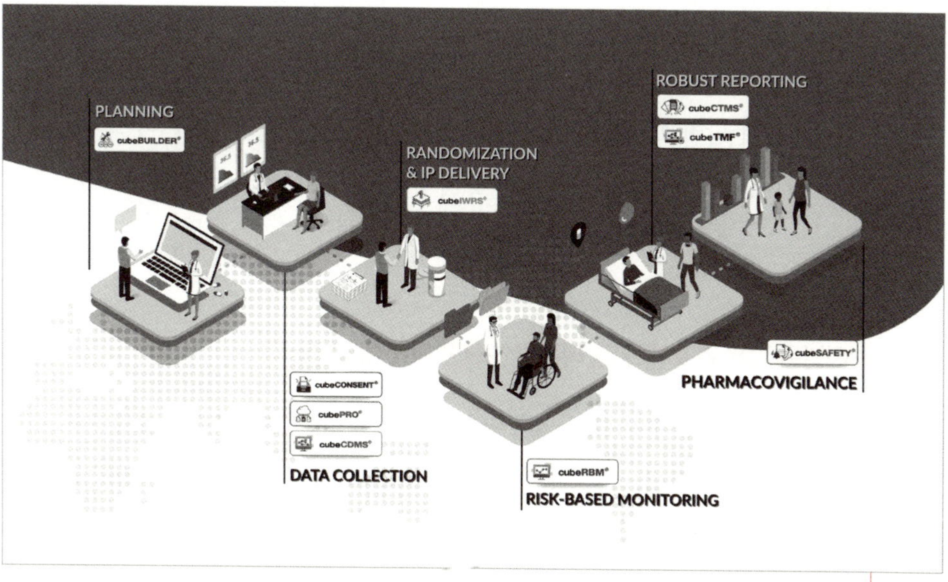

임상시험 과정 및 관련 솔루션

에서 공부가 현재의 업무에 많은 도움을 주었어요. 그리고 이러한 업무가 이전에 했던 어떤 일보다도 나의 적성에 맞았죠.

임상시험은 창의적인 업무라기보다는 정해진 규칙을 파악하고 해당 규칙대로 업무를 하는 직종인데, 처음 업무를 시작했던 회사는 임상시험 업무에 대한 표준이 자리잡지 못한 곳이었어요. 그래서 일을 배우는 시점에서 그 과정이 상당히 고생스러웠던 기억이 나요. 하지만 이전의 병원의 임상실무 경험과 대학원에서의 공부한 내용을 바탕으로 규칙과 가이드라인을 파악하고 회사에서 관련 규칙을 조직해볼 수 있었던 경험이 가장 기억에 남아요. 그때의 경험은 여전히 나에게 가장 큰 경험이 되어 지금까지도 그 경험을 잘 활용하며 회사생활을 하고 있습니다.

쉽지만은 않은 간호사의 길, 하지만 노력한 만큼 보상받는다

굳이 남자라서가 아니더라도 간호사가 되는 과정은 쉽지 않은 것 같아요. 우선 학교생활이 다른 학과에 비하여 고등학교의 연장 같은 빡빡함(?)이 있으며, 그중에서도 2년간의 임상실습은 학교 이외의 새로운 환경에도 적응해야 한다는 어려움이 있어요. 또한 개인적으로는 구성원의 성비가 극단적이라는 것도 쉽지 않은 환경이었죠. 졸업 후 취업을 하더라도 병원이라는 곳은 위계질서가 명확한 곳이기에 그곳에서의 삶이 쉽지만은 않았어요. 게다가 병원이라는 공간이 삶과 죽음이 오가는 곳이므로 정신적으로도 잘 무장되어 있어야만 했어요. 그래서 타분야도 그렇겠지만, '간호'라는 분야에서는 특히 이탈자(?)가 많았던 기억이 있어요. 이 분야를 고려하시는 분들이라면, 강한 정신력이 필요할 것임을 기억하시면 좋을 것 같아요.

어려운 점을 이야기했으니, 좋은 점도 말씀드리자면, 간호학과를 전공하면 삶에서 많은 기회를 얻을 수 있다는 거에요. 대학을 졸업하고 임상실무현장에서 경험을 쌓으면 임상실무의 전문가가 될 수 있고, 이곳에서의 경험을 바탕으로 다양한 업무를 할 수 있어요. 현재 의료와 관련된 대부분의 직장에서는 임상실무 경험이 있는 간호사를 필요로 하고 있어요. 의료는 기본적으로 높은 진입장벽이 있기 때문에 원하는 분야에 대한 포트폴리오를 가지고, 이를 약간만 구체적으로 계획한 후 관련 커리어(carrier)를 쌓는다면 앞서 얘기했던 대로 어려움에 대한 보상은 충분할 것이라고 장담합니다.

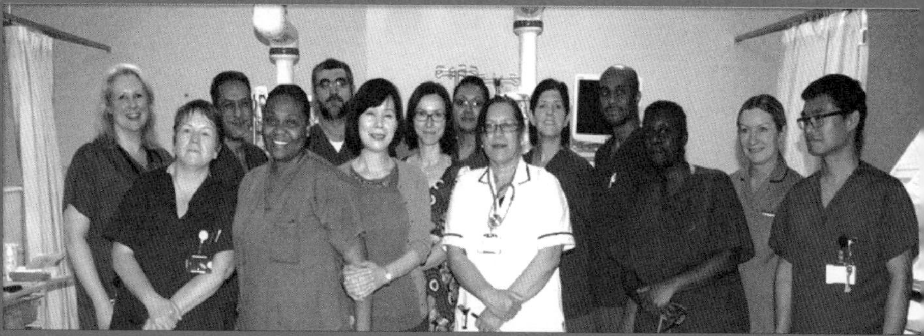

6장

해외

강원심 : ICU, Peter Lougheed Centre RN, Staff Nurse

안영선 : Clinical nurse at Medstar Washington Hospital center IV therapist

유현민(David) : Penn Presbyterian Medical Center Acute Care Nurse Practitioner

전영주 : Good Neighbors Project Manager

1

캐나다에서도 무궁무진한 간호사의 길

ICU, Peter Lougheed Centre RN, Staff Nurse

강원심

시간의 흐름

간호사와 간호사가 되고 싶어 하는 분들을 떠올리며 이 글을 쓰고 있노라니 여러 가지 생각을 하게 됩니다. 처음 간호사가 되어 환자분들을 대한 게 바로 어제 같은데, 벌써 정년이 얼마 남지 않은 자리에 서 있습니다. 진부한 표현이지만, 시간 참 빨리도 지나가네요. 첫 근무지에서, 20대 후반의 간호사 선생님 뒤에서 올드미스라며 수군대던 일이 떠올라 웃음 짓게 합니다. 그러던 내가 어느새 정년이 코앞이라니요? 아이러니하지요?

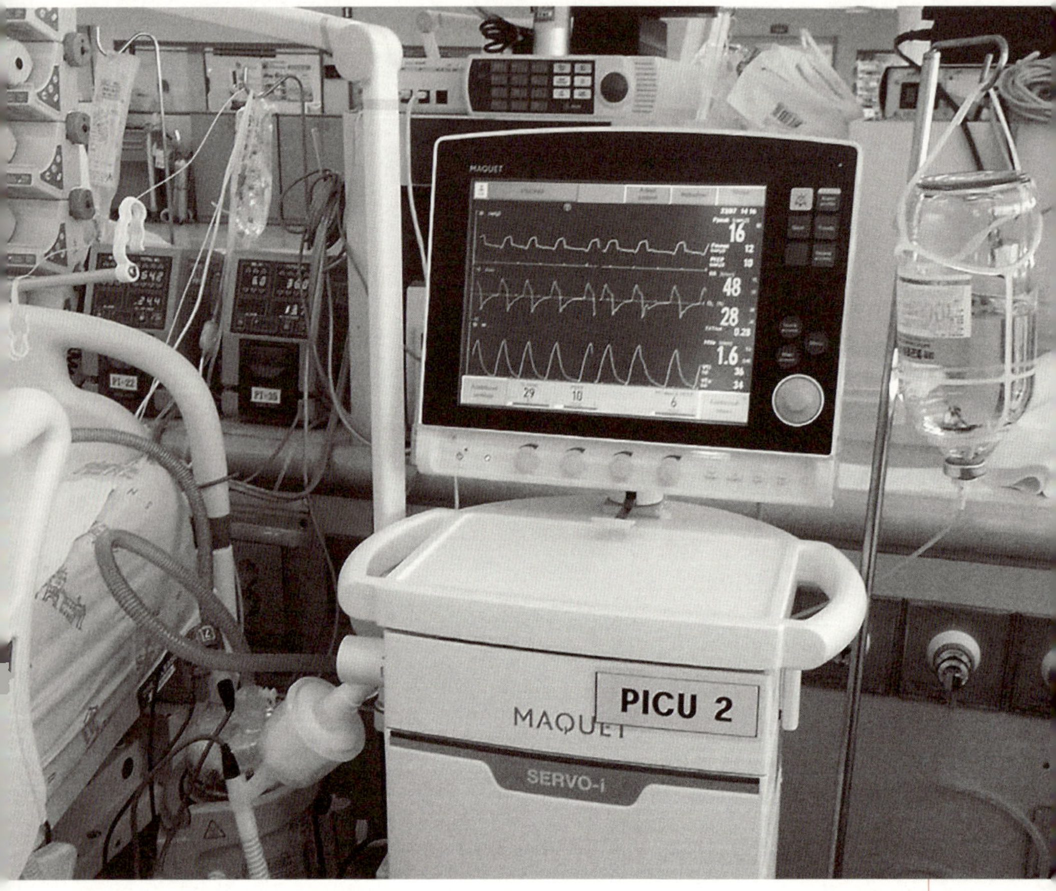

인공호흡기

제가 간호사가 된 것은 순전히 저의 언니덕분이었지요. 원하던 대학입학에 실패하고는 무엇을 해야 할지 몰라 하던 저를 위해 손수 간호전문대학에 입학원서 접수를 하셨답니다. 그렇게 3년 후, 간호사가 된 거랍니다. 어쩌면 그 덕에 난 영국에서 간호사로 일할 수 있는 기회도 얻고, 신랑도 만나 가정을 이루고, 결국 캐나다에 와서 정착을 하게 되었습니다.

한참 동안, 간호사는 저에게는 직업, 즉 내 시간과 전문지식을 수행하고 그에 합당한 대가를 금전으로 받는 정도였어요. 하지만 시간이 지나고 경력이 쌓이면서 좀 철이 들었다고 할까요? 아님 간호사, 아니 간호가 부여하는 의미를 많이 배우게 되었습니다. 지금은 육체적으로 그리고 정신적으로 힘들 때도 많지만, 간호사로서 자부심을 갖습니다. 그리고 무엇보다 근무를 나가는 게 싫지가 않아요. 물론 경제적인 이유도 간과할 수는 없겠지만, 해야만 하는 일이 정말 싫다면 참 슬프겠지요?

저는 간호사로서 일반병동에서 시작해 지금 ICU(중환자실)만 근무한 지 거의 20년이 되어가네요. 새로운 기술과 지식이 항상 요구되는 곳, 그리고 아주 위독한 환자들을 위한 간호를 수행하는 곳, 이곳 ICU가 저에게는 맞나 봐요. 물론 어려운 일들도 많았어요. 환자뿐민 아니라 보호자분들의 아픔과 갈등도 봐야 되고, 윤리적 혹은 도덕적 딜레마(dilemma)에 봉착하는 경우가 비일비재하답니다. 이와 더불어 함께 울고 웃는 곳이 또 이곳 ICU이지요. 하지만 이런 과정에서 더 많이 배우고 자신을 키워 나가는 게 아닌가 싶습니다.

보람을 느끼는 일

저에게는 가끔씩 생각나는 환자가 있어요. 40대 남자분인데 폐 질환으로 저희 ICU에 아주 오래 있었답니다. 조금 나아져 일반병동으로 갔다가도 바로 돌아올 정도로 아주 상태가 안 좋으셨어요. 오직 폐 이식만이 남은 치료방법이었지요. 그렇게 1년이 넘게 ICU에서 (참고로 저희 ICU는 모두 일인용 독방입니다.) 마치 가족처럼 지냈답니다. 방을 꾸미고, 부인을 위해 작은 침대도 들이고, 부인이랑 산소통 들고 밖으로 자유롭게 나가기도 하면서 폐 이식 수술날만 기다리고 있었지요. 그러던 어느 크리스마스가 얼마남지 않은 날 밤, 갑자기 걸려온 장기기증 가능 소식에 바로 폐 이식수술 병원으로 옮겨 가야만 했지요. 그날 밤 간호사들 모두의 협력으로 빠른 이송이 이루어졌답니다. 한 장의 단체사진만 남기고…. 물론 환자분 부인과 저희 ICU 간에 연락은 계속 이루어졌어요. 수술 당시의 일들, 수술 경과 그리고 힘들게 투병했지만 사망한 소식까지….

많은 간호사들이 참 힘들어했어요. 수많은 날들을 같이 투병하고, 고민하고, 갈등까지 함께 했으니까요. 아직도 간호사 휴게실에 있는 그 사진을 보면 그때 그분의 모습이 생생하답니다. 하지만 생사를 오가며 투병하다가 정말 기적처럼 완쾌되어 다시 중환자실을 찾아오시는 분들 혹은 가족을 통해 건강하시다며 고맙다고 인사해오시는 분들, 그리고 많은 감사 편지들이 ICU의 친근한 다른 모습이기도 합니다. 이 모든 게 간호사로서 겪어야 할, 그리고 보람을 느끼는 일이 아닐까요?

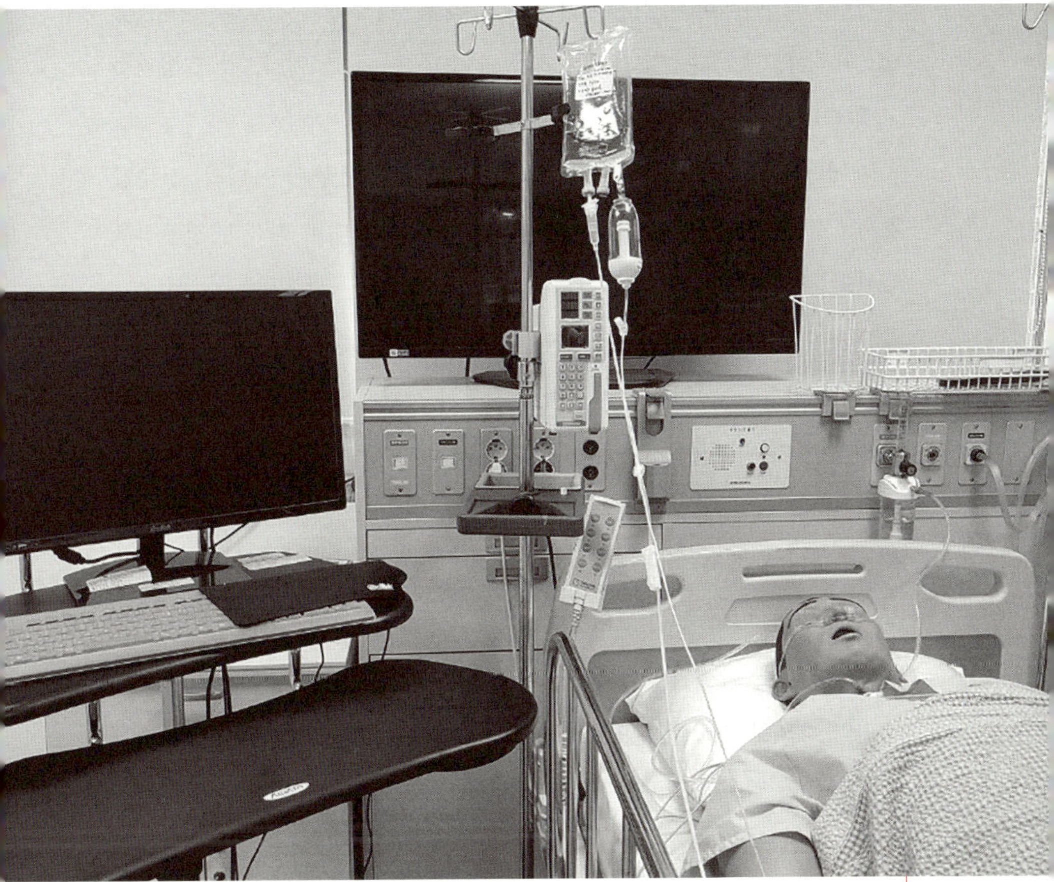

시뮬레이션 장면
(안산대학교 간호학과 시뮬레이션 실습실)

무궁무진한 간호사의 길

Wikipedia에 따르면, "간호사(看護師, 영어: Registered Nurse; RN)는 개인, 가족 나아가 지역사회를 대상으로, 과학적인 방법인 간호과정을 전인적으로 이해하고 적용하여 간호(질병을 예방하고 건강을 유지, 증진, 회복하도록 돕는 일)를 전문적으로 수행하는 직업이다."라고 정의하고 있습니다.

저에게 간호란 병자나 부상자를 보살펴 돌보는 것뿐만 아니라, 전문간호사로서 끊임없이 추구하고, 과학적인 근거를 토대로 지식과 전문직으로서의 자율성이 함께하는 것이라고 생각합니다.

먼저 간호사가 되십시오. 그 후 간호사로서 나갈 길은 무궁무진하답니다. 일반 간호사도 좋아요. 사람마다 적성과 선호하는 것이 다르니까요.

하지만 저는 조금 눈을 크게 뜨고 멀리 봐라 봤음 좋겠어요. 간호사는 평생 할 수 있는 직업이에요(저를 보세요). 간호사로서 어떤 전문분야에 몰입하느냐에 따라 얼만큼 오래 그 능력을 발휘할 수 있는지가 결정되는 것 같습니다. 예를 들면, ER(응급실), OR(수술실), ICU(중환자실), 신장투석실간호사, 마취과 간호사, 양호교사, 보건 간호사… 등등.

만약 해외로 가고 싶다면, 먼저 ER이나 ICU 경력이 있으면 좋겠지요? 물론 틈틈이 영어는 필수! ER이나 ICU 경력 있으면 어디든 갈 수 있어요. Cruise nursing 혹은 travel nursing, 아니면 flight Nurse….

공부에 관심이 있으면 그 길도 참 좋은 걸요. 내가 처음 간호사를 시작할 때는 별다른 생각이 없었어요. 그래서 아쉽습니다. 지금 내가 조금만 어렸어도 공부를 더해서 perfusionist가 되는 건데… 하고요. 이 순간은 다시 오지 않아요. 오늘 열심히, 그리고 멀리 바라보세요. 모두에게 행운을 빕니다.

캐나다에 오는 방법은 먼저 The National Nursing Assessment Service(NNAS)에 등록을 해야 하는데, 자세한 내용은 온라인에서 참고해 주세요(https://www.nnas.ca). 물론 캐나다 간호사 면허시험 NCLEX-RN entry-to-practice exam을 통과해야 합니다.

2

미국간호사는 내 운명이었어!

Clinical nurse at Medstar Washington
Hospital center IV therapist

안영선

간호사는 내 운명

내가 간호학사가 된 동기는 지금에서야 생각해보니 운명이 아니었을까 하고 생각해봅니다. 아파서 병원에 입원해본 적도 없고 집안에 의료계통에 있었던 사람도 없었기 때문에 별로 생각해 본적이 없었는데, 어쩌다 보니 간호사의 길을 가고 있었어요. 실망스러울지도 모르지만 투철한 소명의식이 있어서도 아니었고, 사실 졸업 후에 직업이 거의 보장된다는 것이 크게 작용하지 않았나하고 생각합니다. 물론 가족들의 권유도 있었죠. 자라면서 아이들을 많이 좋아하고 같이 놀아주는 것을 즐겨했고, 가족들이 다치면 치료해주기도 했던 기억이 있어요. 덕분에 이렇게 미국이라는 곳에서도 전공에 따라 간호사라는 전문직으로서 당당히 일하고 있지 않나 생각합니다.

간호사의 길

막상 간호학과에 입학하고 나서는 글쎄요…. 한번의 고비 말고는 크게 무리 없이 졸업하고 순탄하게 간호사의 길을 가고 있는 것 같습니다. 우선 대학생활에 아주 충실하지 않았나 싶어요. 미팅도 많이 하고 축제도 열심히 그리고 동아리로 적십자 클럽 활동도 열심히 참여하면서 나름대로 별로 후회 없는 대학생활을 보낸 것 같아요. 물론 학점도 관리하면서 바쁘게 보냈어요. 축제 때 마이클 잭슨의 'beat it'이란 음악으로 댄스 부문에서 1등을 차지할 정도로 정말 열심히 준비했던 것도 생각나요. 그때그때를 후회 없이 충실히 임하는 자세가 무엇보다도 중요하지 않을까 생각합니다.

간호학이라는 학문이 생소해서였는지 공부 자체는 흥미로웠어요. 그래도 미생물학은 정말 싫었습니다. 사실 상당히 흥미로운 학문인데, 그때는 왜 그랬는지…. 간호학과 학생으로서 실습은 약간은 두렵고도 긴장되는 순간이었어요. 처음 병원으로 임상실습을 갔을 때, 수술실 실습이 가장 기억에 뚜렷합니다. 충격 그 자체였었는데, 그때는 내가 과연 간호사라는 길을 갈 수 있을까?하고 심각하게 고민했던 순간이었어요. 하지만 졸업 후 open heart surgery(심장수술)를 보면서도 아무렇지도 않은 나를 보면서 아하! 재미있다는 생각을 하곤 했어요. 인생에 있어서 누구에게나 고비는 오지만, 어떻게 대처하느냐가 가장 중요하다고 봅니다. 그때 만약 포기했더라면 지금은 무엇을 하고 있을까?하고 생각해보지만, 나는 지금 현재의 나에 만족해요.

탁월한 선택

졸업하고 처음 직장을 대학병원 중환자실에서 시작했는데, 지금 생각해도 아주 탁월한 선택이었습니다. 현재까지의 모든 밑거름이 된 경력이었다고 자부해요. 무척 힘들었지만 그만큼 배운 것이 많았고, 어디서든지 일을 할 수 있다는 자신감을 가질 수 있었어요.

간호사는 전문직으로 세계 여러 나라에 통용이 되는 직업이기 때문에, 저는 사우디아라비아에서도 일 한 적이 있고, 현재는 미국에서 IV therapist로 일하고 있습니다.

결혼을 하고 아이들을 키우느라 한 7년 정도 집에만 있었는데, 어느 한 순간 나 혼자만 뒤처진다는 느낌이 들어 다시 일을 시작하게 되었어요. 다행히도 미국에 오자마자 NCLEX RN 시험을 통과해서 면허증이 있었고, 간호사로서의 경력이 화려한(?) 관계로 쉽게 직장을 구할 수 있었습니다. 물론 영어 때문에 많이 힘들었지만, 일 자체의 어려움은 별로 없었어요. 미국은 의료체계가 상당히 잘 되어 있어서 한국처럼 오랫동안 병원에 있지 않고 간호인력이 필요한 경우에는 종합병원이 아닌 long term care facility로 보내지게 되는데, 처음 직장이 그런 곳이었습니다. 영어도 배울 겸해서 Ventilater 병동에서 한 2년 정도 경력을 쌓고 현재 일하고 있는 종합병원으로 옮겼어요.

한국에서는 ICU, Medical, Surgical에서의 경력이 있고, 사우디아라비아의 PACU에서 현재는 한국에서는 생소한 IV therapist로서 일하고 있습니다. 병원에서 트레이닝을 받고 PICC(peripherally inserted central cathrter) 자격을 취득했어요. 처음으로 미국에서 일할 때에 두려움이 없었다면, 거짓말일 겁니다. 하지만 그래도 믿었던 것은 저의 경력이었어요. 그리고 지금은 파트타임으로 Central vascular access clinical에서 일하고 있습니다.

보람 있는 일

지금 일하고 있는 병원은 종합병원 중에서도 아주 크고 응급수술이 가능한 병원이에요. 그래서 모든 것이 아주 세분화되어 있는데, IV therapist로서 IV insertion(정맥주사), midline insertion 그리고 PICC line insertion과 함께 모든 central line dressing, Medport access, central line declotting 외 모든 Vascar access device management를 하고 있어요. 의사들로부터 vascular access consult가 오면 의논 후에 다른 분야로 의뢰도 해요. Vascular access home care에서는 모든 것이 휴대폰으로 의뢰가 오는데, 물론 차팅(charting)도 앱을 통해서 합니다. 하는 일은 거의 병원에서 하는 일과 비슷한데, infusion therapy teaching을 포함해서 central line dressing change, midline insertion, PICC line insertion 그리고 peripheral intravenous insertion을 집으로 가져 가거나 하는 경우나 long term care facility(우리나라의 요양병원 같은 곳) 아니면 nursing home으로 가는 경우도 있어요. 미국은 한국과 다르게 RN 아래에 LPN

이라는 등급이 따로 있어서 주로 병원급이 아닌 곳, 즉 long term이나 nursing home에서 일을 하는데 일에 제한이 있어요. 그래서 home care company에 의뢰를 하면 각자에게 연락이 가능한 간호사(RN)가 가서 일을 마무리하면서 사례에 따른 수당을 받아요. 나름대로 시간적 여유가 많고 어디에 소속되어 있지도 않은 각자의 비지니스라고 할 수 있죠.

간호사라는 직업은 결코 쉽지는 않아요. 몸과 마음이 모두 힘들게 일하지만, 그때그때의 보람을 에너지 삼아 환자들을 위하는 마음으로 임하고 있습니다. 인상적이라고 해야 하나, 무엇보다도 한국에서의 간호사와 미국에서의 간호사의 위상에 놀라고 있어요. 모든 의사들은 간호사들의 말에 경청하고, 같은 의료팀으로서 존중을 받는다는 느낌은 한국에서 받아보지 못한 감정입니다. 상하 수직이 아닌 좌우 수평 관계인 거죠. 지금 하고 있는 일 자체가 특별한 분야인 것도 있지만, 우선은 스스로가 자기 자신을 존중하고 지식적으로나 기술적으로나 전문인으로서 부족함이 없어야 한다고 생각해요.

마음가짐이 중요

모두가 나름대로 앞으로의 삶을 위해 목표를 세우고 꿈을 실현하기 위해서 간호사의 길을 가겠지만, 무엇보다도 마음가짐이 가장 중요하다고 생각해요. 흔한 말로 사랑과 봉사정신이 투철해야 한다고 현실적으로 강조하고 싶지는 않아요. 하지만 필요해요. 그렇지 않으면 본인도 힘들고 환자들도 불쌍하게 됩니다.

그리고 전문직이라는 자부심을 가지고, 그냥 현재에만 머무르지는 말

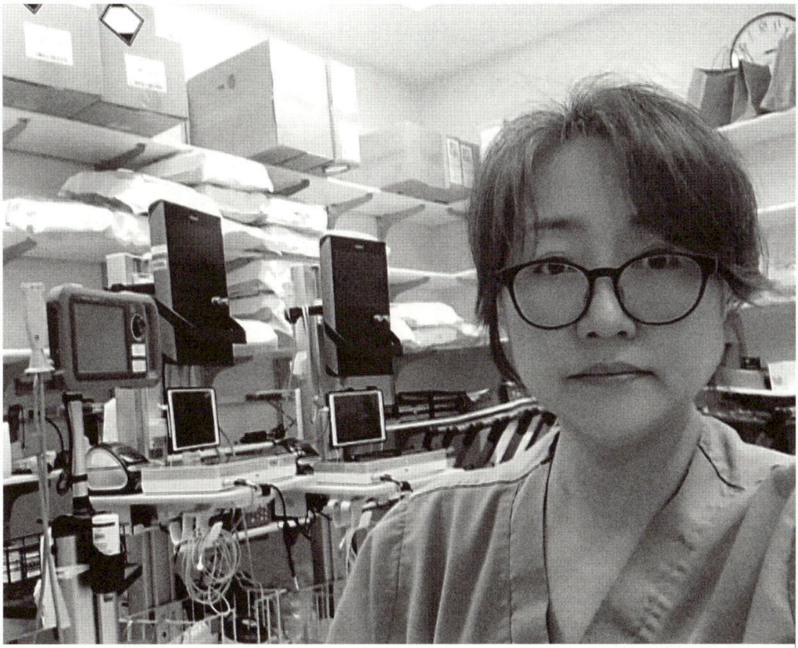

병원에서의 내 모습

았으면 합니다. 한국이 IT 최강국으로 우뚝 설수 있었던 원동력은 무엇이었을까요? 간호사들의 현재 주소는 어떤가요? 앞으로 좀 더 나아가야 하지 않을까요?

미국은 간호사들의 분야가 상당히 체계적이고 다양해요. 병원 자체에 교육, 연구, 퇴원, 응급간호사팀 등등…. 여러 분야가 나뉘어 있고 각자의 자리에서 자신들의 일을 소통하며 하고 있습니다. 도움이 되었으면 하는 마음으로 미국간호사가 되기 위한 과정을 잠시 소개할까 합니다.

미국은 주마다 nursing board가 있어서 규정이 모두 달라요. 일부 지역에서는 외국에서 간호대학을 나오고 경력을 가진 간호사들에게 영어시험을 요구하지 않고 바로 NCLEX RN(national council examination for registered nurse)이라는 미국간호사 국가시험을 볼 수가 있는데, 대표적인 주로는 캘리포니아나 뉴욕 주가 있어요. 우선 시험을 통과하면 면허증을 다른 주로 이동할 수가 있어요. 물론 몇몇 주는 영어시험을 다시 요구하는 주도 있지만, 어느 정도 경력이 쌓이면 크게 문제되지는 않아요.

간호사면허를 취득 후 조금 더 앞으로 나아갈 수 있는 nurse practitioner (NP)나 nurse anesthetist가 있는데, NP는 병원이나 클리닉에서 직접 환자를 진료할 수도 있고 물론 order 또한 낼 수 있으면서 연봉 또한 기본 1억 이상이에요. 한국보다는 미국에서의 간호사라는 직업은 전문직으로서 상당히 높게 평가되는 직업이에요. 그렇기 때문에 연봉 또한 많은 것이죠. 두서 없는 글이었지만 간호사로서 앞으로의 길에 조금이나마 도움이 되었으면 합니다.

3

간호계의 노벨상 데이지상을 아시나요?

Penn Presbyterian Medical Center
Acute Care Nurse Practitioner
유현민(David)

당찬 답변

간호학과를 입학한 계기는 그리 특별하지 않았어요. 오히려 진부할 정도죠. 솔직히 말하면 수능 성적에 맞는 대학과 학과를 찾다가 대학병원에서 임상병리사로 일하던 누나의 조언을 귀 담아 듣게 되었어요. 병원에서 남자간호사들이 한두 명씩 보이기 시작했다며, 앞으로 비전이 있지 않겠냐고 조언해주었죠. 부산 남자로서 이미 수도권에서 생활을 하고 있는 누나를 막연히 동경했고 그래서인지 그 조언이 더 강하게 다가왔어요. 집안 형편이 그리 좋은 편은 아니었기에 서울에서 대학생활을 하고 싶다고 말하지 못했고, 결국 최종 결정은 김해에 위치한 인제대학교에 지원하게 되었어요. 살고 있던 곳과 가까웠고 인제대학교는 서울과 부산에 다섯 개의 백병원을 보유하고 있었기에 다양한 곳에서, 특히 서울에서도 실습을 할 수 있게 될 것이라 지레 짐작하며 지원했어요. 진부할 수 있었던 간호학과 입학 동기는 왜 간호학과에 지원했냐는 인제대학교 정시면접 시 면접관의 질문에 대한 내 대답에서 약간의 흥미로움을 가미했던 것 같지만, 아직도 유효한 간호학과 입학 동기에요. "아직은 한국 간호계에 남자간호사가 많이 없는 것이 사실입니다. 수적으로 열세일지는 몰라도 남자도 간호 분야에서 잘할 수 있음을 증명하고 싶어서 간호학과에 지원하게 되었습니다."

돌이켜보면 참으로 당찬 답변이 아닐 수 없어요. 하지만 그런 열아홉 살의 당찬 답변이 사실임을 증명하기 위해 시작한 길고 긴 여정의 시발점이었어요.

포부를 안고 시작하다

나의 간호학과 생활은 잘 해내리라는 포부를 안고 시작했지만 공부는 쉽지 않았어요. 잘 해내지 못한 이유를 대변해주는 일화가 있어요. 2학년 때 수강했던 해부학 수업에 앞선 겨울방학에 다들 모여서 수백 개가 넘는 사람의 뼈 이름을 영어와 한글로 외우는 골학이란 것이 있었어요. 충분한 시간을 가지고 천천히 외우는 것이라면 어찌어찌 하겠으나, 선배들이 한정된 시간을 부여해 후배들을 테스트하고 경쟁도 부추기는 혹독한 일련의 과정을 포함하고 있었기에 결코 쉽지 않았죠. 밤을 새고 혼미해져 가는 정신을 붙잡으면서 뼈 모형을 만지작거리며 뼈 이름을 외웠어요. 다른 친구들과 경쟁해가면서 뼈 이름을 읊는데 도저히 이것을 왜 하고 있는지, 진정 도움이 되는 것인지 알 수가 없었죠. 1학년, 2학년 때 간호학과 공부에 임했던 내 태도가 '골학' 때의 그것과 같았어요. 열정 없이, 이유 없이 그저 해야 하기 때문에 하는 공부… 경험을 통해 얻은 사실은 열정과 애정 없이는 쉽게 해낼 수 없는 것이 간호학과 공부라는 것이예요. 그렇기에 당찬 포부와 함께 시작했던 간호학과 생활의 첫 시작은 그리 성공적이지 못했어요.

성공적인 간호학과 생활은 군대를 다녀온 이후, 3학년 때부터 시작되었어요. 군대에서 훌륭한 간호장교 스승님을 만났고, 그 분을 통해 어디에서나 중요하게 여겨지는 직업윤리지만 '정직'은 환자의 생명을 다루는 간호사에게는 반드시 필요한 부분임을 배울 수 있었어요. 또한 참된 간호를 위해서는 따뜻한 마음씨와 함께 지식을 갖추는 것이 중요함을 알게 되었어요. 전역 후, 아는 만큼 환자와 그 상황을 더 잘 공감할 수 있고 더 좋은 간호를 제공할 수 있을 것이라고 생각해 꾸준한 공부를 시작했어요. 노력은 배신하지 않았죠. 노력의 결과, 80명이 넘어가는 학생들 중 4.5점 만점에 평점 4.47이라는 성적으로 1등을 할 수 있었어요. 학교 내 간호학과가 창설된 이래 처음 남학생이 수석을 한 순간이었죠. 소수지만 남자 간호학생도 '광대'나 '짐꾼'으로서의 역할만이 아닌 성과면에서도 우수할 수 있다는 것을 보여줄 수 있는 계기가 되었어요. 간호학과 입학 이전부터 그토록 원했던 순간이었습니다. 오랜 시간 그토록 원했던 순간이었지만, 실제 나를 행복하게 만든 이유는 따로 있었어요. 단순히 남자 간

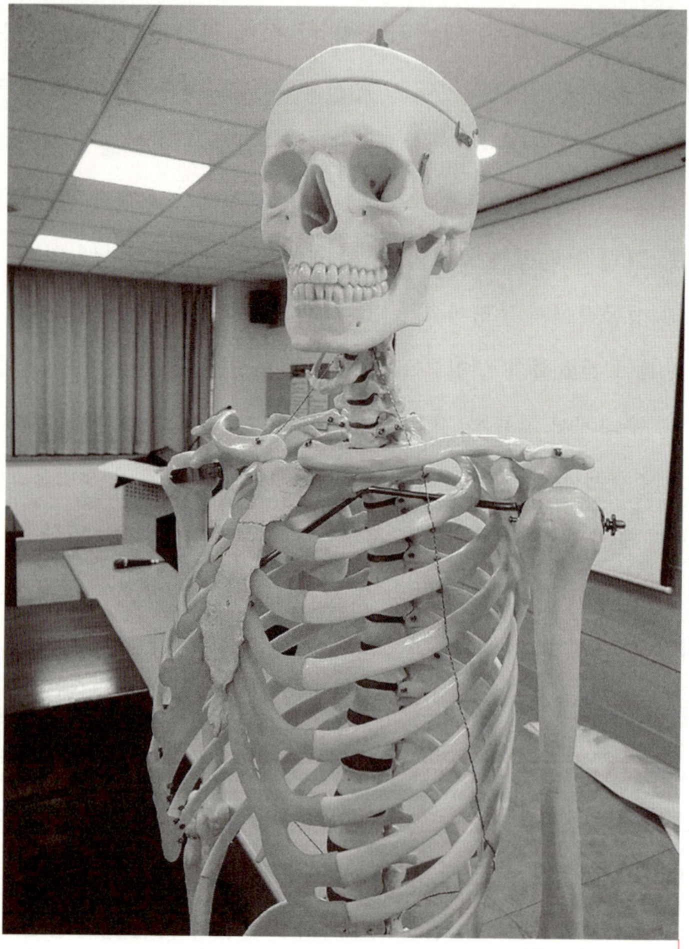

어려웠던 뼈 이름 외우기
(안산대학교 간호학과 건강사정 실습실)

호학생으로서 좋은 성과를 냈다는 사실보다, 미래에 좋은 간호사로서 다양한 지식을 바탕으로 훌륭한 간호를 제공하려는 분명한 목적의식을 갖고 최선을 다해 좋은 성과를 냈다는 사실이 나를 더 행복하게 만들었어요. 이 당시 느꼈던 환희가 지금까지도 끊임없이 무언가를 열정적으로 도전할 수 있는 하나의 이유이자 근원이 되었어요. 그 이후로도 노력에 노력을 거듭하여 4학년 1학기도 4학년 2학기도 학과에서 1등을 하고 졸업할 수 있었어요.

업데이트

시작은 미미했지만, 나름 성공적인 간호학과 생활을 마무리하고 졸업 후 삼성서울병원 외과중환자실에서 일하게 되었어요. 솔직하게 정신과로 발령받기를 많이 원했기에 굉장히 실망스러웠어요. 중환자실은 많은 간호사들이 피하고 싶은 부서였기 때문이죠. 학생 간호사로서 중환자실에서 실습할 당시에 중환자실에서 일하게 되면 뒤도 돌아보지 않고 바로 사직하리라 생각하기도 했었어요. '중환자실'이라는 공간이 가져다주는 차가움과 공포감으로 인해 처음 접하는 학생 간호사가 감당하기는 쉽지 않은게 사실이에요. 실제로 많은 기계들과 환자에게 부착된 수많은 선들을 보면서도 압도 당하게 되니까요.

비록 중환자실에 배치받은 것에 많이 실망하고 속상해 했지만, 생각을 달리 했어요. 실망하기만 한다고 달라질 것은 없었죠. 결국 어떻게 살지 결정하는 것은 자기 자신이며, 행동은 삶을 바꿀 수 있는 선택이라고 생각했어요. 이 자리에서 최선을 다하다 보면, 다른 좋은 기회가 올 수도 있을 것이고, 또 중환자실이라는 공간이 잘 맞는지 아닌지는 조금 더 경험해보고 생각해도 늦지 않을 것이라고 마음가짐을 바꾸었어요. 이때의 생각이 맞았음을 10년이 지난 지금 알게 되었습니다. 10년이 지난 지금도 나는 중환자실에서 일하고 있고, 10년 동안 다양한 부서에서 일을 하러 오라는 제의를 받았지만, 그때마다 결국은 중환자실에 남기로 결정을 했어요. 지금은 중환자실을 떠나는 것을 상상할 수 없을 정도로 중환자실이란 공간에 대한 애정과 열정이 남다르죠. 처음 중환자실로 배정을 받고 실망하고 적당히 일하다가 떠날 생각을 했던 사람이 이런 말을 하게 될 줄 그 당시에는 몰랐어요.

삼성서울병원에는 '중환자 간호과정'이라는 중환자실 간호사들을 위한 교육 프로그램이 있어요. 중환자를 간호하기 위해 기본적으로 알아야 하는 이론들을 한달 정도 다루고 있어요. 물론 일과 함께 병행하면서 말이죠. 근거와 지식이 갖춰질수록 환자에게 질적으로 더 높은 간호를 제공할 수 있다는 생각은 간호학과 학생이었을 때와 변함이 없었어요. 이 과정이 매력적인 또 하나의 이유는 1등 수료자에 대한 보상 때문이었어요. 그것은 미국 중환자간호협회에서 주관하는 미국 최대 중환자간호학회에 참여하기 위한 모든 경비를 병원에서 지급해주는 것이었죠. 분명한 목적이 있었고 의지 역시 확고했어요. 또한 훌륭한 보상은 이러한 의지와 열정에 촉매제처럼 작용했죠. 마음에는 온기와 열정이 가득하고 머리에는 지식이 가득한 중환자실 간호사가 되고 싶었어요. 잠을 줄여가며 일과 공부를 병행한 한 달의 천신만고 끝에 1등으로 수료할 수 있게 되었고, 미국의 간호를 경험할 기회를 얻게 되었습니다.

학회는 엄청 유익했어요. 학회에 참여한 미국 간호사들은 엄청 열정적이었죠. 강연 도중에도 수많은 질문이 오갔고 토론식으로 구성된 강연장에도 열기가 엄청 뜨거웠어요. 비록 영어실력이 좋지 못해 대화의 반 이상은 알아듣지 못했지만, 그럼에도 불구하고 한 가지는 확실히 알게 되었죠. 그것은 그들은 '간호사'라는 직업을 너무 사랑하고 '간호사'임을 자랑스럽게 여기며 '간호사'로서 평생을 살겠다는 그들의 열정이었어요. 언어장벽에도 불구하고 그점을 확실하게 느낄 수 있었어요. 궁금했죠. 도대체 무엇이 이 사람들의 간호사로서의 자부심을 이토록 크게 만들고 도대체 무엇이 이들의 간호사라는 직업에 대한 애정을 키운 것일까? 그 대답을 얻고자 학회에 다녀온 후, 구체적인 미국행을 계획하기 시작했어요. 미국 학회도 미국 병원 연수도 매우 의미 있었지만, 그토록 궁금해 했던 질문에 대한 답을 얻지는 못했어요. 내 부족한 영어 실력도 크게 한몫 했을 것이라 생각했고, 삼성서울병원에 학업 휴직을 내고 미국에 어학연수를 다녀오게 되었어요.

어학연수 기간 중에 참석한 어느 학회에서 발표한 저의 포스터 프리젠테이션을 인상 깊게 본 한 미국 간호관리자가 제시한 일생일대의 기회로 미국에 취업을 할 수 있는 기회를 얻게 되었어요. 가족들을 포함한 많은 사람들의 반대와 미국에서의 불확실한 미래에 대한 걱정에 많은 고민을 했지만, 더 넓은 세상을 경험하기 위해 결국 한국 생활을 접고 미국행을 택했어요. 어학연수를 했었던 델라웨어 주립대학에서 졸업생 대표로 학업을 마친 후, 첫 직장은 펜실베니아주에서 시작했어요.

첫 직장은 항암제를 투여하는 시설에서 일했고, 대부분의 시간을 방문간호사로서 일을 하며 미국의 1차 진료체계 및 방문 간호에 대해 배울 수 있었어요. 두 번째 직장에서는 요양병원 중환자실 간호사로 일했으며,

미국의 전반적인 의료시스템과 중소병원의 근무 환경에 대해 배울 수 있었어요.

영어라는 큰 난관과 인종차별이라는 과거에는 전혀 경험해보지 못한 고난의 순간들을 겪기는 했지만, 더 앞으로 나아가기 위한 과정이라 생각하며 잘 이겨내었고, 영주권을 취득한 뒤 미국 중환자간호 자격증 및 미국 외상간호 자격증을 획득하는 등 간호사로서의 성장을 계속 했어요. 이런 노력 끝에 펜실베니아주에서 가장 좋은 병원으로 알려져 있고, 미국 전역에서도 열 손가락 안에 꼽히는 펜실베니아 대학병원(Penn Medicine) 외상외과 중환자실 간호사로 채용되었고, 꿈에 그리던 미국 최상위에 속하는 병원에서의 간호사 생활이 시작되었어요.

여기서 멈추지 않고 한 발 앞으로 더 나아가고 싶었어요. 고민하다가 생각한 것이 대학원 진학이었어요. 대학원을 통해 과연 무엇을 성취할 것인지에 대한 정확한 성찰이 필요했죠. 목표는 분명했어요. 중환자들을 위해 좀 더 진전된 간호를 제공하고 싶었습니다. 지금보다 더 많은 지식을 쌓고 더 많은 수련을 거쳐서 지금 간호사로서 하는 일보다 더 넓은 범위의 케어를 제공하고 싶다는 생각을 했어요. 그 과정에서 Nurse Practitioner(NP)라는 직업에 대해 알게 되었어요. 진단과 처방 그리고 시술을 할 수 있는 간호사인 NP와 관련된 정확한 한국어 명칭은 아직 없지만, 가장 가까운 용어는 전문간호사일 것 같아요. 간호사로서의 경력을 가지고 간호학 석사 혹은 박사 학위 취득 후에 환자의 진단과 처방까지 역할 범위가 늘어난다는 사실에 대해 매료되지 않을 수 없었어요. 역할 범위는 더 늘어나지만, 여전히 '간호사(nurse)'라는 단어가 직업 타이틀에 들어가는 것이 너무 마음에 들었어요. 이왕 배우는 거 좋은 대학에

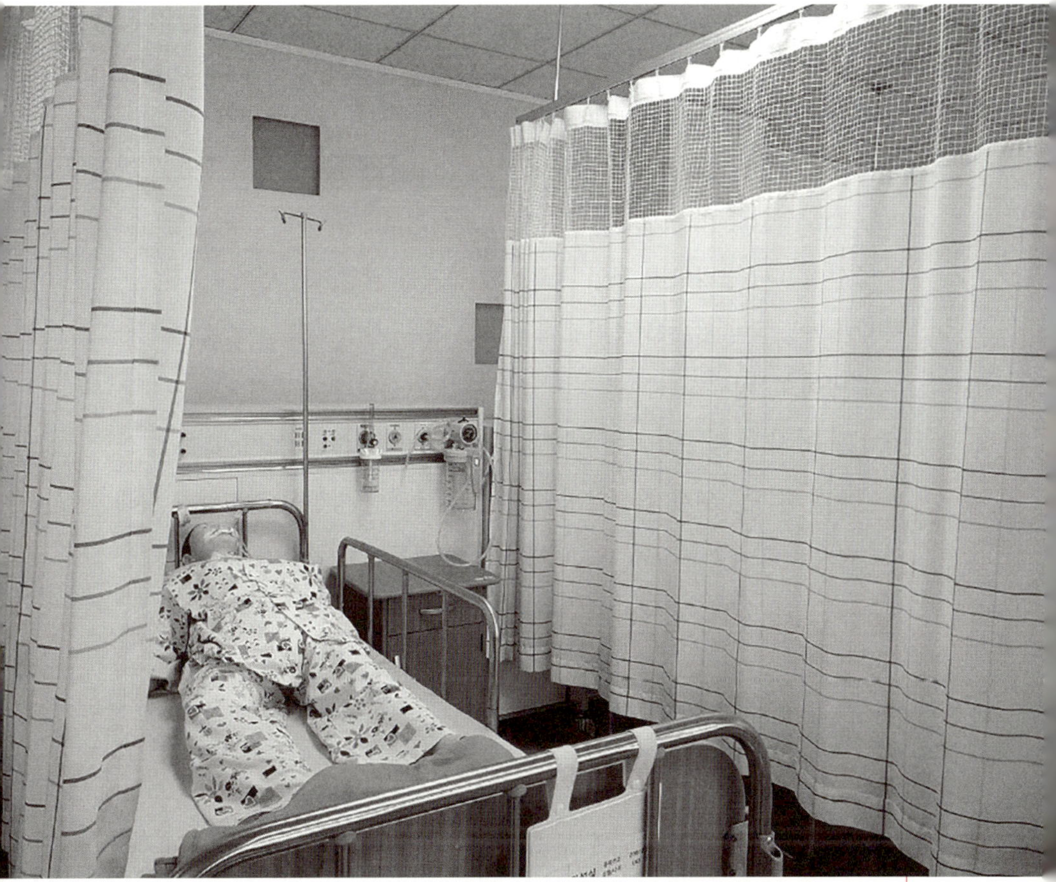

중환자실 간호 시뮬레이션
(안산대학교 간호학과 시뮬레이션 실습실)

서 제공하는 훌륭한 프로그램에서 배우고 싶었어요. 그리하여 오랜 준비 끝에 공부하고 싶었던 프로그램들 중 미국 내 1위 석사 프로그램을 가지고 있던 University of Pennsylvania에 입학했습니다.

3년이란 긴 시간 동안 열심히 이론과 실습 공부를 하고 졸업한 후, 지금은 같은 병원(Penn Medicine) 내과중환자실에서 Acute Care Nurse Practitioner(ACNP)로 근무하고 있어요.

내과중환자실에서 Nurse Practitioner로서 중환자를 응급실 혹은 일반 병동으로부터 중환자실로 안전하게 입원시키고, 필요시 소생을 담당하며 중환자 4~6명의 전반적인 치료적인 중재를 담당하고 있어요. 진단과 처방이 가능하며 필요시 중심정맥관 혹은 흉관 삽입 등의 시술을 시행할 수도 있어요. 치료적 의사결정은 중환자실 교수님과 협동적으로 수행을 하며 필요 시 다른 진료과에 협진을 요청하기도 해요. 간호사 및 다른 의료인들과 환자를 위한 최고의 또 최선의 치료적인 방향을 결정하기 위해 지속적으로 의사소통하죠. 또한 환자 및 가족들에게 치료적 계획에 대한 의논 및 업데이트를 하며 교육을 시행하기도 해요.

'간호계의 노벨상', 데이지상(DAISY AWARD)을 수상하다

미국에서 간호사로서 후보에 지명만 되어도 영예롭다는 데이지상을 받았을 때가 가장 기억에 남아요. 데이지상은 데이지 재단에서 수여하는 상으로 엄청나게 뛰어난 간호를 제공한 간호사에게 환자 혹은 가족이 지명하여 재단에서 심사 후 주는 상이에요. 데이지 재단은 2000년에 설립되었고, 희귀 자가면역 질환을 앓다가 이른 나이에 하늘나라로 간 한 환자의 가족에 의해 설립된 단체입니다. 그 환자가 입원해있던 8주라는 기간 동안 그를 돌본 간호사들의 엄청난 노고와 모든 가족 구성원들에게 베푼 따뜻함에 감동을 받았고, 이 재단을 설립하기에 이르렀다고 해요. 그 이후로 이 기관에서는 뛰어난 간호를 제공한 간호사들에게 이 상을 부여하고 있어요.

간호사로 일하던 어느 날, 내게 데이지상과 함께 편지가 도착했는데 편지를 읽어보니 이전에 돌본 환자분들 중에 한 분이 내가 제공한 간호를 받고 엄청나게 감동을 했고, 무언가를 해주고 싶어서 편지와 함께 데이지상 후보에 추천해주신 것이었어요. 환자분은 연세가 있으시고 다양한 지병을 앓고 계신 터라 거동이 불편하셨는데, 하루는 샤워를 하다가 넘어지셔서 목의 척추와 늑골 여러 개가 부러진 상태로 중환자실로 입원하셨어요. 늑골이 부러지면 숨 쉴 때마다 통증이 느껴져 숨을 깊게 쉬려고 하지 않고 최대한 얕게 쉬려고 하다 보니 폐를 쪼그라들게 만들어 합병증에 취약해질 수 있어요. 그래서 통증 조절이 아주 중요하죠. 이런 여러 가지 이유로 중환자실에 장기간 입원하고 계셨고, 입원 후 한 달 정도 뒤에 내가 이 환자의 담당간호사가 되었어요.

처음 방에 들어가서 환자분께 나를 소개했으나, 환자분은 전혀 대답이 없었고 심지어 쳐다보지도 않았어요. 조금 더 구체적인 질문을 해보았지만 역시 아무런 대답을 하시지 않으셨죠. 눈도 감아 버리셨어요. 그때 바로 감이 왔어요. 환자분은 '저 지금 우울해요. 아무것도 하고 싶지 않고 아무 말도 하고 싶지 않아요.'라고 온 몸으로 표현하고 계셨던 거죠. 어떻게 이 상황을 대처해야 할까 고민하다가 환자분께 오늘 환자분이 원하시는 무엇이든 한 가지를 꼭 해드리겠다고 했어요. 환자분은 그제서야

입을 열었고 한 달 동안 샤워를 하지 않았더니 사람같이 느껴지지가 않는다는 말과 함께 샤워를 너무나도 하고 싶다고 말하셨어요. 환자분은 평소에 샤워하는 것을 굉장히 좋아하셨고, 비록 지병 때문에 거동이 불편해도 거의 매일 샤워를 거르지 않을 정도로 씻는 것을 좋아했다고 하셨어요. 중환자실에서 간호사들이 매일 환자분의 몸을 닦아드리고 씻겨드리지만, 그런 침상목욕은 씻은 것 같지도 않고 샤워에는 견줄 수가 없다는 것이 그 분의 주장이었죠.

이해는 갔지만 중환자실에서 샤워를 하기란 정말 쉽지 않은 일이에요. 하지만 이미 하겠다고 약속했기에 중환자실 교수님께 찾아가 사정을 설명했어요. 그동안 치료에 전혀 협조를 하지 않았던 환자분의 마음을 조금이라도 돌릴 수 있는 좋은 중재일 것이라고 설득했죠. 경추에 손상이 있는 환자들을 위해 제작된 특수 휠체어에 앉힌 상태로 5명이 넘는 인력을 투여하여 천천히 그리고 신중하게 가급적 샤워에 가깝게 씻겨드렸어요. 그렇게 샤워를 마치고 침대에 누운 환자는 갑자기 닭똥 같은 눈물을 흘리기 시작했어요. 환자분은 좀처럼 울음을 그치지 않으셨고 한참을 울고 난 뒤에야 행복하다고 정말 고맙다고 연신 말해주셨어요. 그 뒤 몇 시간 동안이나 가족과 친구들 모두에게 전화를 걸어 오늘 드디어 샤워를 했다고 병원에 온 이후로 처음으로 자신이 사람같이 느껴진다고 말하는 모습을 보며 보람을 느낄 수 있었어요. 회복 후 집으로 퇴원하셨고 집에 가서도 회복하기 바쁘셨을 텐데 굳이 데이지상에 대한 정보를 찾아서 훌륭한 간호사로서 지명해 주셨다는 사실에 정말 많이 감동했어요. 편지를 다 읽고 나니 눈물이 났어요. 그 환자분의 편지와 함께 받은 데이지 배지(DAISY badge)는 간호사로서 받은 가장 큰 선물이었고, 나에게 가장 기억에 남을 순간을 선사해주었어요. 이는 내가 간호사로서 일하는 이유이며, 간호사로서 존재하는 이유인 '환자'에게 간호를 인정받은 것이기 때문이었어요.

Be a Warrior, not a Worrier!

영어 단어 중에 warrior와 worrier라는 발음이 비슷한 두 단어가 있어요. 이 두 단어의 발음은 '워리어'로 비슷하게 들릴지 몰라도 의미는 많이 달라요.

- Worrier: 걱정을 많이 하는 사람
- Warrior: 전사, fighter

저는 어려서부터 소심하고 걱정만 많던 worrier였어요. '과연 내가 할 수 있을까?', '과연 잘 될까?', '최악의 시나리오는 무엇일까?', '이것이 최선의 결정이 맞을까?' 등의 고민과 걱정들만 하다가 얻을 수도 있었던 좋은 기회들을 놓친 적도 많았죠. 한국 그리고 미국에서 끊임없는 난관들을 경험하며 그 속에서 교훈들을 얻었고 결국 모든 것은 마음가짐에 달렸다는 것을 알게 되었어요. 마음가짐의 변화 하나로 어떠한 난관에 부딪혀도 뚜렷한 목표의식, 직업에 대한 애정과 열정 그리고 실패를 두려워하지 않고 끊임없이 승리하기 위해 노력하는 warrior가 되었어요.

그 이후로 삶은 완전히 변했습니다. 누구나 사람인지라 걱정을 하지 않을 수는 없어요. 다만 걱정하는 시간은 줄이고, 실패를 두려워하지 않으며 계속 시도해보려는 노력이 한 발 더 앞으로 나아가는 데에 꼭 필요합니다. 적이 언제, 어디서, 어떤 식으로 쳐들어올지 걱정만 하는 worrier이기보다 승리를 쟁취하기 위해 목표와 전략을 가지고 항상 이기고자 하는 마음으로 싸울 준비를 하는 warrior가 되었으면 좋겠어요. 나는 상상하는 것보다 훨씬 멋진 사람이고, 항상 빛날 준비가 되어 있다고 생각하며 한 발 더 앞으로 내딛어 보길 바랍니다.

Be a Warrior, not a Worrier!

4

국제개발협력전문가로서의 새로운 길

Good Neighbors Project Manager

전영주

국군간호사관생도가 되기까지

생각하지 못한 사고로 중학교 때 아버지를 잃은 나는 장녀로서 집안의 가장이었던 아버지를 대신해 엄마를 잘 보살피고 책임감 있게 동생들도 잘 돌봐야 한다는 생각을 갖게 되었어요. 이런 마음 때문인지 고등학교 시절에는 남학생인지, 여학생인지 잘 구분이 안 갈 정도로 짧은 머리와 적극적인 행동으로 학급에서 주도적인 역할을 하는 학생이 되었죠. 또한 대학을 선택하는 과정에서 가장 높은 우선순위는 엄마의 경제적인 부담을 덜어주고 동생들의 대학 등록금을 벌 수 있도록 졸업 후 직장이 100%

보장되는 학과와 대학을 선택하는 것이었어요. 우연히 보게 된 고등학교 게시판에서 촌스럽게 그려진 포스터 한 장에 끌린 나는 학비 100% 지원, 졸업 후에는 소위로 임관하여 간호장교로 100% 직업을 가질 수 있다는 내용의 국군간호사관학교에 지원서를 냈어요. 그렇게 1차 사관학교 선발 시험에 합격하고, 2차 체력검정과 면접을 본 후 3차 학력고사(현재는 수학능력 시험) 성적으로 국군간호사관학교에 합격했습니다.

국군간호사관학교를 지원하게 된 가장 큰 이유는 간호장교로의 임관과 4년 동안 장학금을 받는 것이었어요. 그런데 간호사에 대해 잘 몰랐던 나는 간호학보다는 군사학 그리고 간호사보다는 장교에 더욱 더 큰 중점을 두었기 때문에 입학 후 간호학을 공부해야 한다는 큰 어려움이 기다리고 있을 줄은 꿈에도 몰랐어요.

국군간호사관학교는 입학 시 생도생활 적응을 위한 가입교가 준비되어 있었어요. 한 달간의 가입교 때에는 단발로 길러서 퍼머를 한 머리카락을 다시 짧게 자른 후, 처음 군복을 입어보았는데 참으로 낯설었지만, 주요 수업내용이 제식훈련과 사격 등 군사훈련 위주의 교육으로 신병훈련소에 입소한 신병처럼 열심히 주어진 일과와 학과목에 충실하면 되었기에 적응도 잘하였고, 나름 재미있게 생활할 수 있었어요. 하지만 이어지는 1학년부터의 기초의학과 관련된 해부학, 생리학, 약리학, 생물학 등의 교과목은 수학이 싫어서 문과를 택한 나에게 많은 도전이 되는 과목이었어요. 2학년부터 시작되는 간호학 전공 공부와 이어지는 간호학 실습 등의 간호학은 군인을 목표로 간호사관학교에 입교한 나에게는 흥미가 없는 학문이었어요. 실습은 내가 해내야 하는 군사훈련의 일환으로 학과공부에는 의미를 두지 않고, 매일매일 주어지는 일과를 해내는 것처럼 공부를 했기 때문에 성적은 좋지 않았고 생도생활을 유지하는 정도의 수준이었죠. 한과목이라도 과락이 되면 퇴교를 당하기에 나에게는 생존과 연결되는 부분이었으므로…. 내가 재학 중이던 1990년대 간호사관학교의 교과과정은 군사학 학점(장교 임관), 교육학 학점(보건교사 자격), 간호학 학점(간호사 면허증) 총 졸업까지 180학점을 획득해야 졸업이 가능하였으므로 방학에도 하계 및 동계 군사훈련과 실습 등으로 쉼 없는 공부와 훈련으로 이어지는 반복되는 일상이었어요. 그러다가 생도 3학년 무렵에 과연 평생 간호사라는 직업을 가지고 간호업무를 하면서 살아갈 수 있을까?라는 진지한 고민을 하게 되었고, 삶을 살아가는데 있어서 누군가에게 도움이 되는 일을 하는 사람이 되는 것 또한 의미 있는 삶이라는 결론을 내리고, 나의 도움이 필요로 할 때 제대로 도움이 될 수 있는 사람이 되기 위한 노력을 해야겠다고 결심하였죠. 이후 공부도 제대로 하고, 글로벌하게 필요한 사람이 되기 위한 영어공부도 열심히 하면서 4년의 국군간호사관학교 생도생활을 마쳤습니다.

글로벌 역량을 키우며

1990년도 소위로 임관하여 국군광주병원을 시작으로 양구 21사단 이동외과병원과 전후방지역의 군병원에서 실무 간호장교 및 관리자 역할을 수행하였으며, 생도시절부터 지속적으로 해온 영어공부 덕분에, 육군 장교 영어반교육생으로 선발되어, 미육군 121병원에서 실무교육을 받았어요. 이를 계기로 어학 능력을 군에서 인정받아 해외 파병 임무에 도전하였죠. 1999년 서부 사하라 PKO 의료지원단의 일원으로 파병되어 UN 평

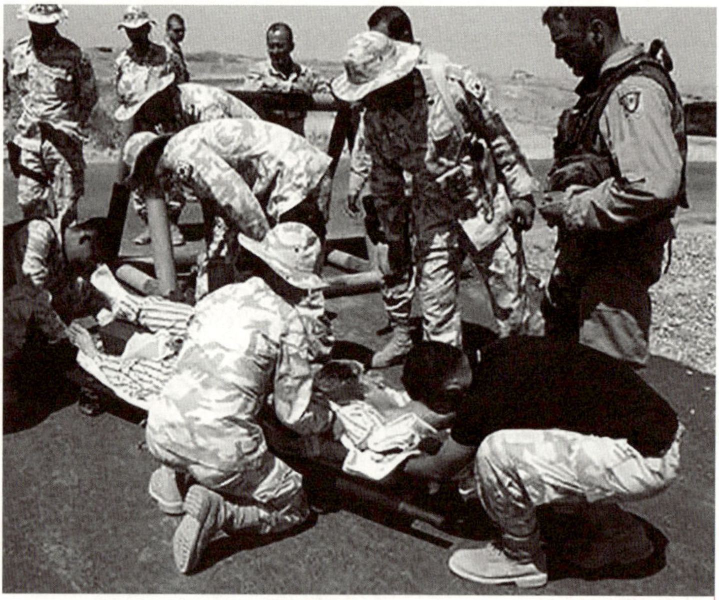

"2005년 자이툰 부대에 파병되었을 때 응급환자를
헬기로 후송하기도 했어요."

화유지군의 건강관리 및 의료서비스 제공을 통해 처음으로 간호사라는 직업이 얼마나 글로벌하게 세계의 다양한 분야의 사람들을 도와줄 수 있는지 깨닫게 되었어요.

2005년에는 이라크 전후 복구사업을 위한 자이툰부대 의무대대 간호과장으로 2차 해외 파병을 가게 되었습니다. 이라크 해외파병에서의 간호장교 활동은 이라크로 파견한 자이툰 사단 장병의 건강관리와 의료지원 그리고 현지 이라크 아르빌의 보건의료 개발 및 의료지원(현지인 진료 및 테러 시 응급환자 치료 지원)을 수행하였습니다. 이를 통하여 적절한 시기에 필요한 의료서비스를 받지 못해 평생 고통과 장애를 갖고 살아가는 이라크 현지인들을 보면서, 필수 의료서비스가 필요한 저개발 국가의 대상자들에게 의료지원을 제공하는 방법은 무엇일까를 고민하기 시작했어요. 보다 나은 세상을 위해 세계인의 생명과 건강을 유지할 수 있는 기회가 나에게도 주어진다면 꼭 동참하리라는 생각을 갖게 되었죠.

또한 2010년 간호장교로는 최초로 육군 3군사령부 의무부대 지휘관인 의무실장(기관장)으로 근무할 수 있는 기회가 생겼어요. 그 동안의 사관학교 생활, 간호장교로서 군병원 근무 그리고 해외 파병 등의 다양한 경험을 통하여 키워진 간호관리자로서의 리더십을 적용하여 군의관 및 의무병, 군무원으로 구성된 인적 자원을 효율적으로 운영할 수 있었죠. 신종플루가 유행하던 시기에 약 7,000명의 장병에게 응급 의료서비스를 제공하고 효과적인 예방접종 및 추가 감염예방활동으로 육군 참모 총창 표창을 수상하였습니다. 이러한 사례로 보면, 간호사는 다양한 인적 구성원들과의 업무를 효율적으로 수행할 수 있는 직업이라 생각해요.

이후 2012년 군병원 중 3차 병원인 국군수도병원에서 간호장교 생활을 마무리하게 되었는데, 그 당시 국군수도병원은 군병원 최초 의료기관 인증평가를 받고자 하였어요. 군병원은 민간의료기관의 인증기준 적용이 불가능하고 어렵다는 반대 의견이 있었지만 군병원도 공공의료기관으로서 인증이 필요하며, 또한 변화가 필요하다는 상급기관의 결정에 따라 인증을 추진하기로 결정하였습니다. 저는 의료기관인증 TF 팀원으로 임명되어 조직원의 부정적인 시각을 긍정적으로 변화시키기 위한 워크숍 등을 진행하였어요. 특히 나는 환자 및 직원 안전, 의료 질 관리 분야 인증을 준비하고 수검한 결과, 국공립병원(대학병원 제외) 중 최초로 보건복지부가 승인한 인증 의료기관으로 선정되어 국군수도병원의 위상을 한 단계 높이는 계기가 되었어요. 이로 인하여 군병원도 환자안전을 중심으로 환자를 우선으로 하는 의료기관으로 거듭날 수 있는 계기가 될 수 있었다고 생각해요. 병원에서 간호사는 조직의 구성원으로 조직의 변화를 이끌어내는 데 핵심적인 역할을 할 수 있고, 이를 기반으로 병원의 전반적인 변화를 자발적으로 이끌어 낼 수 있는 중요한 인적 자원이며, 이를 중심으로 조직의 개혁과 변화를 이끌 수 있다고 생각합니다.

국제개발협력 전문가로서의 새로운 길

현재 저는 군에서 전역 후 굿네이버스(프로젝트 메니저)로 근무하고 있어요. 군에서의 간호장교 생활은 다양하고 역동적이지만 연령과 계급의 제한이 있어 대부분 50대 중반에는 군에서 전역을 하게 돼요. 저 역시 임관 23년 후 다시 사회에서 새로운 직업을 시작해야 하는 시기가 오게 되었는데, 나를 돌아보고 인생 2막을 준비하면서 관심분야에서의 새로운 경력을 다시 시작하는 계기가 되었습니다. 하지만 간호장교라는 경력이 어떤 분야에서는 긍정적으로, 어떤 분야에서는 부정적으로 작용했어요. 특히 학교 보건교사를 시작하려고 했으나, 간호장교의 정년계급, 나이 그리고 학교보건에의 경험 부족으로 단기간 기간제 교사임용도 어려웠어요. 그리고 간호학 박사공부를 하면서 연구원으로의 취업을 고려했지만, 50세 이상이며 간호장교 20년 경력자를 채용하는 것을 부담스러워하여 군 전역 후 직장을 다시 찾는 것이 쉽지 않았습니다.

새로운 직업을 고민하면서 저의 간호장교 경력 중 어학능력과 해외파병 경력, 그리고 간호관리자 경험, 해외봉사활동의 기회를 교집합하여 고민해본 결과, 국제개발협력 분야에서 활동할 수 있는 기회를 찾게 되었습니다. 영남대학교 보건대학원 박사과정에 있는 선배님의 소개로, 의과대학 예방의학교실에서 베트남 라오까이성 행복프로그램에 파견할 보건전문가를 찾는다는 정보를 전달받아, 이에 응시하여 한국국제협력단 보건전문가로 2015년 4월 베트남 라오까이성으로 파견근무를 가게 되었어요. 이는 간호장교로 국군병원에 근무한 경력과 해외파병 경력을 국제개발협력의 참여에 유사한 사업경력으로 인정받아 선발될 수 있었다고 생각해요.

참고로 국제개발협력의 보건분야 전문가로 활동하기 위한 간호사의 경력사다리를 소개하고 싶어요. 국제개발협력분야는 유상원조와 무상원조가 있으며, 우리나라의 무상원조를 행하는 기관은 한국국제협력단(KOICA)입니다. 코이카는 프로젝트사업, 국제기구와의 협력사업, 민관협력사업, WFK 봉사단 파견, 연수생 초청사업, 긴급구호, ODA 교육 및 연구 등의 다양한 사업을 추진하고 있어요. 국제개발협력의 경험을 할 수 있는 첫 단추는 간호학부 과정 중이나 졸업 후 간호사 자격 획득 후 월드프렌즈에서 주관하는 해외봉사 프로그램에 참여하는 방법이 있어요. 월드프렌즈코리아는 코이카봉사단, IT 봉사단, 청년봉사단(KUCSS 및 PAS) 등의 다양한 프로그램을 운영하고 있고, 특히 보건 분야 중 간호 봉사단원 소요가 많으므로 관심이 있다면 도전해 보는 것도 국제개발협력의 경험으로 인정될 수 있어요. 이 중 코이카봉사단은 만 19세 이상 대한민국 국적자로, 해외 파견이 가능한 신체 건강한 자, 국가공무원법 33조의 결격사유에 해당되지 않는 자, 남자는 병역을 필했거나 면제된 자입니다. 선발은 서류 및 면접, 신체검사 등으로 진행되며 최종 선발 시 일정 기간 국내에서 교육과정을 수료한 후 지원국에 파견됩니다. 지원자의 전문성 보유 여부를 심사하기 때문에 간호사 자격증 획득 후 지원하는 것이 유리합니다. 연 6~8회 정도 선발하므로 코이카 홈페이지를 자주 방문해서 확인하는 것이 좋아요(http://www.koica.go.kr/sites/koica_kr/index.do).

또한 코이카에서 운영하고 있는 ODA 영프로페셔널(이하 YP)에 지원하는 것도 방법인데, 이는 만 19세 이상 만 34세 미만의 미취업자를 대상으로 코이카 해외사무소 및 재외 공관에 파견되어 업무를 수행하는 것으로, 해외사무소 영 프로페셔널과 국내 ODA 사업수행기관 영 프로페셔널로 구분하여 선발해요. 코이카 해외사무소 및 재외 공관 YP는 최대 10개월간 파견되어 한국정부의 공적개발원조 사업 현장을 체험할 수 있는 기회를 가지며, 국내 ODA 사업수행기관 YP는 NGO, 대학, 공공기관, 기업 등 국제개발협력 유관기관에서 7개월간 근무하며, 해당 기관의 개발협력 업무를 지원하게 됩니다. 해외사무소는 토익 730점 이상이 기본자격요건이지만, ODA 사업수행기관 YP는 기관과 담당업무에 따라 조건이 다를 수도 있으며, 코이카 해외사무소 YP는 연 3회, ODA 사업수행기관 YP는 연 2회 선발합니다.

이후 상기 경력으로 대학이나 NGO에서 ODA 사업을 진행하는데 참여하게 되면서 지속적인 국제개발협력의 현장전문가 혹은 프로젝트에 참여하여 경력을 쌓아나갈 수 있어요. 보건분야 전문가로 코이카의 전문가 인력풀에 등록이 되면, 보건분야 ODA 사업의 기회, 실행 관리 평가를 위해 코이카 해외사무소에 파견되어 연구조사 및 보고서 작성 등의 관련 업무를 진행하게 되며, 이런 전문가는 석사 이상의 학위와 관련 분야에서 어느 정도의 경력을 보유해야만 선발될 수 있습니다. 전문가 선발은 정기적으로 선발하지만, 사업의 시급성에 따라 비정기적으로 선발하는 경우도 있습니다.

저는 2015년 베트남 ODA 사업의 참여 이후, KOICA 보건전문가로 활동하고 있으며, 2018년부터 베트남의 뚜옌꽝성 개발 협력 사업, 네팔 자파지역의 안전하고 건강한 학교 조성 사업, 모로코의 모자보건 사업 예비조사, 코트디부아르의 여성누공 사업 평가 및 심층 조사 등에 참여했어요. 이후 2020년 2월부터 캄보디아 동북부 소외지역 모자보건 사업을 수행하는 기관인 굿네이버스에서 프로젝트 메니저로 선발되어 사업을 주도적으로 진행하는 역할을 수행하고 있습니다. 이런 프로젝트 매니저의 역할을 수행하기 위해 필요한 역량은 첫 번째로, 세계가 활동무대이므로 영어 능력이 필수적입니다. 이는 개발도상국의 정부와 공무원, 지역주민과 의사소통이 가능해야 하며, 사업 제안서 작성, 수원국 정부와 문서 교환 및 협상안 제출 등에도 영어를 사용하기 때문입니다.

두 번째, 의사소통 및 협상능력이 필요합니다. 의사소통 능력은 자신의 의사를 명확히 전달하는 것은 물론이고 수원국 관계자, 사업 시행자 등 업무수행의 다양한 이해관계자들을 설득하거나 이해시켜서 프로젝트 진행과정에서 일어날 수 있는 의견 차이나 갈등을 해소하고 협상을 도출할 수 있어야 하기 때문이죠. 즉, 수원국의 요구사항을 무조건적으로 수용하기보다는 상대편의 의견을 청취하고 이해하려고 노력하는 과정으로 서로의 합의점을 찾아내야 합니다.

세 번째, 기획 및 실무능력이 필요합니다. 국제개발협력은 현장에서 감독하고 조율하는 것만큼 개발도상국의 문제를 진단하고 기획하는 능력 역시 중요해요. 따라서 사업 책임자의 역량이 국제개발협력의 사업성패에 핵심적인 결정 요인이죠. 사업 추진 절차를 명확히 이해하고 프로젝트 사이클의 종합적인 관리 능력 및 인력 관리가 필요해요. 보고서 작성능력, 경비관리, 회의록 작성, 워크숍 및 세미나 개최, 파견인력 관리 및 현지직원 관리 등 적기에 정확하게 각종 행정업무를 수행할 실무능력이 필요합니다.

네 번째, 문제해결 능력으로 프로젝트는 예측 불가능한 일들이 자주 발생하므로 일어날 수 있는 문제들에 대한 철저하고 세심한 사전 준비로 문제 발생 가능성을 줄여야 하고, 예측하지 못한 문제 발생 시 어떻게 이를 해결하고 위기를 관리할 것인지가 중요해요. 따라서 적기에 문제를 해결하는 능력과 리더십으로 다양한 이해 관계자들과 함께 사업을 수행하면서 포용 · 조율 · 관리하는 능력이 필요합니다.

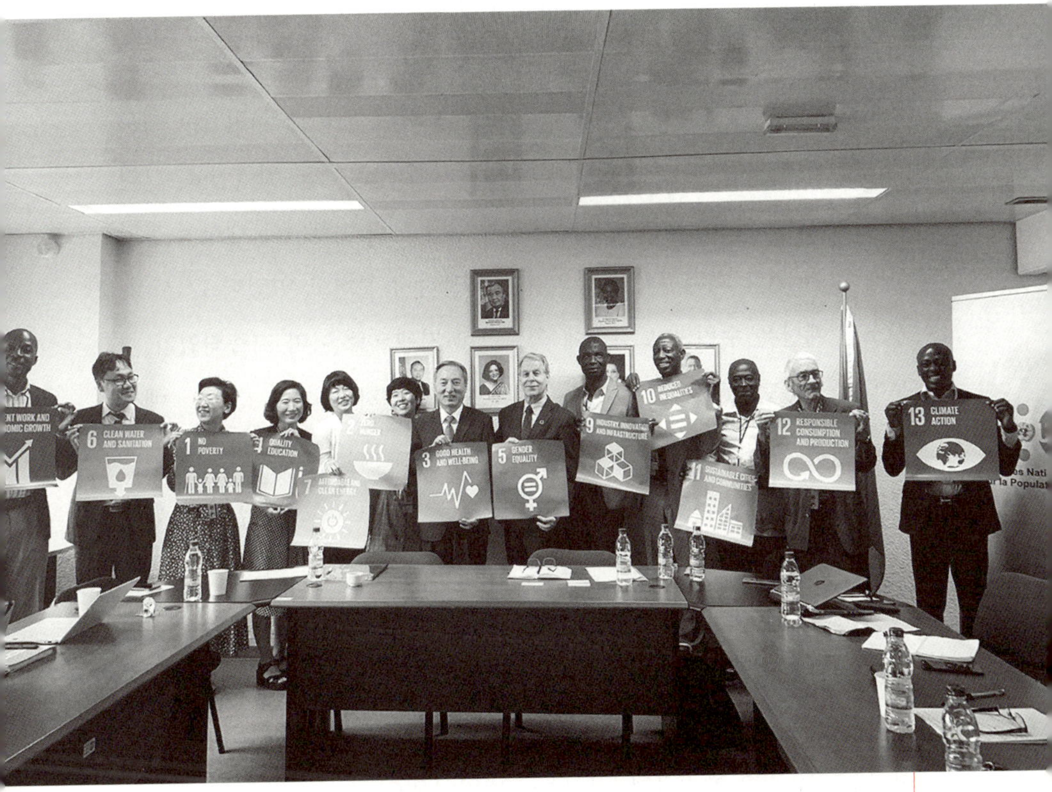

코트디부아르 UNFPA 여성누공사업 평가회의를 진행했던 모습
(2020년 9월)

ODA사업에서 보건전문가로서의 나의 활동

2015년, 베트남 라오까이성 행복프로그램인 ODA 사업을 위한 보건분야 전문가로 활동할 당시였어요. 사업형성(2013년)을 진행하는 과정에서 수원국에 제출하여 정해진 투입예산이 사업수행(2015년) 시에 예산이 절반으로 삭감되어 수원국 보건국 공무원과 갈등이 생기게 되었죠. 수원국 공무원은 코이카사업을 현장에서 담당하는 한국 전문가의 인건비 때문에 수원국에 투입되는 예산이 감소되었다고 오해를 하고 있었어요. 그리고 한국 측이 제시한 의료인역량강화에 대한 사업 수행안에 대하여 동의하지 않아, 3차 회의까지도 합의점을 도출하지 못하고 있었어요. 사실, 감소된 예산은 수원국 보건국에 의료장비 지원으로 이미 지출되었기 때문에 조정됐던 것이고, 이것을 수원국은 인지하지 못하고 있었죠. 예산이 조정된 경위를 조목조목 설명하고, 무상원조와 유상원조의 차이점을 설명하며, 무상원조 제공 시 사업의 수행을 위한 PMC 한국전문가 상주로 인하여 더 효과적인 원조지원이 가능하다는 것을 설득하였어요. 그리고 수원국의 사업수행계획안을 수용하고 차근차근 하나씩 검토하여, 수용할 것과 수용하지 못하는 부분을 설득하였고, 한국 측 수행안에서 제안한 활동을 80% 이상 추진하기로 하면서, 5차간의 줄다리기 회의 끝에 사업수행을 위한 합의서에 도달할 수 있었어요.

이후 어렵게 얻어진 수원국과의 신뢰를 바탕으로 사업은 모멘텀을 탔고, 한번 마음을 열고 신뢰가 구축되면 전폭적 지지와 사업 추진에 열정을 다하는 베트남의 국민적 특성 덕분에 의료인 교육, 마을 보건원 재교육, 여성 자조모임 운영 등을 성공적으로 추진할 수 있었습니다. 이런 갈등관계를 해결하는 의사소통과 협상능력 그리고 문제해결능력은 간호사로서 20년 동안 근무하면서 의료진, 환자, 환자보호자 그리고 병원관리자 등의 여러 이해관계자들과의 갈등과 문제를 해결하면서 쌓아진 간호 리더십을 활용한 결과로 볼 수 있어요.

미래 간호사들에게 하고 싶은 말

'간호사'라는 단어를 통해 떠올릴 수 있는 이미지는 흰색 가운과 캡(지금은 착용하지 않지만), 병원에서 근무하는 의료인 등이 있지요. 그러나 내가 살아온 간호사의 삶은 군에서 군복을 입고, 병원보다는 야전(군부대)에서 근무한 적이 많고, 장교로서 또한 보건 전문인으로서 군에서 의료분야를 책임지는 중요한 인적 자원으로 군의 중간간부로서의 역할이었습니다. 이후 국제보건에서의 컨설턴트로서 보건분야 전문가로 중저개발 국가의 보건의료 서비스 향상을 위한 사업을 기획하고 추진할 수 있는 기회를 준 소중한 직업이죠.

지금 간호학을 공부하고 있는 학생들에게 꼭 해주고 싶은 이야기는 간호사는 인간을 대상으로 돌봄을 제공하는 직업으로 향후 미래의 AI로 대체될 수 없는 전문직이라는 것입니다. 『호모사피엔스』의 작가인 유발하라리는 21세기 이후 세계는 4차 산업혁명과 AI로 인하여 많은 변화를 한다고 하였습니다. 이는 현재의 많은 직업들이 인공지능과 컴퓨터로 인하여 사라질 위기에 있는데, 특히 의료분야 의사의 전문적인 지식과 경험, 판단이 필요한 질병 진단의 분야도 AI로 대체될 수 있다고 하죠. 하지만 인간 돌봄을 제공하는 간호는 인간을 대상으로 돌봄을 수행하며, 인간은 각각의 고유한 특성을 가지고 있기 때문에 간호사가 AI로 대체될 수는 없어요. 같은 질병을 가진 개인을 대상으로 표준화된 돌봄을 제공해도 대상자의 특성에 따라 달라지니까요. 돌봄 제공자인 간호사 등 의료 인력의 수요는 21세기 이후에도 지속적일 것이라고 전망했어요. 그렇기에 간호학을 공부하는 학생에게 간호학을 선택한 것을 축하해주고 싶어요. 미래의 다양한 간호 영역의 확대를 위한 준비를 같이 해나갔으면 좋겠어요.

첫 번째, 영어는 글로벌 시대의 필수적인 의사소통의 도구이기 때문에 본인이 표현하고 싶어하는 의견을 자유롭게 표현하고 상대방의 요구와 반응을 이해할 정도의 수준으로 준비한다면, 간호사로서 더욱더 다양한 분야의 직업을 선택할 수 있을 거라고 생각해요.

두 번째, 간호학 전공분야를 학부기간 동안 정말 열심히 공부했으면 좋겠어요. 임상의 기본적인 지식은 학부 이후에는 간호학 석사나 박사 등의 학위를 취득하기 위해 대학원을 선택하거나 한 학생 때 배운 기초 임상지식을 지속적인 보수교육 등으로 업그레이드하는 것은 가능하지만, 간호학 전공의 기초는 졸업 후 다시 만들기는 힘들어요. 이런 임상간호학의 기초지식은 향후 어떤 직업을 택하고, 보건에 관련된 일을 하더라도 계속 활용해야 하기 때문에 중요합니다.

세 번째, 본인에게 맞는 건강관리를 위한 노력을 습관화하는 것이 좋아요. 본인이 건강하지 못하면 타인에게 돌봄을 제공할 수 없으므로 기초체력을 위해 좋아하는 운동 그리고 스트레스 상황에서도 잘 대처할 수 있는 본인만의 방어기전을 잘 만들어 놓는 것이 중요합니다. 체력관리는 평상시에도 할 수 있도록 운동을 습관화하는 것이 좋으며 스트레스 상황에서 업무를 수행해야 되는 경우를 대비하여 요가, 스트레칭, 명상, 음악, 독서, 영화 등 취미생활을 정해놓고 꾸준히 하는 습관을 기르는 것이 좋을 거예요.

마지막으로 인생의 방향은 언제든지 전환이 가능하도록 포용적인 마음을 가지는 것이 좋아요. 환자의 침상 옆에서 돌봄을 제공하는 임상간호사로 계속 근무하는 간호사도 있고, 임상간호사로 근무하다 다시 후학을 양성하기 위하여 공부를 시작하는 경우도 있고, 국가 보건직 공무원으로 선발되어 지방자치단체의 공무원으로 근무할 수도 있으며, 학교 보건교사 임용을 준비하는 경우도 있고, 요양원 혹은 산후조리원을 운영하는 사업을 할 수도 있어요. 또한 제약회사 연구 간호사 혹은 보험심사 등의 분야도 고려될 수 있죠. 이와 같이 향후 간호사의 경력사다리는 한분야만 국한되지 않고 상황과 시간이 지날수록 계속해서 변화될 수 있어요. 따라서 현재하고 있는 분야만 국한하여 생각하지 말고 다양한 분야의 공부와 경험을 해나가는 것도 필요하다고 생각해요. 살아온 삶을 뒤돌아보면서 가장 잘한 일은 간호학을 선택한 것이고, 덕분에 다양한 삶을 경험하고 사회에 기여하는 일인이 될 수 있었다고 믿고 있어요. 앞으로도 어떠한 미래가 기다리고 있을지 가슴이 뛰고 기대가 됩니다. 이런 삶을 살 수 있도록 해준 간호학에 감사하고 있어요. 그리고 간호학을 선택한 모든 간호학생들이 간호학을 공부하며 이후 진로에 고민하고 있다면, 작지만 나의 경험이 도움이 되었으면 하는 바람입니다.

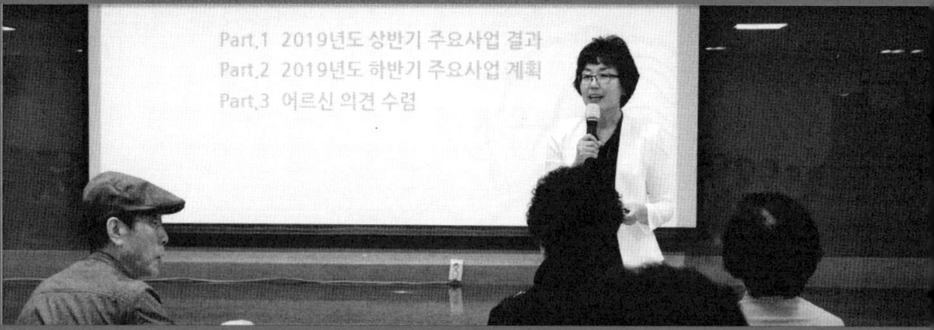
Part.1 2019년도 상반기 주요사업 결과
Part.2 2019년도 하반기 주요사업 계획
Part.3 어르신 의견 수렴

7장

그 외 다양한 분야

고우진 : 로브메디텍 영업부 마케팅 및 교육담당 대리

장애순 : 사회복지법인 이랜드복지재단 진도노인복지관 관장

정로사 : 표현상담연구소 소장

조유순 : 가천길병원 보험심사팀

표지명 : ㈜벡톤디킨슨코리아, 상무

1

만학도의 꿈을 로브메디텍에서 풀다

로브메디텍 영업부 마케팅 및 교육담당 대리

고우진

만학도의 꿈

들어가기 전에, 기억은 미화되는 경향이 있다고 하니 감안해서 들으시면 좋겠습니다.

저는 안산대 간호학과를 졸업한 고우진입니다. 29살에 다니던 직장을 그만둔 뒤 늦은 나이로 어떤 직업을 갖고, 어떤 삶을 살아야 할지 고민이 많았습니다. 단지 돈을 많이 버는 것보다는 제가 일을 열심히 하면 할수록 누군가에게 도움이 될 수 있으면 좋겠다고 생각했죠. 여러 가지 선택지 중에서 간호사라는 직업에 끌렸어요. 공부도 힘들고 일도 힘들다는 이야기가 많았지만, 많이 배우고 도전하고 전문적인 직업인으로 살면서 타인에게 도움이 될 수 있다는 것이 매력적으로 느껴졌습니다. 또한 현실적으로는 졸업 시 제 나이와 취업가능성, 라이센스를 취득할 때까지 필요한 시간 및 노력의 양 모두를 고려했을 때 도전할 가치가 있다고 판단했어요.

수능을 다시 준비하면서 영어공부가 그렇게 재미있었습니다. 막연히 영어를 잘하고 싶었고, 이번에는 영어를 정말 정복해보고 싶었어요. 그래서 대학을 선택할 때도 간호학과 중 해외에 가장 많은 학생들을 보낸 대학을 선택하게 되었습니다. 간호학을 공부하면서 해외를 갈 수 있는 기회가 주어진다면 정말 큰 경험일 것이라고 믿었죠. 그 와중에 차라리 영어만 공부해서 영어를 정말 잘한다면 재미있지 않을까 해서 정말 고민이 많았습니다. 저는 항상 그랬어요. 오로지 한 가지에만 몰입하고자 했죠. 그게 쉽고 빠른 길처럼 보였어요. 그래서 오히려 더 늦었는지도 모릅니다.

수능 직후 4개월 동안 하루 14시간씩 영어공부를 했어요. 대학 입학 후에도 영어공부에 심취했는데, 대학생활에 적응이 잘 안 되기도 했으며, 4년 후 취업을 생각하니 조급함이 앞섰어요. 대학교 입학 후에도 자퇴를 하고 영어에 집중하는 것을 계속 고려했고, 교사인 누나와 몇 날 며칠을 대화하며 상담을 하였는데 인내심 많은 누나가 결국 크게 화를 내며, "그렇게 너 마음대로 살아보고도 모르겠어? 하나만 잘하는 사람은 많아. 영어는 도구일 뿐이며, 결국 전공(전문지식)이 없으면 깊이가 없어. 영어와 간호학을 함께 하는 것을 생각해야지, 왜 자꾸 하나만 하려고 그래?"라고 말했습니다. 창피하기도 하고 분하기도 해서 많이 울었습니다. 저는 평생을 제 마음대로 살았지만, 이번에는 누나의 의견을 따라야겠다는 생각이 들었어요. 그게 시작이었지요. 신기하게도 나중에 지도 교수님께서 비슷한 말을 하셨습니다. "한 가지(전공)를 잘하면 뛰어나고, 두 가지(외국어)를 잘하면 경쟁이 없어지고, 세 가지(발표능력)를 잘하면 리더가 된다." 이런 비슷한 내용이었는데 크게 공감했습니다. 한 가지를 잘하는 사람은 많죠. 대부분의 사람들이 한 가지는 잘합니다. 하지만 두 가지 이상을 모두 잘하는 사람은 많지 않기 때문에 내가 그런 사람이 될 수 있다면 부족한 것을 극복할 수 있을 것이라고 생각했어요. 그렇게 제 인생에서 처음으로 두 가지에 집중하는 시기를 맞이하게 되었습니다.

많은 고민과 방황을 끝내고 저는 확신을 가졌습니다. 대학생활을 열심히 하면서 남은 대부분의 시간을 영어에 투자했어요. 학기 중에는 하루 4시간, 방학 때는 하루 12시간 정도 영어에 집중했어요. 저는 심지어 주변 사람들에게 공부밖에 모르는 이상한 사람이라는 얘기를 들을 정도는 되어야 '아 내가 정말 열심히 했구나!'라고 위안이 될 정도였죠. 등하교 시간에는 가능하면 혼자 다니면서 영어로 혼자 말하기 연습을 하였고(이제는 6년째 하고 있습니다), 쉬는 시간과 점심시간에는 영어듣기를 하였어요. 한 가지 말씀드리고 싶은 것은 이렇게 극단적인 노력을 하는 사람의 삶이 그렇게 좋은 것만은 아니라는 것입니다. 분명 집중적인 노력을 하는 시간은 필요하지만, 저는 너무나 미래지향적이며 성취욕이 강하고 노력만 할 줄 알지, 현재를 즐기는 능력은 터무니없이 부족한 사람이라서 결과적으로 가엾은 사람이라고 생각합니다.

3학년 2학기에 미국에서 16주 동안 영어를 배우고 미국이란 나라를 체험하는 기회를 가졌습니다. Nurse assistant과정도 수료하고 임상실습도 경험했습니다. 모든 비용은 국가 및 학교에서 부담했어요. 이 기회를 얻기 위해 노력했고, 2학년 2학기 겨울방학은 하루 7시간을 학교에서 제공하는 영어수업에 참여했습니다. 그리고 집에 와서 계속 영어 관련 콘텐츠를 접하면서 꿈을 키워나갔던 것 같아요. 마침내 미국 땅을 밟고, 16주의 경험을 하고 난 저는 정말 다른 사람이 되어 있었습니다. 전혀 다른 환경에서의 외국 삶은 충격적으로 다가왔고, 저를 더 강하게 해주었어요. 특히 다양한 측면에서 생각하고, 어떤 가능성이든 열어놓고, 타인의 입장에서 생각해보는 여유가 생겼습니다. 다양한 작은 변화들과 이런 큰 변화가 쌓여 결국 저를 성장시키고 있었어요.

국시준비와 취업

이후 학과생활을 잘 마치고 운이 좋게도 서울 소재의 대학병원에 입사하게 되었습니다. 면접 준비를 얼마나 즐겁게 또 열심히 했는지 기억에 많이 남습니다. 거의 한 달 동안 매일 1시간씩 나올 수 있는 대부분의 질문을 연습했고 나중에는 전혀 긴장되지도 않았어요. 면접장에서 무려 7개의 질문을 혼자 받았는데, 웃으면서 여유 있게 대답했고 면접장을 나오면서 합격을 확신했죠. (사실 중요한 사건은 바로 며칠 전 분당서울대병원 면접에서 준비했던 말이 제대로 나오지 않아서 크게 상심했기에 그 경험이 약이 되어 아주 성공적으로 다음 면접을 치를 수 있지 않았나 생각합니다. 제가 다음 직장을 구할 때도 이와 같은 똑같은 경험을 하였습니다. 느껴지는 것이 있으시죠?) 1학기에 합격 발표가 났고 여유가 생겼어요. 그 무렵 나중에 미국에서 간호사가 되어야겠다는 생각이 점점 강해져서 영어공부를 더 열심히 했던 것으로 기억됩니다.

4학년 2학기부터는 국가고시를 위해 열심히 준비했어요. 중요한 것은 무조건 패스하는 것이었고 운이라는 요소가 작용하지 않도록 하기 위해서 정말 최선을 다했습니다. 대학병원 최종합격과 국가고시 패스, 졸업 학점 4.03, 오픽 만점, 그리고 토익 고득점으로 저는 세상을 다 가진 것 같았습니다. 노력한 만큼 결과가 나왔고 만족했죠. 하지만 한편으로는 제 자신이 조금 불쌍하기도 합니다. 삶에서 가장 중요한 것이 무엇인지, 나라는 사람은 정말 어떤 사람인지, 어떻게 살아야 하는지 등에 대해서 진정하게 탐구하지 않고 성취하고 경쟁에서 이기는 삶을 여전히 최우선 목표로 두었기 때문이에요.

졸업 후 3월에 발령을 받았지만, 거주지 문제로 병원에 간곡히 연장을 요청했고 5월에 입사할 수 있었어요. 그동안 역시 영어공부에 집중했지만, 간호술에 대해 복습하고 준비하는 시간을 갖는 것이 좋지 않았나 생각합니다. 입사부터 6개월 후 퇴사까지 한시도 쉬지 않고 배우고 공부하고 연습했어요. 실력은 더디지만 조금씩 향상되었고 여전히 신규간호사였지만, 입사 첫날과 퇴사 날의 실력 차이는 극과 극으로 느껴졌습니다. 그렇게 혹독한 6개월간의 경험은 저를 더욱 성장시켰어요.

6개월간의 짧은 대학병원 간호사 경력이 끝났습니다. 목숨을 걸겠다는 제 다짐도 혹독한 상황에서 의미가 퇴색되었어요. 하고 싶은 이야기는 많은데 그중에서 '병원 입사 전에 무엇을 하면 좋은가?'라는 한 가지 질문을 하고 싶어요. 온라인 커뮤니티에서 상당히 많은 사람들이 "입사하면 여유가 없으니 실컷 놀아라.", "공부는 입사하고 나면 끝없이 해야 한다. 그러니 실컷 놀아라."라고 말합니다. 저는 그렇게 생각하지 않아요. 병원에서 간호사로 일한다는 것의 무게와 깊이는 타의 추종을 불허

합니다. 절대 아무 생각 없이 혹은 편안한 마음으로 입사하면 안 된다고 생각해요. 입사 2~3개월 전 임상에서 사용할 수 있는 모든 지식과 정보를 종합하는 시간을 갖는 것이 좋다고 생각합니다. 그러지 않고 서투른 모습을 많이 보여준다면 동료들의 신뢰를 잃고 상당히 오랜 기간 고생할 가능성이 높아요. 첫인상이 가장 중요하기 때문에 만일 첫인상이 좋지 않다면, 그 인상이 바뀌기까지 어마어마한 노력이 필요하다는 것은 다 아시는 내용이지요? 다만 겨우 6개월 만에 퇴사한 사람의 의견이니 참고만 하시면 되겠습니다.

로브메디텍

저는 퇴사를 결정하고 바로 다른 직장을 알아봤습니다. 간호학의 이점은 살리되 간호사가 아닌 직업을 찾았고 운 좋게도 현재 직장에서 일을 하게 되었어요. 짧은 기간이지만 그래도 6개월을 MICU(내과계중환자실)에서 일하고 경험했다는 것이 큰 장점으로 작용했고, 일을 오래 쉬지 않고 퇴사 전에 면접을 보았다는 것, 그리고 영어성적과 학교성적이 저의 열정과 성실성을 대변해 주었던 것 같아요. 여기서 하고 싶은 말은 간호사로 일하게 되면, 최소 1년 이상의 경력을 쌓으면 그렇지 않았을 때와 비교해 훨씬 더 좋은 기회를 잡을 수 있을 것이라고 생각합니다. 그 1년을 버티기 위해 입사 전 지식과 더불어 몸과 마음의 준비가 된다면 좋겠죠.

현재 저는 로브메디텍이라는 의료기기 회사에서 일합니다. 세계적인 의료기기 회사인 Getinge는 한국에 지사를 두고 있는데, 지사는 소규모로 유지하고 다양한 아이템을 취급하는 다양한 총괄판매 회사를 운영합니다. 저희 회사는 그중에서 인공호흡기를 주력으로 하고 있어요. 대표적인 모델은 Servo-i이며 전 세계적으로도 최고의 시장점유율을 확보하고 있습니다. 국내에서는 소위 'Big 5'라고 불리는 병원 5곳 중에서 서울대병원, 서울아산병원, 삼성서울병원, 신촌세브란스병원 4곳에서 주력모델로 사용 중이고 전국적으로 가장 많이 판매된 제품 중 한 가지입니다. 저는 회사에서 취급하는 의료기기를 홍보하고 잘 사용할 수 있도록 교육을 제공하는 일을 주력으로 하는데, 임상에서 어떤 장점이 있는지 정확히 파악하는 것은 그 누구보다도 병원에 몸담았던 사람이 잘하겠지요. 그렇지 않은 사람은 절대 이해할 수 없는 것을 우리는 공유하고 있어요. 그래서 제약회사, 의료기기회사 등에서는 병원에서 일했던 간호사를 일정 비율로 고용하는데, 다른 직원들과의 시너지효과를 발휘할 수 있기 때문입니다.

저는 MICU에서 간호사로 일할 때 다양한 물품과 의료기기에 대해서 공부하느라 고생했던 기억이 있는데, 교육자료나 정보가 너무나도 부족한 것이 원인이었어요. 그중에서도 인공호흡기는 가장 어려운 기기였기 때문에 저는 획기적인 변화를 원했어요. 그래서 저는 제 생각을 뒷받침해줄 근거를 마련하기 위해 마케팅 관련 책 5권을 읽고 공통점을 찾으려고 노력했고 한 가지 결론에 도달했습니다. 저는 생각을 바로 실행으로 옮겼어요. 인공호흡기에 관한 모든 정보를 누구나 쉽게 검색하고 접할 수 있도록 먼저 교육자료를 체계화하였고, 네이버 블로그 및 유튜브에 교육동영상 공유를 시도했어요. 입사한지 몇 개월밖에 안 되는 직원이었고, 수십 년간 그 어떤 회사도 시도하지 않은 방법이었기에 저항도 있었지만, 저는 지속적으로 그 필요성을 주장하였고, 다행히 회사 동료들도 저의 생각을 지지해 주었기에 과감한 시도를 할 수 있었습니다.

전국의 병원을 돌아다니면서 인공호흡기를 잘 사용하도록 교육을 하면서 회사가 요구하는 것 이상으로 사명을 가지고 일하고 있어요. 가끔 동료 분들께서 물을 때 저는 이렇게 대답합니다. "제가 더 열심히 일할수록 의료진들이 더 쉽고 빠르게 인공호흡기를 다룰 수 있고, 그것은 곧 환자의 안녕과 연결됩니다. 즉, 제가 열심히 일할수록 더 많은 환자가 잘 치료받고 간호를 받을 수 있는 것이니 오히려 더 열심히 해야 된다고 생각합니다."

믿기 어렵겠지만 실제 그렇게 생각하니 일이라기보다 봉사하는 느낌이 들기도 합니다. 그래서인지 업무시간이 크게 부담되지 않고 즐거울 때가 많아요. 대학교 1학년 때 미래의 꿈이 병원장이고 더 많은 아픈 분들을 돕겠다고 써놓은 과제를 최근 발견하고 병원장보다 더 위대한 일을 하고 있는 것이 아닌지 열심히 자기합리화를 해봅니다.

보람된 일

현재의 직업에서 기억에 남는 일이 참 많아요. 매 교육 때마다 감사하다고 말해주는 의료진들의 말을 듣는 것보다 보람된 것은 없습니다. 매일 블로그나 유튜브 그리고 이메일을 통해 감사하다는 이야기를 듣는 것이 힘이 됩니다.

몇 가지 특히 더 기억에 남는 것은 제가 신규간호사일 때, 저에게 두 시간 동안 인공호흡기 과외를 해준 선생님이 계세요. 제가 힘들어 할 때마다 무한한 도움을 주신 분인데, 그분이 계신 병원에서 교육을 하고 "이제 인공호흡기 전문가네!"라는 말을 들었을 때 기분이 참 좋았던 것 같습

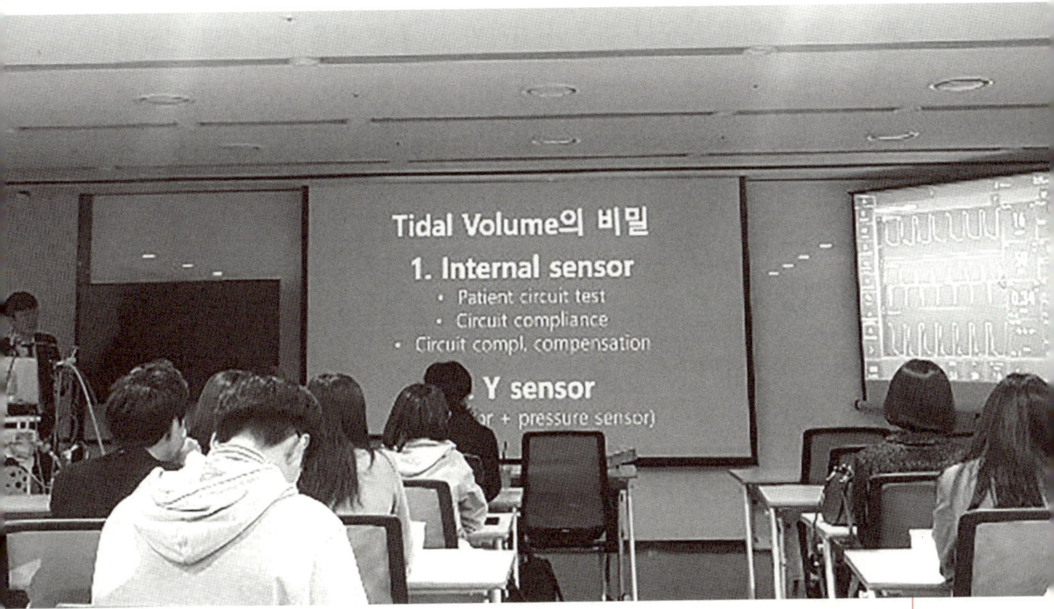
Tidal Volume의 비밀
1. Internal sensor
• Patient circuit test
• Circuit compliance
• Circuit compl. compensation
Y sensor
or + pressure sensor)

인공호흡기 교육 장면

니다. 여전히 연락을 하고 있고 지금은 책임간호사가 되셨어요. 어떤 상황에서도 미소로 동료들을 대하고 어려움에 처한 간호사들을 도와주니 진정한 천사가 아닐 수 없는 분이죠.

또 제가 신규간호사로 힘들 때 많이 도와주셨던 분이 계신데, 교육 때 뵙고 반갑게 인사했더니, 교육동영상 내용이 너무 좋아서 간호사가 새로 들어오면 가장 먼저 소개해준다고 하셔서 참으로 감사했습니다. 저에게 정말 잘하고 있고 누구나 겪는 시기라며 늘 좋은 말을 해주셨던 선생님이셨는데, 제가 결국 그만두면서 참 많이 죄송했어요. 그런데 이런 관계로 다시 만나게 되니, 아 그만둘 때 크게 나쁜 모습을 보이지 않아서 참 다행이었다고 생각했습니다.

최근 신촌세브란스 호흡기전담간호사 교육을 했습니다. 그 외에도 수간호사, 책임간호사, 교육간호사, 6~7년 이상 경력의 간호사 선생님들께서 열정적으로 들어주시고 진심으로 칭찬해주시니 제가 한 노력이, 제가 걸어온 길이 결코 후회스럽지 않다는 생각이 들었고 참으로 기뻤어요.

분당서울대병원은 교육을 우선시 하는 병원으로 교육간호사 및 교육자료를 만드는 시스템이 잘 되어 있습니다. 교육간호사분들께서 책임감과 열의를 가지고 배우시는데, 사소한 궁금증에도 연락을 해서 문제를 해결하고 배우시는 자세가 존경스러워요. 그런 사례가 많아지니 저 역시 큰 도움이 됩니다. 제가 도움을 줄 수 있는 자리에 있다는 것에 감사합니다.

학회에서 전공의들을 대상으로 인공호흡기의 비밀과 주의점에 대해서 교육을 진행한 적이 있는데, 상당히 큰 호응을 얻었고 같이 교육했던 교수님께서 그런 것은 정말 몰랐다면서 아주 도움이 되었다고 하셨습니다. 가끔 병원에서 마주칠 때 궁금한 것을 물어보면 답을 드리곤 하는데, 제가 더 많이 알아야 더 질 좋은 답변을 해드릴 수 있다고 생각해요.

마지막으로, 가끔씩 잘 모르는 분께서 '정말 열심히 한다고 이야기 들었습니다.'라고 말해주셨을 때, 그 동안의 세월이 머릿속을 스쳐 지나가면서 참으로 행복하다는 생각을 했어요.

글의 성격상, 저의 자랑을 늘어놓았지만 저는 한편으로는 참으로 불행한 사람입니다. 도파민 호르몬의 너무 큰 지배를 받는 부류라서, 늘 현재에 만족하지 못하고 미래지향적인 삶을 살아가죠. 자신이 추구하는 바를 위해 노력하는 '의미 있는 삶'이 중요하지만, 더 큰 행복은 매일 느낄 수 있는 작지만 지속가능한 쾌락에서 오며, 그 중에서도 의미 있는 사람과의 좋은 관계를 통해서 사람은 가장 큰 행복을 느낀다고 합니다. 저는 목적 있는 삶을 사는 것에는 소질이 있지만, 일상의 행복을 느끼는 것은 부족해요. 그렇기 때문에 혹시 저와 반대의 성향의 사람이 있다면 '저런 사람도 있구나, 하지만 내가 추구하는 삶의 방식은 달라' 라고 자신 있게 말할 수 있다면 좋겠습니다. 다양한 책을 읽으면서 저를 조금 더 객관적으로 보고 너무 치우쳐진 삶이 아닌 정도를 걷고자 노력하고 있습니다. 혹시 삶의 진정한 의미와 가치가 무엇인지 고민된다면, 그 해답을 온라인 커뮤니티나 주변 사람이 아닌 책에서 찾으시면 더 큰 세계를 만날 수 있을 거에요.

가끔 간호학을 선택한 것을 후회했던 적이 있습니다. 우리가 사는 세계는 자본주의를 기본으로 하고 자본주의에서 가장 중요한 것은 자본(돈)이기 때문에, 자본에 대해 깊은 이해가 있다면 더 좋지 않았을까 하는 생각을 했죠. 하지만 시간이 지나면서 오히려 간호학을 배워서 더 좋다는 생각이 들기도 합니다. 자본주의 이전에 우리 인간에게 가장 중요한 것은 건강이기 때문입니다. 특히 저는 건강에 대한 관심이 대단히 높아서 제 자신의 몸과 건강에 대한 이해도가 높아진 것에도 만족해요. 많은 사람들이 건강에 관심이 높고, 특히 고통을 싫어하기 때문에 건강하고 고통 없는 삶을 살기 위해 사람들은 기꺼이 자본(돈)을 사용합니다. 따라서 앞으로 유망한 AI, Data, Network 분야와 더불어 헬스케어분야는 대단한 발전가능성이 높다고 생각합니다. 간호학과를 졸업하고 간호사가 되는 것 자체가 헬스케어분야이기 때문에 대체되지 않는 직업 상위에 놓이기도 합니다만, 하지만 중요한 것은 간호사의 지식과 경험이 다른 분야와 결합되었을 때 더 대단한 시너지효과를 발휘할 수 있다는 거에요.

간호사의 근무여건은 언제나 논란입니다. 저 역시 걱정이 많았죠. 친구들과 이야기를 나눌 때 꼭 임상에서 살아남을 것이며, 미래에 우리나라 임상환경을 개선시키겠다며 호언장담하곤 했습니다. 하지만 속으로는 두려움이 컸어요. 제가 미국에서 16주를 보내면서 임상실습하던 중 70세가 넘는 간호사선생님께 물었습니다. “미국에서 일하는 간호사들은 어떻게 이렇게 좋은 환경에서 일하며, 모두의 존경을 받을 수 있습니까?” 백발이 풍성한 그 간호사선생님은 “내가 20살일 때는 이렇지 않았어요. 참 어려움이 많았습니다. 그런데 우리는 포기하지 않고 싸웠어요. 그래서 결국 바뀌었지요.” 머리를 한 대 얻어맞은 것 같았어요. 정말 어려운 환경에서 끝없이 노력했기 때문에 이런 결과가 올 수 있었음을 느꼈습니다. 우리가 보는 세상은 변화하지 않는 것처럼 보이지만, 사실 상당히 큰 변화가 있었고, 있으며, 있을 거에요. 한 번에 모든 것이 좋은 쪽으로 바뀌지는 않을 것입니다. 하지만 모두 함께 노력한다면 분명 더 좋은 미래는 있을 것이며, 우리 모두가 그런 변화를 바꿀 수 있는 리더가 되었으면 좋겠어요. 읽어주셔서 감사합니다.

2

간호사, 복지현장에서 소외된 사람들을 품다

사회복지법인 이랜드복지재단 진도노인복지관 관장

장애순

도전을 꿈꾸는 스무살

도전을 꿈꾸는 스무살! 여자상업고등학교를 졸업 후 규모가 작은 세무사 사무실에서 매일 숫자와 씨름하며, 소규모 사업장의 부가세 신고를 대행해주는 업무를 하고 있었어요. 어느 날 업체 사장님께서 뭔가 잘못되었다며 사무실을 방문하셨고, 영수증 보관 서랍을 모두 꺼내 보니 세금계산서 하나가 서랍 천정에 붙어 있었죠. 그날 저는 숫자와 관련된 일보다는, 내가 잘 할 수 있는 새로운 길을 생각해보았어요. "밤 세워도 시간 가는 줄 모르는 일은 무엇일까?" 매일 나는 어떤 사람인지 고민했죠. 사람에게 관심이 있으며, 그들을 만나는 일이 기대되고, 감정의 기복이 없으며, 상대방을 편안하게 하는 음색과 톤을 가졌다는 말을 듣는 편이예요.

20대에 사명을 발견하기는 어려운 일이지만, 사람과 관련된 일이 적합하다고 생각했고, 어릴 때 꿈꾸던 간호사와 선생님을 떠올렸어요. 늦은 23살에 수능공부를 시작했고, 그 해 뜨거운 여름, 작은 방안에는 학구열로 가득했습니다. 공부하다 힘들면 가고 싶은 학교 정문에 가상의 수험번호와 내 이름을 합격자 명단에 붙여놓고 매일 '합격'을 기대하고 상상했는데, 결국 간호학과에 입학하였죠.

지금 생각해보면, 거창하게 계획하여 간호학과에 오게 되었다기보다는 꼼꼼한 숫자와 관련된 일이 적성에 맞지 않았던 것이 계기가 되었던 거 같아요.

가난한 농부의 딸

가난한 농부의 딸이었기에 입학금은 부모님께서 주셨지만, 졸업할 무렵까지 알바를 했어요. 여름에는 메밀국수 집 서빙부터 아이들 공부까지, 여러 가지 아르바이트로 인해 공부에만 집중하지는 못했어요. 간호학과는 왜 그렇게 암기할 의학용어는 많은 건지, 매번 쪽지시험을 통해 의학용어 철자 하나라도 틀리면, 곧바로 재시험을 봐야 했던 빠듯한 일정 중에도 학교도서관에서 전공도서 외에, 다양한 책들을 틈틈이 읽으며 호사를 누리기도 했고, 기독교 학생 동아리 활동을 통해 가치관을 정립하는 데 많은 도움을 받았습니다.

간호학과의 일정에 따라서 성인간호학, 지역사회간호학, 아동간호학,

모성간호학, 정신간호학 등의 다양한 현장간호실습은 의료인으로의 워밍업도 되었지만, 직업으로 적합하지 않는 학생들에게는 새로운 전환점이 되기도 했어요.

병원 수술실 실습 중 다른 학교 학생들과 함께 발판 위에 올라가서 수술 장면을 관찰하는 도중 갑자기 의대 남학생이 바닥에 그대로 쓰러지는 것을 보면서, "저 친구는 외과에는 못갈 거 같다."고 생각했는데…. 함께 실습했던 동기도 간호사는 못할 거 같다며 중도 탈락했어요.

배움에는 공짜가 없고 수업료를 지불해야 된다는 사실을 2년의 수업료를 치르고 과감하게 다른 진로를 찾아가는 친구를 보면서 깨달았습니다.

또한 실습하면서 환자를 위해 공부하고, 검사 결과에 따라 타진료과목에 의뢰하는 협진 컨퍼런스를 보면서, 환자의 치료를 위해 어떤 처방을 하고, 의뢰하는지 매일 혈압, 맥박, 체온을 검사하여, 차트에 기록하고 환자의 변화를 관찰하는 것은 지금 생각해도 학생으로서 누릴 수 있는 최고의 호사였던 거 같아요. 매일 드레싱으로 힘들어하는 인턴선생님, 늘 잠이 부족한 레지던트 선생님, 질문하기가 어려운 간호사 선생님들은 학생 신분인 나에게는 오히려 부러움의 대상이였고, 빨리 졸업하여 의료인으로 합류하고 싶었습니다. 그러던 어느 날, 성인간호 신경외과 중환자실 실습 중에 의식도 없이 인공호흡기에 의존하여 살아가는 환자들과 직면하게 되었어요, 욕창 예방을 위한 마사지, 손, 발톱, 구강간호 등 매일 최선을 다해 간호했지만 호전될 기미도 없고, 반응도 하지 않는 환자들을 보면서 과연 의미 있는 일인지라는 회의감에 간호사를 그만 두려고 한 적도 있었습니다. 그런데 실습지도를 맡은 수간호사 선생님께서 "세상의 모든 사람들은 존재 목적이 있고 서로에게 영향을 주기도 하고

받기도 하면서 살아가지. 좋은 사람들, 나쁜 사람들…, 그런데 저 환자분은 누구에게도 해를 끼치지 않아." "지금 저렇게 누워있는 것이 저 환자분의 존재 목적이고, 간호사인 우리는 저 분을 위해서 존재하는 거 아닐까." 수간호사 선생님의 말을 통해 간호사의 존재와 의미를 다시 생각할 수 있었고, 실습을 무사히 마치고 간호사가 될 수 있었습니다.

보건소 방문간호사에서 노인복지관 간호사로

결혼 후 남편의 고향으로 옮기면서, 목포보건소에서 2년 정도 홀몸노인 방문간호사로 일했던 것이 현재 노인복지분야로 첫 발을 내딛는 계기였어요. 산속 오솔길을 따라 한참을 등산하듯 찾아간 곳이 어르신이 사는 작은 오두막이였고, 혼자 사는 어르신을 위해 파스와 영양제를 지원하고 혈압검사와 아주 간단한 건강상담을 했는데, 찾아온 방문간호사를 마치 오래된 주치의처럼 신뢰하시며, 어찌나 감사하다고 인사를 하시던지 아직까지 잊지 못할 감동으로 남아 있어요.

그때 간호사는 병원뿐만 아니라 지역사회에서도 기여할 수 있다는 것을 알았고, 사회복지 분야의 노인영역에 시야를 넓히게 되었습니다.

사회복지는 다양한 영역으로 세분화되어 있고, 내가 근무하는 노인복지관은 노인복지시설 중에서 노인여가시설에 해당됩니다. 그 밖에 주거복지, 의료복지, 재가복지, 노인보호전문기관으로 구분되며 노인복지는 사회복지법 영역으로 사회보험, 공공부조와 다른 사회복지서비스법에 속해요. 법규가 서로 상충될 경우, 대부분은 상위법을 따르지만, 기본지침에 명시되어 있지 않는 애매한 상황이 발생했을 경우에는 복지부 또는 소관부처에 질의 후 답변에 따릅니다.

장기요양보험제도가 시행되면서 노인요양원, 요양병원, 사회복지시설 등 다양한 사회복지분야로의 진출이 가능하게 되었어요.

노인복지관으로 옮기게 된 동기는 병원에서 노인환자를 돌보게 되면서부터입니다. 동네 병원 간호사 시절, 매일 통증완화를 위해 병원을 찾는 어르신들에게 근무 시작 전에 기도하면서, 원장님 진료를 보조했었어요. 하나님의 은혜로 병원을 찾는 어르신들과의 하루는 참 빠르게 지나갔는데, 그 시절 만난 말기 암 환자와 노인환자들을 위해 내가 존재하는 거 같았죠. 죽음은 정해진 것이고, 그 시간은 얼마나 외롭고 두려울까? 모든 사람이 마지막에 정신적 · 신체적 · 영적인 전인간호를 받을 수 있다면, 얼마나 좋을까? 인간의 존엄성과 호스피스 병동의 필요성을 절실히 느꼈고, 노인에게 관심이 쏠렸습니다.

때마침 하당노인복지관에서 간호사를 모집하는 공개채용이 있어 응시했는데, 그때의 면접이 지금도 기억에 남아요. "왜 노인복지관에 입사하려고 합니까?"라는 질문에 성서에 "심은 데로 거두리라"라는 구절이 있는데, "노인을 공경하고 섬기는 것은 미래의 저를 위한 일이라고 생각합니다. 노인을 섬기는 것은, 바로 저 자신이 노인이 되었을 때 누군가에게 그대로 받을 것입니다." 그렇게 입사해서 노인복지관의 간호사가 되었습니다.

시작은 간호사, 현재는 사회복지사

결론부터 말하자면, 시작은 간호사였지만 현재는 사회복지사입니다. 하루 천 명이 이용하는 노인복지관에서 매일 50명 이상의 어르신들의 건강

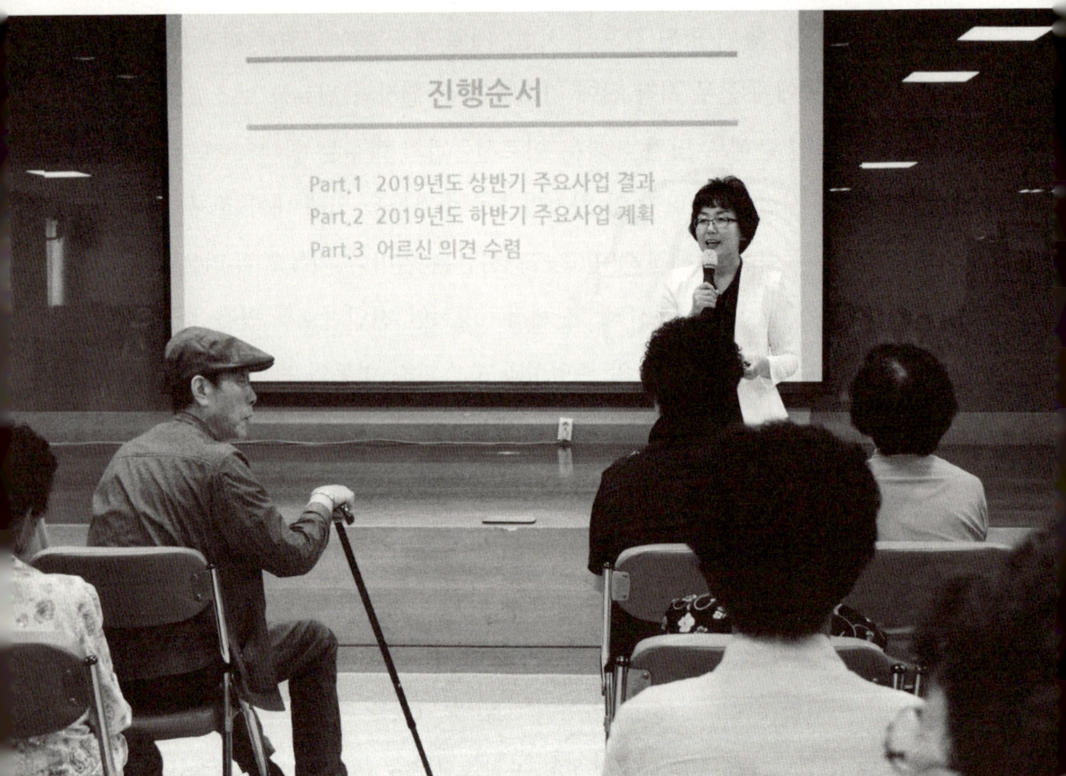
진행순서
Part.1 2019년도 상반기 주요사업 결과
Part.2 2019년도 하반기 주요사업 계획
Part.3 어르신 의견 수렴

사회복지관 교육 중

상담을 통해, 다양한 욕구와 문제를 가진 어르신들의 말에 귀를 기울이는 정서적인 지지 외에도, 전문적인 상담이 필요하다는 사실을 발견했어요. 간호사가 할 수 없는 전문영역은 해당 전문가와 협약을 하여 노인인권, 법률상담뿐만 아니라 무료진료상담을 시작했습니다. 병원간호사는 이미 발병한 환자의 치료중심으로 접근한다면, 지역사회간호사는 질병이 발생하지 않도록 예방에 집중하는 것이죠.

어떻게 하면 노인복지관에 복지와 의료가 균형있게 발전할 수 있을까? 또한 이용하는 어르신들이 안전하고 편안하게 이용할 수 있을까? 만약 응급상황이 발생한다면, 가장 신속한 대처방법은 무엇일까? 허약한 노인과 건강한 노인을 위해 할 수 있는 것은 무엇일까? 노인복지관의 주 고객인 어르신을 위해서 지역사회 병원들과 협약체결을 통해 주 5회 무료진료 시스템을 구축하여 점심시간을 활용한 복지관 내 무료진료를 시작했어요. 또한 피부과, 내과, 한방, 치과, 정신과 진료상담을 통해 병원을 찾아다니기 어려운 어르신들에게 편의 제공과 정확한 진료과목 선택으로 질병을 조기 발견할 수 있었어요. 의료기관은 지역사회에 사회공헌의 기회가 되어, 재능기부뿐만 아니라 후원으로 연결되었고, 전체적으로 의료감소 효과를 가져오기도 했죠. 노인에게 가장 흔하게 발생하는 낙상과 치매는 노년기의 활동에 불편함을 가져오게 됩니다. 낙상과 치매예방을 위한 외부지원공모사업에서 내 자신이 사회복지에 대한 전문지식이 미흡함을 자각하게 되었고, 전문성 향상을 위해, 추가로 사회복지학을 전공하게 되었습니다. 그 후 외부공모사업으로 치매예방 '말랑말랑 두뇌이야기'가 선정되었고, 홀몸 어르신을 위한 건강케어는 간호사, 영양사, 물리치료사, 사회복지사의 협업을 통해서 참여 노인의 신체적 · 정서적

건강향상으로, 세한대학교 간호학과에서 관심을 갖고 지원하였어요.

보건소, 국민건강보험공단, 의료원과 연계하여 어르신들의 만성질환 관리를 진행했었고, 인근 지역 응급실을 갖춘 병원과 협약하여, 홀몸어르신 긴급후송과 복지관의 크고 작은 행사에 도움을 받았습니다.

현재 섬으로 흩어져 있는 진도군 농어촌 지역과 복지관 셔틀버스가 다니지 않는 오지마을에 이동복지관을 운영해오고 있어요. 또한 작은 섬에 사는 노인을 위한 섬 복지도 절실했기에 복지 조력가를 위촉하여 접근성이 어려운 섬에도 노인여가를 위한 언택트 서비스가 원활하게 운영될 수 있도록 통신사와 협업을 통해 IT를 활용한 노인복지서비스를 추진하고 있습니다.

지역사회간호사 이야기

어느 날 복지관을 이용하는 78세 남자 어르신이 고혈압과 당뇨로 매일 혈압검사와 혈당을 체크하기 위해 방문하였어요. “나는 고혈압과 당뇨가 있어서 그런가. 이 병원, 저 병원 다녀봤는데 낫질 않네….”라고 말씀하셨는데, 살펴보니 발바닥 피부에 동전 크기만한 갈색 피부 변화가 있었죠. 해당진료 과목으로 예약해드렸고, 복지관 무료진료를 통해 전문의와 상담하게 되었어요. 의사선생님께서 “어르신은 흑색종이 의심되는데, 복지관에서는 진료의뢰서를 써 드릴 수 없으니, 큰 병원으로 가보시면 좋을 것 같습니다.”라고 하셨어요. 결국 대학병원 진단 결과, 흑색종(피부암)으로 판정되었는데, 조기 발견으로 치료가 가능하였고, 완치되셨지요. 현재도 건강하게 복지관을 이용하고 계세요. 무료진료상담을 받

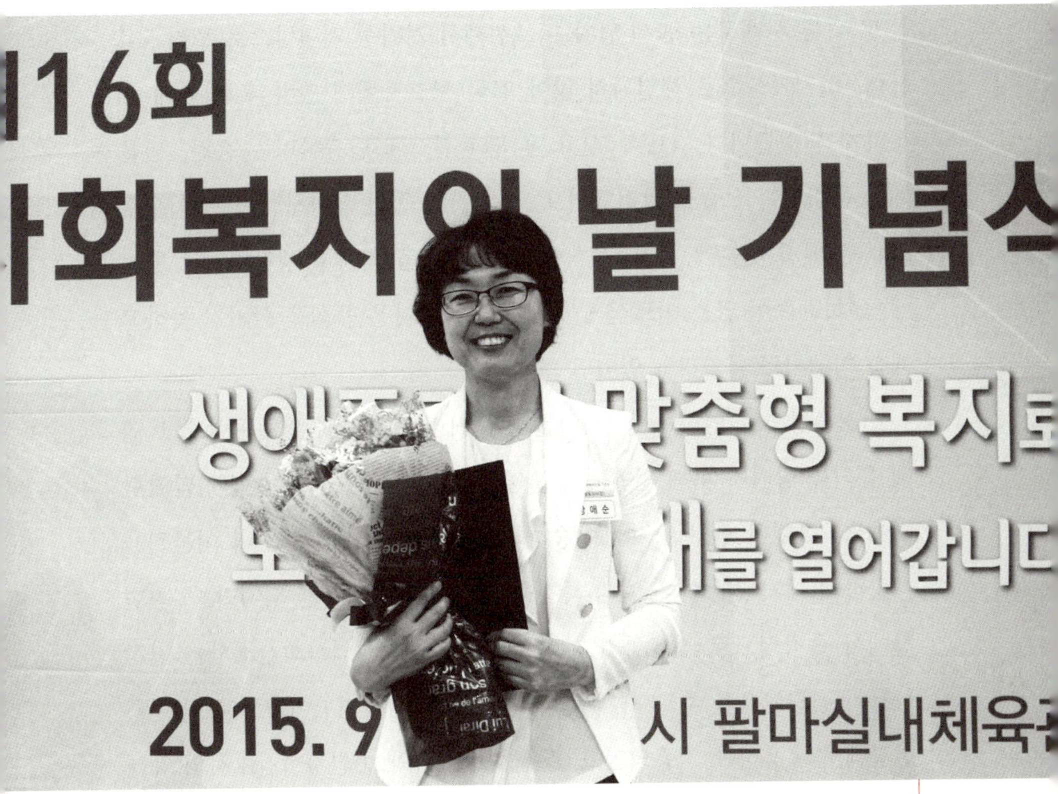

사회복지의 날 수상 사진

지 않았다면, 당뇨 합병증으로 오해하며 대수롭지 않게 여겼을 것이고, 치료시기를 놓쳤을지도 모르죠. 복지관 무료진료 덕분에 조기에 발견하여 건강을 회복하셨다면서 진심어린 감사의 말을 전해주셨던 것이 기억에 남습니다.

또 다른 사례로는 89세 남자 어르신께서 기립성 저혈압으로 쓰러지셨는데, 하지거상으로 해결되지 않아 결국 보호자에게 연락 후 병원에 후송하게 되었습니다. 119에 신고 후 앰뷸런스에 탑승하려는 순간, 입을 계속 움직이는 모습을 발견했어요. 복지관의 점심 식사시간이 지난 오후 2시쯤이었기 때문에, 설마 음식이 구강에 있을 거라고 생각하지 못했는데, 연하곤란이 있는 어르신께서 점심메뉴로 나온 음식을 삼키지 못하고 계속 입에서 오물거리고 있었던 거예요.

신경손상으로 인한 노화로 입을 오물거리는 증상과 연하곤란으로 인해 음식을 삼키지 못해 입안에서 오물거리는 현상의 구분이 쉽지 않았던 거예요. 다행히 앰뷸런스에 탑승하기 전에 발견되어 구강 내 이물질을 깨끗하게 제거했었죠. 노인의 특징을 교과서에게 배우게 되지만, 실천현장에서 즉각적으로 적용하기는 쉽지 않습니다. 지역사회간호사는 건강상담과 건강교육을 주로 하게 됩니다. 다양한 임상경험이 지역사회 실천현장에서 유용하게 적용되었고, 응급실간호사와 중환자실간호사의 풍부한 경험이 노인복지관의 간호사업무에 도움이 되었어요.

선한 영향력

세상에는 사람을 이롭게 하는 다양한 직업이 있어요. 간호사는 신체적,

정신적으로 아프고 소외된 사람을 돕는 직업입니다. 수많은 직업 중에서 반드시 누군가는 해야 할 일이기도 하지요.

밤근무로 힘들었던 20대 시절이 기억납니다. 어느 여름 무더운 날, 누워서 편안하게 간호를 받는 환자가 참 부러웠었죠. 그러나 퇴근 후 시원하게 샤워를 할 수 있다는 게 얼마나 감사한지…, 도움을 받지 않고 누군가를 도울 수 있다는 게 얼마나 감사한지, 내가 가진 것에 감사하다 보니, 모든 게 감사로 변해갔습니다.

간호사는 다양한 분야에서 의미 있는 일을 할 수 있다는 게 가장 큰 장점인 거 같아요. 의사의 처방에 따라 일을 하는 직업이기 때문에 주도적인 사람이라면, 병원보다는 지역사회에 진출하는 것을 추천합니다. 또한 사회복지시설에서 자신감 있게 일하기 위해서는 병원의 다양한 임상 사례들을 경험하면 많은 도움이 될 수 있어요.

병원 근무시절, 수간호사 선생님의 말이 떠오릅니다. "간호사의 손은 사람을 돌보는 아름다운 손입니다. 많은 직업이 있지만, 간호사의 손은 사람의 회복을 돕는 하나님이 쓰시는 손입니다." 그 말이 지금도 잊혀지지 않아요.

사람은 만남이 중요한 거 같습니다. 누구를 만나느냐에 따라 인생이 달라지기도 하죠. 선한 영향력을 발휘하는 사람, 어려운 상황에서 사람을 세워주고 빛이 나게 하는 사람을 만날 수 있다면 큰 행운이라고 생각해요.

부족하지만, 이 글이 후배 간호사 여러분에게 조금이나마 도움이 되었으면 합니다. 감사합니다.

3

안전지대를 만들어 주는 마음의 간호에 집중하다!

표현상담연구소 소장

정로사

꿈을 향한 떨리는 한걸음

간호사는 제게 매우 낯설고 멀게 느껴지는 직업이었습니다. 20살이 되기 전에는 한 번도 간호사가 되고 싶다는 생각을 해보지 못했죠. 어린 시절, 응급실에 갔을 때 무서웠던 기억과 병원에서 나는 알코올 냄새가 아마 저를 간호와 더 멀게 느껴지게 했는지 몰라요. 세상에서 내가 할 수 있는 마지막 일, 그러니까 절대 할 수 없는 일이 제게는 간호사였어요. 그런 제게 간호학과 입학은 아주 먼 나라 이야기였습니다. 마음 속에서 한 번도 간호사를 그려 본 적이 없는 제가 간호학과를 갈 결심을 하게 된 것은 저의 꿈 때문이었어요.

23살, 제 꿈은 다른 사람에게 도움을 줄 수 있는 일을 하는 것이었고, 그 일은 외국에 선교사로 가는 것이었어요. 선교회에서 성경공부를 하면서 개인적으로 깊은 변화를 경험했던 저는 의미 있고 가치 있는 일을 하고 싶었고, 타국에 가서 제가 경험한 하나님을 알리고 사람을 돕는 일을 하고 싶었죠. 자비량 선교사가 되기 위해 적합한 일을 찾던 중 간호사라는 직업이 사람을 간호하는 일이면서 전문직이기에, 주변의 권유를 받게 되었어요.

저는 곰곰이 생각해 보았어요. '내가 살면서 절대 하지 못할 것이라고 생각했던 간호사라는 직업, 그런데 그 직업을 통해서 사람들을 도울 수 있고 내가 하고자 하는 일을 할 수도 있어… 내게는 두려움이 있고, 그 일을 잘 해낼 수 있을지 자신감도 부족하지만 내가 믿는 하나님은 나의 현실 속에서 함께 하시고 내게 힘과 지혜도 주실 수 있어… 나는 할 수 없다고 생각하지만, 하나님이 함께하심을 믿음으로 나는 그것을 할 수 있을 거야.' 23살이었던 저에게 간호학과에 지원하는 것은 두렵지만 믿음으로 도전하는 첫 걸음이었어요. 꿈을 향한 떨리는 걸음이었죠.

만만치 않은 간호학과 공부

동기들보다 4살 많은 왕언니로서 96학번으로 간호학과에 입학했어요. 다행히 동갑내기 친구가 3명이 더 있었어요. 여자들로만 구성된 학과이다 보니 여고의 연장인 것 같은 느낌이었죠. 어색하고 낯선 느낌도 잠시였고 쉬는 시간마다 쉴 새 없이 선배들이 들어와서 이런 저런 이야기를 하고, 간호학과 특유의 각 잡는 시간이 있었습니다. 이미 다른 곳에서 공부를 했었고 나이도 많은 저는 사실 말 잘 듣는 후배는 아니었어요. 체육대회 허슬에 모든 1학년이 참여해야 하고, 이는 수업의 연장이라는 선배의 말에 나는 중요한 일이 있어서 할 수 없으며 수업의 연장이면 점수를 손해 보겠다고 말했던 다루기 힘든 후배였습니다. 칠판 앞에 선배들이 죽 서서 시키는 대로 안하면 안 될 것 같은 압도적인 분위기를 느끼면서도 참석할 수 없다고 손을 들었던 건, 집단의 압력에 반하는 일이었기에 그때 정말 떨렸는지 지금도 그 순간이 기억이 납니다. 최고 학년에 과대표가 되어서 후배들의 강의실에 들어가고 오리엔테이션을 할 때 최대한 집단의 압력을 느끼지 않게 자율성을 주려고 했던 것도 그때 기억 때문이 아닐까 싶어요. 전통이나 규율도 중요하지만, 자율성과 존중이 더 중요하다고 생각했던 제 나름대로의 가치를 지키기 위해 용기가 필요한 순간들이 있었습니다. 제가 무엇을 하려고 하던 저를 믿고 함께 해준 친구와 잘 따라와 준 동생들, 인생의 멘토가 되어주신 교수님 모두 간호학과에서 만난 소중한 인연이고, 지금도 그때를 돌아보면 잔잔한 감동과 감사가 느껴져요. 열심히 살고 보람 있었던 시간들이었습니다.

하지만 간호학과 공부는 만만하지 않았어요. 문과였던 제가 생리학, 병리학, 약리학, 미생물학과 같은 과목을 공부할 때는 가끔 안드로메다에 있는 것 같은 느낌을 경험했죠. 이해를 잘 못하니 꼭 앞자리에 앉는데, 앞에 앉아서 졸음과 사투하며 교수님들께 인사를 많이 드렸어요. 분명히 수업 시작할 때는 눈을 반짝반짝 하고 뜨고 있었는데, 끝날 때는 눈꺼풀이 천근만근이었죠. 수업 중 삐삐가 울리면 큰일 나고, 정각이 지나면 무서워서 못 들어가던 성인간호학 시간, 매 주마다 몇백 개의 의학용어를 배우고 퀴즈를 보면서 시험을 보던 해부학 시간, 기본간호학 실습

시간에 주사가 무서워서 빠지고 파트너에게 미안해했던 추억, 모두들 자는데 혼자 열심히 들었던 정신간호학 수업, 전공보다 교양교과에서 빛을 발하던 제 실력, 지도교수님이 부교수라고 별명을 지어주시고, 아이들의 대소사에 함께 웃고 울었고, 아침부터 저녁까지 점심 먹을 시간도 없어서 도시락을 먹었던 기억들이 남아 있습니다. 첫 실습 전 잠도 오지 않고 떨렸던 기억, 의료인들과 환자분들 사이에서 이쪽도 저쪽도 아닌 어색한 중간자로서의 경험, 교직이수로 나갔던 초등학교 아이들의 웃음소리 모두 인생에서 잃고 싶지 않은 소중한 순간들이에요. 지옥의 관문 같았던 국가고시도!!!

신의 한수

대학을 졸업하던 해의 국가고시 합격률은 최저였는데, IMF의 여파로 병원에서 간호사를 뽑지 않았고 전년도에 붙은 선배들도 발령 대기를 하다가 입사가 취소되는 등의 초유의 사태가 있었어요. 저에게는 신앙이 중요했기 때문에 당시 주일예배를 드릴 수 있는 곳으로 가기를 원했죠. 당시 의료기간 심사평가를 서류 심사에서 EDI로 바꾸고 있는 상황이어서 정보처리 기사자격이 있으면서 간호사였던 저는 면접을 거쳐서 정보화 근로라는 임시직으로 마포의 심사평가원 본원 정보 운영팀에 HELP DESK 업무를 맡게 되었습니다. 그곳에서 조직을 경험하고, 이후 안과에서 중간관리자로 7년을 일하였어요.

둘째 아이를 임신했을 때 직장을 그만 두었는데, 아이를 낳은 후에 “내가 다시 간호사로 일을 할 수 있을까?”라는 의문이 들었습니다. 그리고 "진짜 내가 하고 싶은 일은 무엇이지?" 여러 고민들이 고개를 들었습니다. 일을 할 때는 어릴 때 고민했던 것처럼 두려운 일이 아니고 내가 잘 할 수 있는 사람이라는 효능감을 가지고 있었는데, 일을 그만두고 쉬다가 다시 일을 하려고 생각하니 막막함이 있었죠. 저는 용인 정신병원으로 실습을 나갔던 때를 떠올려 보았어요. 학생 때는 정신과를 가고 싶었습니다. 하지만 폐쇄병동에서 2주 동안의 실습기간을 보냈는데, 인지가 왜곡되거나 마음이 아픈 것이 증상으로 나타난 환자들에게 제가 드릴 수 있는 도움이 생각보다 별로 없다고 느꼈습니다. 모두들 병원에서 나가고 싶어 하시지만, 막상 나가서 사회에 적응적으로 흡수되기보다 도리어 괴리감을 느끼고 다시 돌아오게 되는 곳이라고 느껴졌어요. 용인병원에서 나와 버스를 타고 서울 강남에 왔을 때 갑자기 쏟아지는 사람들로 인해 지하철에서의 답답함, 나만 느끼는 이런 감정에 사람들과의 괴리감이 느껴졌고, 환자분들은 저보다 이런 감정과 느낌을 더 많이 느끼실텐데 하면서 울었던 기억이 있어요. 그래서 저는 선교를 하러가겠다고 결심했을 때 증상으로 나타나기 전에 마음이 아픈 분들을 돕자. 회복이 어렵게 되기 전에 온기와 사랑으로 신뢰로 사람들을 섬기자라는 마음이 있었어요.

오랜 시간 잊혀졌던 이 일이 기억이 났습니다. 사람을 돕는 일은 따뜻한 마음만으로는 부족하고 전문성이 필요한 일이라는 생각이 들었어요. 사람을 더 알고, 이해하고, 함께하기 위해서 대학원에 가고, 필요한 교육을 듣고, 훈련을 받고 심리상담의 분야로 진로를 옮기게 되었어요. 이 선택은 다른 사람이 아니라, 결국 제 자신을 더 알게 되는 신의 한수였다고 생각합니다!

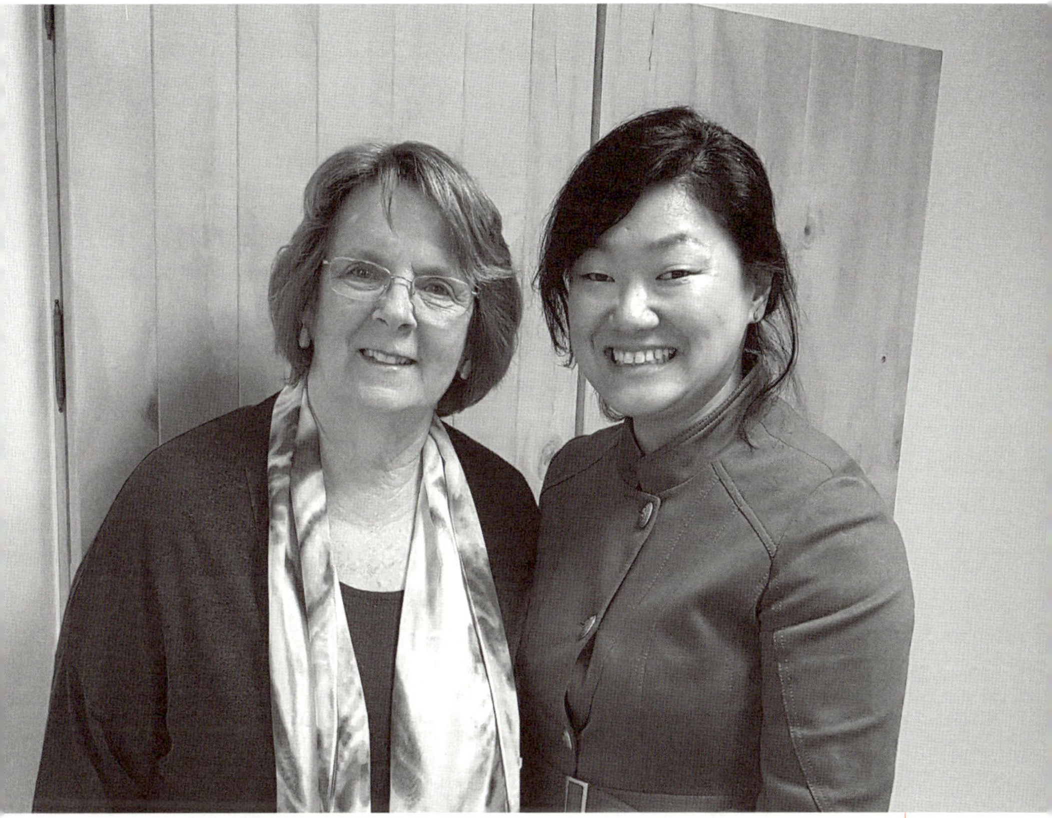

슈퍼바이저와 함께

모래놀이 상담

저는 현재 모래놀이 상담과 심리 상담을 하고 있습니다. 모래놀이 상담은 C.G. Jung의 분석심리학을 바탕으로 의식과 무의식을 포함한 전체 정신을 다루는 심층심리학이에요. 인간 정신의 발달 과정에 대한 이해를 통해 현재 나타나는 정신적 어려움의 무의식적 이유를 찾아가고, 모래상자에 나타나는 세계와 상담자와의 관계를 통해 스스로 자기 자신을 실현해 가는 과정이라고 할 수 있어요. 일반적인 심리 상담과는 차이가 있는 매체를 활용한 상담이라고 할 수 있습니다.

심리 상담은 신뢰 관계와 여러가지 상담 방법들을 통해서 인지나 정서, 행동들을 더 적응적이고 발전해 갈 수 있도록 돕는 방법이에요. 때로는 심리 상담보다 청소년이나 대학생들에게 잠재력을 믿고 목표를 향해 갈 수 있도록 협업하는 라이프코칭이나 학습코칭을 하기도 해요. 접근의 방식은 다르더라도 공통적으로 내담자에 대한 존중과 가능성에 대한 신뢰를 바탕으로 회복과 성장을 지원하는 일이라고 할 수 있어요.

교육청에 나가서 아동 청소년들을 상담하기도 하고, 대학에서 학생들에게 심리학과 인간의 발달이나 관계, 의사소통에 대해서 가르치기도 합니다. 연중행사로 '내 생애 최고의 해 만들기', '우뇌로 그리기' 등의 집단 프로그램을 주최하기도 해요. 요약하면, 표현상담 연구소를 운영하면서 내담자들을 만나고, 여전히 새로운 심리학 분야에 대해 공부하고, 박사 수료 후 연구생으로 박사과정 중에 있습니다.

간호학을 전공했던 것이 제게는 많은 도움이 되고 있는데, 인간에 대해서 심리학적 관점뿐만 아니라 신체적 · 정신적 · 영적 존재로서의 종합적인 접근을 할 수 있기 때문입니다. 한마디로 하면 '전인 간호'를 실현하고 있는 것이지요!!

당신은 아름답습니다

진정성을 가지고 존중의 태도로 주의를 기울이고 신뢰관계가 잘 맺어지면 인간은 그런 관계성 속에서 자신의 연약함이나 부족함을 보이는 것을 주저하지 않을 수 있다고 생각해요. 새롭게 만나는 분들이 있을 때 저는 그 분의 입장에서는 자신을 중심으로 한 세계가 어떻게 보이고 느껴질까?를 혼자서 많은 시간 고민해 봅니다. 그분들의 세계에 저를 초청해 주신 것이 감사하고, 이미 상담실의 문을 열고 오실 때 그분은 성장과 변화의 가능성을 가지고 오신 용기 있는 분이라고 생각해요.

상담 일을 하면서 제가 감동받았을 때는 내담자가 자신 안의 가능성을 스스로 꽃 피울 때인 것 같아요. 선택적 함묵증인 7살 아이가 학교에 가서 질문을 하게 되었을 때, 우울증으로 방안에만 있던 청년이 자신을 찾고 세상을 향해 나아가서 일을 하고 어엿한 사회적 역할을 해내고 자립했을 때, 피해의식과 편집적 사고로 울던 여고생이 자기 꿈을 찾고 밝게 웃으며 한걸음 한걸음 꿈을 향해 나아갈 때, 암울한 어린 시절의 상처와 부정적인 생각으로 걱정과 불안과 분노로 주체하지 못했던 중년 여성이 편안함을 찾아갈 때, 자살사고와 환청으로 괴로워하던 아이가 돈을 많이 벌어 부자가 되고 싶다고 했던 때, 오랜 세월 아무하고도 신뢰 관계를 맺지 못하고 의심하던 분이 저를 신뢰해주고 스스로에 대한 자책을 줄여갈 때, 엄마와의 갈등과 사회적 철회로 홀로 오랜 시간 방에 있던 청년이 날개를 펴고 유학을 갔을 때 그 모든 순간들이 하나씩 사진첩처럼 제 마음에 찍혀 있습니다. 그리고 또한 못내 아쉽고 안타깝고 제 자신의 부족함을 느끼게 하고 반성하게 했던 분들이 있어요. 모든 분들이 제게 스승이 되어주었죠.

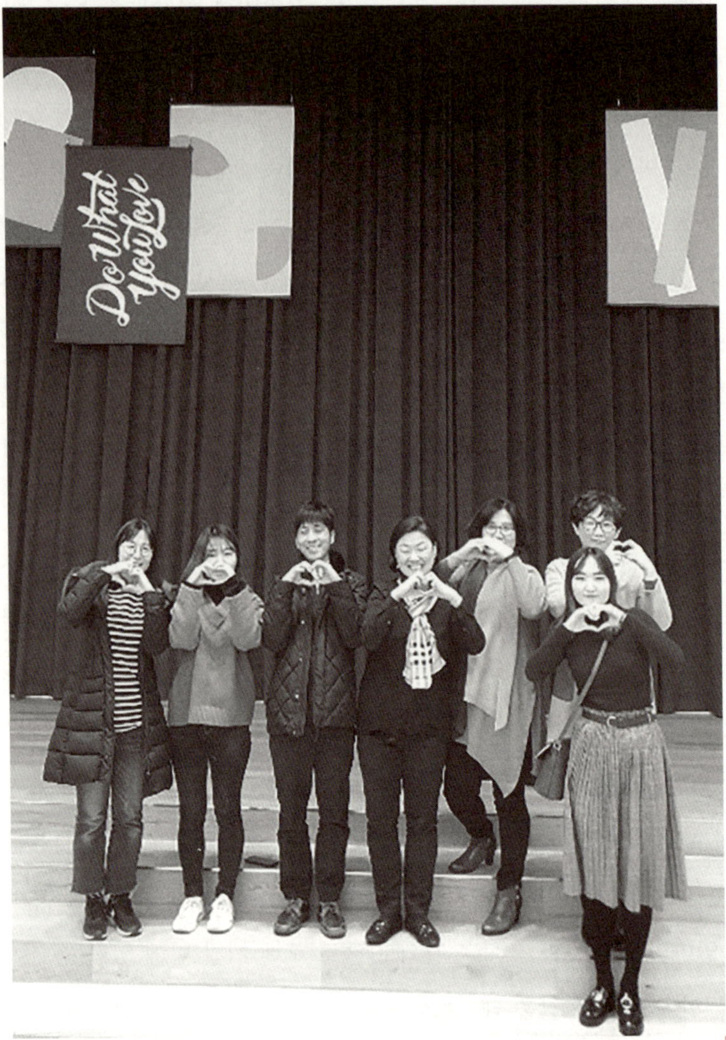

워크숍 진행 중

문득, 제 자신을 객관화시켜주시면서 성장할 수 있도록 이끌어 주셨던 대학원 지도 교수님 생각이 납니다. 또한 제가 이 일을 하면서 가장 행복해진 사람은 다름 아닌 남편인 것 같아요. 왜냐하면, 제가 상담 일을 하게 되면 할수록 저의 소박함을 인정하게 되고, 부족함을 받아들이게 되기 때문이죠. 결함 없이 완벽하게 살고 싶고, 똑똑하게 살고 싶었던 제 자신에게 있는 그대로의 나도 괜찮다고 말해주는 자기 수용과 연민을 통해서 제가 더 부드러워지고 겸손해졌기 때문인 것 같아요. 성경 속에서의 사랑이 있는 그대로의 나를 사랑하셔서 자신을 버리기까지 한 사랑인데, 그만큼 한 사람의 소중함의 가치, 있는 그대로의 아름다움을 알아가고 배워나가고 있는 것 같아요. "당신은 아름답습니다!" 무엇과도 바꿀 수 없는 그 가치를 알아가실 수 있기를 바래요. 간호학의 공부가 자기 존중의 길을 열어갈 수 있도록 이끌어 줄 수 있기를 희망합니다.

본인이 행복한 사람이 돼라

간호사가 되기 전 간호학생이라면 먼저 '본인이 행복한 사람이 돼라'고 말해드리고 싶습니다. 누군가를 간호해야 된다는 것은 하나의 부담을 늘 안고 있는 것 같은 느낌이 들 때도 있어요. 감정노동이라는 말처럼, 나의 감정이나 생각과는 무관하게 친절해야 한다는 것은 정말 어려운 일이 아닌가 생각해요. 간호학과 학생들을 가르치면서 확인해보면, 사티어의 의사소통 유형 중에 '회유형'에 해당하는 비율이 다른 유형에 비해 많이 나오는 편입니다. 나, 상대와 상황이라는 세 가지 중에 나의 욕구나 감정은 죽이고, 상대나 상황에 나를 맞추는 쪽으로 행동을 선택하고 배려하는 유형이지요. 상대방이 좋을지는 알 수 없지만 대등한 관계라는 것은 속상하고 싫은 것도 이야기할 수 있는 관계입니다.

업무 특성상 직장에서는 이런 관계가 쉽지 않은 면이 있어요. 하지만 개인적인 삶의 영역에서 본인이 행복해지기 위한 여러 가지 방법들이 있는데, 권해주고 싶은 것은 자신의 감정과 생각이 무엇인지를 알 수 있다면 상황에 적절하게 솔직하게 표현하는 것, 그리고 내가 원하는 것이 무엇인지를 탐색하는 것입니다. 그리고 무엇보다 자신을 소중히 여기는 것이지요. 상대가 소중한 것처럼 나도 소중하고 가치가 있다는 것을 늘 기억하면 좋을 것 같습니다. 또한 스트레스를 관리할 수 있는 다양한 방법들을 개발하고, 주변에 친밀하고 힘이 되는 사회적 자원들, 취미나 좋아하는 것들을 가지고 있는 것도 좋을 것 같아요.

그리고 이런 말을 여기 적어도 되는지 모르겠지만, 행복하기 위해서 선택한 길인데 너무 불행하고 괴롭다면, 그 길만이 정답은 아니라고 말해주고 싶어요. 적성에 맞는 진로를 새롭게 찾고, 하고 싶고 잘할 수 있는 일을 찾아보는 것도 괜찮다고 생각합니다. 어쩔 수 없어서 그 자리에 있는 것이 아니라, 동일한 자리에 있었도 이쪽과 저쪽을 선택할 수 있어서 내가 그곳에 있는 선택을 할 수 있기를 바래봅니다. 언제나 선택은 당신의 몫입니다!

- 홈페이지: www.표현상담연구소.com
- 블로그: https://blog.naver.com/expression_15

4

매력적인 분야,
심사간호사를 준비하세요

가천대길병원 심사팀
조유순

막연한 꿈, 간호사

철없던 나이였던 19살의 1992년으로 거슬러 올라가 보면, 지금처럼 다양한 경험도 꿈에 대한 명확한 비전도 제시할 수 없는 그런 시대였던 것 같습니다. 저는 처음부터 '간호사가 되고 싶다'라고 꿈을 가지고 진로를 결정한 것은 아니었어요. 그때나 지금이나 막연히 안정적인 취업이 가능했고 집에서 독립할 수 있는 직업일 거 같다는 생각으로 간호학과를 지원하게 되었어요.

삼남매의 첫째라서 좀 더 일찍 독립된 라이프 스타일을 즐기고 싶은 마음과 보수적인 부모님과는 다르게 전문직으로서 좀 더 넓은 곳에서 다양한 인간관계를 접하면서 직장을 다닐 수 있을 거라는 막연한 기대감도 있었어요. 그러면서도 웃으면서 일할 수 있는 직장이 아니고 아프고 찡그린 사람들만 보는 걸 직업으로 할 수 있을까?하는 생각을 입학을 앞두고서야 진로에 대한 진지한 고민과 함께 가졌던 것 같습니다. 지금은 인터넷으로 원하는 키워드만 입력하면 전 세계적으로 관련 정보를 공유할 수 있는 정보화 시대이지만, 그 당시에는 어른들의 간접경험으로 인해 전해들은 정보와 나이 차이 많이 나는 병원에 근무하던 사촌언니의 경험 등이 내가 간호사를 선택하면서 접하게 된 정보의 전부였던 시대였지요. 아마도 고민은 했지만 긍정적인 기대감으로 시작한 대학 시절이었던 것 같습니다. 뭐라고 설명하기 어렵지만 여러분들에게 '응답하라 시리즈'에서 보았던 그 시대라고 생각하면 이해가 빠를까요? 이해해줄 상황인지 아님 그냥 옛날 사람이라고 생각할 것인지는 여러분의 자유입니다.

또 다른 여러 고민들

대학 입학 전 이미 수업량이 고등학교 생활의 연속이라는 이야기를 전해 들은 터라 대학의 낭만은 없을 거라고 생각했어요. 내가 상상하던 대학생이 되면 자유로운 동아리활동과 공강으로 인한 땡땡이, 자유로운 연애생활을 꿈꾸었던 것과는 반대로 수업량은 방대했고 과제와 시험은 고등학교 다닐 때보다 더 어려웠던 것 같아요. 6시에 하교하고 쉬는 시간에는 학교 도서관에서 책을 쌓아놓고 공부를 했지만, 암기할 것들은 너무도 많았고 성적이 좋지는 않았습니다. 지금 생각해보니 저의 20대는 참

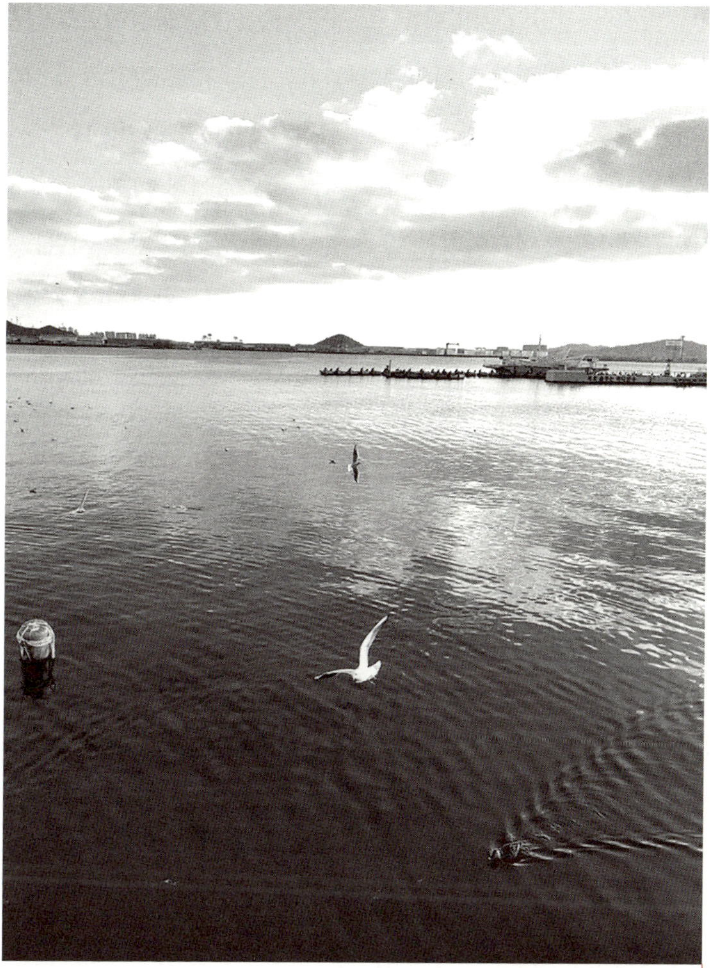

꿈을 향해 날아오르다.

어렵고 힘들었던 것 같아요. 3학년이 되어서 실습을 나간다는 생각에 기대 반, 설렘 반이었고 진짜 환자들을 만난다는 것이 실감나지 않아서 실습 전날 밤잠을 설쳤던 기억이 나요. 하지만 실습은 현실이었죠. 학생이 재는 혈압체크나 활력징후 사인에 의심하는 눈초리를 받았고 임상에 직접 임하는 간호사 선배님들 사이에서 혹시나 피해를 주지나 않을지 눈치를 보는 경우도 있었습니다. 아마도 저는 누군가에게 피해를 주는 것을 너무나도 싫어하는 성격이어서 더욱 힘들었던 점도 있었을 거라는 생각이 듭니다. 그런 상황도 있었지만 반대로 그때 간호학생의 신분으로 환자를 도와주고 나서 느낄 수 있는 보람 있는 일들도 많았어요. 얼른 졸업해서 정식 간호사가 되자는 생각으로 나머지 시간들을 잘 보낼 수 있었습니다. 실습은 정신과와 중환자실에서의 기억이 가장 선명해요. 시간여행을 떠난 것 같은 정신과 입원병동 환자들을 보면서 내가 가지고 있던 선입견에 대한 벽을 다른 시선으로 바라볼 수 있는 시간들이었습니다. 환자와 정상인의 경계는 그리 뚜렷하지 않다는 생각을 했고, 그 시절에는 "내가 이들을 도와줄 수 있는 방법은 없겠구나!"라는 심오한 고민을 했었던 것 같아요. 전문적으로 알지는 못했지만 참 어려운 영역이라는 생각이었죠. 하지만 간호사가 되기 전 학창시절에는 사실 크게 고민하거나 걱정하지는 않았고, 오히려 입사 후에 또 다른 여러 고민들이 있었던 것 같아요.

비온 뒤 땅이 굳는다

저는 첫 입사한 병원에서 현재까지 25년 동안 근무 중입니다. 처음 입사

후 배정된 부서는 중환자실이었어요. 아마도 입사원서에 근무지원부서 1, 2, 3 중에 하나를 중환자실이라고 작성했기 때문에 배정된 결과였던 것 같아요. 출근 첫날, 중환자실 근무복을 입고 들어서는 곳에서 느낀 낯설음이 아직도 생생하게 기억이 납니다. 낯선 근무복을 입고 모두 누워 있는 중환자들과 베테랑 간호사 선배님들 사이에서 주눅 들어 겁먹기도 했지만, 시간이 지나고 업무에 대한 지식과 3교대가 익숙해질 무렵 점점 편안해졌던 것 같아요. 의료진이 작동시킨 기계에 의해서 생명을 유지하고 있는 환자들, 환자에 대한 정확하지 못한 관찰과 상태의 공유는 환자의 건강상태를 더욱 악화시킬 수 있다는 것은 근무시간 내내 상당한 스트레스였지만, 반면, 책임감을 갖게 하는 중요한 요인이었습니다. 중환자실 7년, 심장혈관검사실 2년 그리고 행정부서로 발령이 나게 되어 임상경험을 토대로 행정직 간호사로서 근무하고 있어요. 나의 현재 업무의 기반이 되어 준 임상간호사 시절의 소중하고 다양한 경험은 현재 타부서와의 업무를 원활히 할 수 있는 원동력이 되었습니다. 이러한 현장 경험들은 때로는 힘들기도 하고 어렵기도 하지만, 그 다음 접하게 될 나와 나의 업무를 위해서는 항상 밑거름이 되어 주고 있어요. 여러분도 힘든 일이 다가와도 좌절하지 마세요. 실패의 경험이 나를 단단하게 해주고 "비온 뒤 땅이 굳는다"라는 옛말이 틀리지 않는다는 것을 기억하세요.

현재 업무는 병원에서 진료비 청구 업무를 담당하는 보험심사팀에서 근무하고 있어요. 병원경력 25년차이면서 보험실무 경력은 올해로 9년차가 되었습니다. 간호사가 병원이라는 현장에서 할 수 있는 업무는 생각보다 다양해요. 제 업무인 보험심사는 의사와 함께 현장에서 환자를 가장 가까이에서 접하면서 알게 된 임상실무 경력을 토대로 진료비가 어

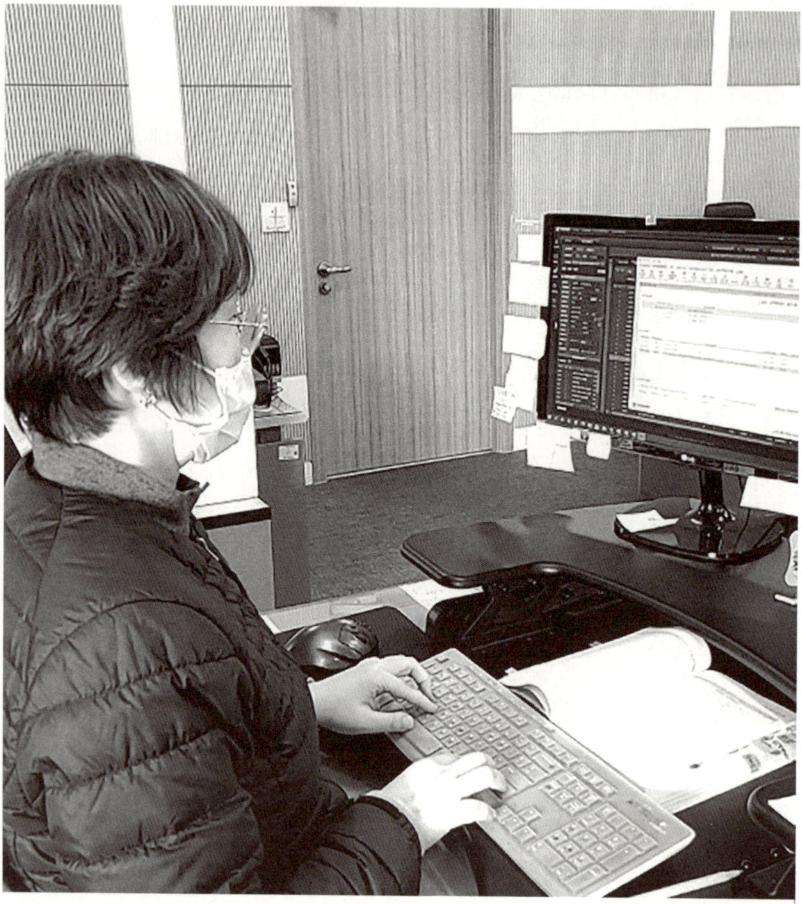
보험심사팀 근무 현장

떻게 책정되는지를 의학적인 기록을 근거로 적정성 여부에 대한 심사를 하는 것입니다. 심사절차가 완료되면 환자에게 수납이 이루어지도록 하고, 이후에는 심사평가원에 환자 본인 부담금을 제외한 진료비를 청구하는 업무를 하게 되죠. 심사간호사는 간호사 면허증을 소지한 자로 임상경험을 가지고 있으면서 진료비 심사에 관심을 가지고 있는 경우에는 누구나 지원이 가능해요. 병원뿐만 아니라 심사평가원, 사보험사 등에 근무를 하는 경우도 많아요. 병원은 영리단체로 이익을 목적으로 하기 때문에 나라에서 정한 기준에 의해서 책정되는 진료비 일부는 환자가 부담하고 나머지 비용은 전국민 의료보험보장제도에 의해서 국민건강보험공단으로 청구하도록 되어 있습니다. 환자부담금액은 병원 원무팀에서 담당하고 있고, 나라에서 부담해주는 진료비는 보험심사팀에서 공단으로 청구하고 있어요. 이러한 과정 속에서 심사간호사는 환자의 진료비가 적절하게 책정이 된 것인지 심사하고 환자의 진료 내역을 검토하고 확인하는 업무를 담당하고 있습니다. 3교대하는 간호사와 비교한다면, 주간 근무만 한다는 장점이 있지만, 장시간 PC를 사용해야 하는 업무환경과 청구한 진료비를 온전하게 받을 수 없는 경우로 인해 병원과 타의료진과 업무 시 심리적인 압박을 받는 단점이 있어요. 하지만 보험심사 업무는 간호사의 또 다른 전문영역으로 최소 1년 이상의 트레이닝이 필요하며, 숙련된 심사자의 경우에는 병원 수익을 증가시킬 수 있는 전문성 또한 가지고 있기에 매력적인 분야이기도 해요.

기억에 남는 일

현재까지 근무하면서 몇 가지 기억에 남는 일들이 있어요. 아픈 기억도 있고 기뻤던 기억도 감동적인 기억도, 안타까운 기억도 있기에 몇 가지만 말씀드릴게요. 중환자실에 근무할 때 태어난 지 얼마 안 된 신생아가 호흡이 안 되어서 인공호흡기에 의존하고 있었는데, 아기는 인공호흡기 유지를 위해 기관지삽관을 하고 있었습니다. 기관지삽관 시 성인처럼 고정할 수 있는 balloon이 없어서 울거나 하면서 종종 빠지는 경우가 있었어요. 아기의 담당간호사가 되면 근무시간 내내 긴장해야 하고 튜브가 빠지지 않게 시선을 뗄 수가 없는데, 성인처럼 조절할 수 있는 게 아니다 보니 자주 재삽관을 하는 일이 발생해요. 보호자 면회시간을 이용해서 여러 번 재삽관을 시행하게 되었는데, 슬프게 울던 어린 엄마의 눈물이 참 가슴이 아팠습니다. 결국에는 아이를 편안하게 해주기 위해서 더 이상 고통이 될 치료를 놓아버린 그 엄마의 마음이 그땐 제가 결혼하기 전이었지만 무척 힘들었어요. 세상에 나온 지 얼마 안 된 아기가 그런 힘든 치료를 받는 것을 지켜보는 부모의 마음이 어땠을까?하는 생각이 아이 엄마가 된 지금 더 생생하고 아프게 다가옵니다.

그리고 중환자실에서 의식이 명료하지만, 호흡기를 의존하지 않고서는 호흡을 전혀 할 수 없었던 할머니 환자분과 손바닥에 꼬부랑 글씨를 써가면서 의사소통을 했던 기억이 납니다. 어느 날 휴무 후 병원을 출근해서 보니 그 할머니가 자리에 안 계셨어요. 상태가 좋아져서 병실을 가셨나 생각했는데, 나중에 사망하셨다는 소식을 듣고 한참을 멍하니 눈물을 흘렸던 기억이 납니다. 그때 입사 1년차였던 저는 아직도 죽음이라는 것을 받아들이기 힘든 나이였기 때문에 더 힘들었던 것 같습니다.

현재 직업에서의 기억을 다시 과거로 돌아가서 생각해보려고 하니, 지금은 행정간호사로 근무하고 있지만, 환자와 있었던 임상시절이 가장 빛나고 가장 아프지만 소중하고 보람된 시간으로 기억에 남습니다.

차근차근 간호사의 계단을 밟아가고 있는 그대에게

지금부터 차근차근 간호사의 계단을 밟아 가고 있는 여러분들에게 저는 조금 더 경험이 많은 선배로서 저의 생각을 몇 마디 전해볼게요.

사회는 계속 변화하고 좀 더 자유롭고 좀 더 편리한 문화로 대체되고 있지만, 우리가 몸 담아야 할 간호직은 일반 회사처럼 자유롭거나 편하지가 않습니다. 왜 일까요? 아마도 우리의 본업은 환자의 생명과 관련되어 건강을 지키는 최일선에 있기 때문이지요. 병원은 아프지 않으면 절대로 오고 싶지 않은 곳 중의 하나입니다. 그건 우리가 아프게 되어도 마찬가지인 거죠. 오고 싶지 않은 곳에 와서 서비스를 받는 사람들의 마음을 헤아리는 것은 생각보다 쉽지 않습니다. 그 만큼 상대의 마음을 볼 수 있는 공감이 많이 필요한 직업이지요. 제 경험에 의해서 간호사라는 직업이 갖추어야 할 조건은 상대방을 배려할 마음을 가지고 있으면서 자신의 건강을 스스로 지킬 수 있는 자라고 생각합니다. 제가 이렇게 말은 하지만 지금 여러분은 기성세대보다 더 많은 지식과 다양한 경험들을 가진 분들로 간호계를 더 기발한 아이디어로 발전시킬 수 있을 것이라고 생각해요. 누구에게나 처음은 실수투성이고 어렵지만, 결국은 그런 실수와 경험이 나를 성장시킬 것입니다. 앞으로 경험하게 될 여러분들의 새로운 앞날을 응원합니다.

5

글로벌 비즈니스 세계에 오신 것을 환영합니다

㈜벡톤디킨슨코리아, 상무

표지명

언제나 시작은 '나'로부터

지금 당신을 행복하고 충만하게 하는 삶의 가치가 있나요?

혹, 이 질문을 보고 "그럼 당신은?"이라고 되묻는 분에게, 저는 "제 삶의 행복한 가치는 성장을 통해 사랑을 나누고 실천하는 것입니다"라고 말하고 싶어요. 처음부터 이렇게 대답했던 것은 아니고, 살면서 다양한 분야의 많은 사람을 접하고 배우면서 스스로에게 질문을 던지고 난 후, 지금은 이렇게 대답합니다.

저는 중학생 시절까지는 성직자를 꿈꾸었다가, 고등학생이 되면서는 점점 현실적으로 직업에 대해 고민을 하게 되었고, 간호학을 선택하게 되었어요. 그리고, 지금은 간호학을 기반으로 의료기기 산업(meditech-healthcare industry) 분야에서 일하고 있습니다.

지금 돌이켜 보면, 어떤 선택을 위해서는 "왜 이 길을 가려 하는가?", "무엇을 할 때 스스로 행복한가?", "어떻게 하면 그 행복을 이어갈 수 있을 것인가?"라는 질문이 늘 따라야 한다고 생각합니다. 이 글을 읽고 있을 인생의 후배님들이 꼭 그런 시간을 가지기를 바랍니다. 언제나 시작은 '나'로부터….

사람을 비추는 스펙트럼, 간호학

모호한 동경으로 시작한 간호대학 생활은 생각보다 재미있었습니다. 교양 수업을 중심으로 하는 1학년 때는 거의 대부분 다른 학과의 학생들과 뒤 섞여 공부를 했어요. 그래서 공부보다는 새로운 환경에 적응하고, 동아리 등을 통한 다양한 교류 활동을 하는 게 너무 좋았습니다. 개인적으로 이 시기가 정말 대학에서 하고 싶었던 일들을 경험할 수 있는 값진 기회가 되었어요. 청각장애인 복지관에서 수어도 배우고, 동아리를 중심으로 소년원에서 3년간 봉사 상담도 했습니다. 25년이 지난 지금도 생생하게 기억될 만큼 행복했고 의미 있는 시간이었습니다.

그러나 2학년이 되어 생리학이나 생화학을 배우는 시간은 정말 어렵고 힘들었습니다. 지금 배우는 학문이 왜, 어디에 어떻게 쓰일지 가늠이 되기보다는 어려워서 빨리 피하고 싶은 시간이었다고 기억됩니다. 학점도 썩 훌륭하지는 못했어요.

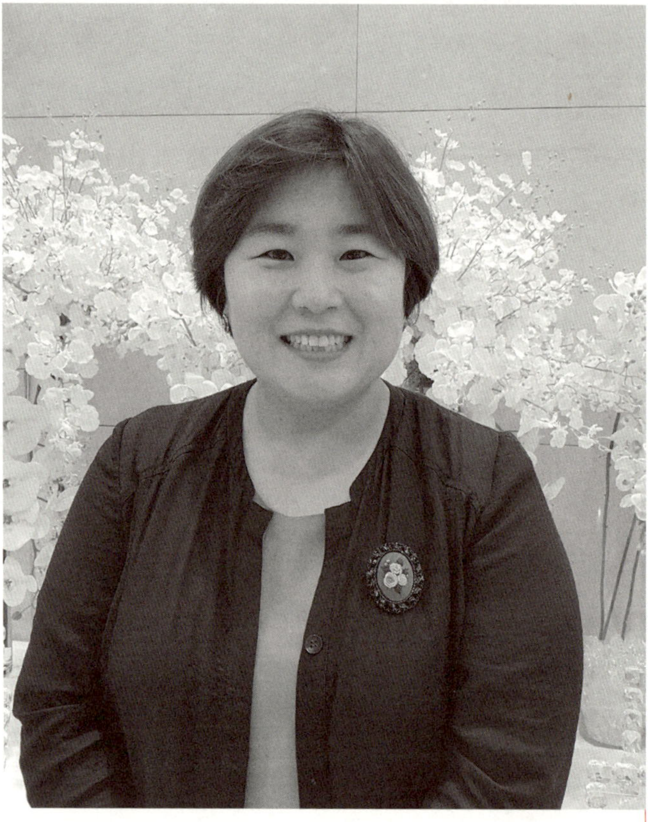

표지명 선생님

진정한 간호학과 학생으로서의 생활은 3~4학년 시기에 경험할 수 있었습니다. 전공 수업을 받고, 병원에서 실습을 하고, 실습사례를 준비하고 발표하는 등, 다양하고 실제적인 공부를 할 수 있었습니다. 이 시기에 내과 · 외과 병동, 중환자실, 수술실, 정신과, 소아과 등 다양한 부서를 다니면서, 직업에 대한 생각이 더 깊어졌습니다. 수술실에서의 원칙적이고 질서 정연한 모습에 생명의 존엄을 느꼈고, 병동과 중환자실에서 환자를 돌보며, 근거 중심의 돌봄과 간호에 대한 질문을 수도 없이 받았습니다.

그리고 이 모든 것에 바탕이 되는, 사람에 대한 기본적 애정을 목격하면서, 간호학이 매우 인간적이고 예술적인 학문이라는 생각을 하게 되었습니다. 조별 실습을 하면서 어려울 때는 옆의 친구에게 의지하기도 하였고, 또 내가 도움도 주면서 같은 분야에서 오랜 우정을 맺을 좋은 계기가 되기도 했습니다. 개인적으로 무엇보다 행복하고 감사한, 정말 소중한 순간이 아니었나 싶습니다.

더불어 병원의 간호사 선배들에게 조언도 듣고, 한 사람의 직업인으로서 행하게 될 간호사라는 직업을 직 · 간접적으로 접할 수 있었던 것도 무척 감사했어요. 지금 돌이켜보면, 간호학과 생활 중에서 병원 실습은 우리 학문의 매우 중요한 과정이었다고 생각합니다.

생각보다 넓은 분야, 간호학의 또 다른 길

대학을 졸업하고 첫 입사한 곳은 서울대학교 병원이었어요. 당시에도 병원은 질환별로 병동을 세분화해서 전문적인 치료를 받을 수 있도록 하고 있었지만, 일반 내과도 매우 다양한 질환의 환자가 섞이는 경우가 꽤 있었어요. 제가 입사한 병동은 간호사 한 사람이 20명의 환자를 돌보는 형태로 간암, 위암, 간경화, 각종 호흡기계 환자나 신부전 혹은 심부전 환자 등 여러 질환을 겪고 있었고, 때로 단기적 항암치료를 위해 혈액암 환자가 함께 입원하는 경우도 있었습니다.

병동의 상황이 이렇다 보니, 환자별 간호방법이 매우 다르고, 새내기 간호사였던 저는 스스로의 부족함을 자주 깨닫곤 했어요. 덕분에 부족했던 공부를 실전에서 다시 하게 되고, 이후 환자들에게 새로운 일상으로 적응하기 위한 다채로운 교육 프로그램도 만들어 보게 되었습니다. 3교대와 공부로 인해 무척 바쁜 나날이었지만, 건강하게 퇴원하는 환자들이나 고마움을 전하는 보호자들을 만날 때면, 스스로 세상에 의미 있는 일을 하고 있다는 작은 보상을 받는 기분이 들었고, 참 뿌듯하기도 한 시간이었습니다.

이쯤 되면, 병원에서 전문간호사가 되거나, 공부를 해서 수간호사도 될 법한데, 왜 병원이 아닌 회사에서 근무하고 있느냐는 질문이 있을 것 같습니다. 그에 대한 제 대답은 'Chance from Change', 즉, 기회는 변화에서 오고, 그런 변화는 생각보다 사소한 데에서 시작된다고 답하고 싶어요.

간호사로 근무한 지 3년… 완벽하지는 않지만, 병원 생활이 익숙해지고, 조금씩 뭔가 새로운 변화에 고민하고 있을 때였습니다. 병원에 복막투석을 하는 환자가 복막염으로 입원했다가 퇴원하는 일이 있었는데, 이때 한 제약회사의 복막투석 교육간호사님을 만나게 되었어요. 병원에 와서 수간호사님, 신장내과 전문의 선생님들과 환자의 퇴원에 대해 논의하고, 환자의 퇴원 후 일상에 대한 상담과 교육을 하는 모습을 보게 되었죠.

그 모습이 제 눈에는 또 다른 전문 영역의 단면을 보는 것과 같아서, 매우 흥미롭게 비춰졌어요. 인연이 닿으려고 그런 것인지, 마침 신입직

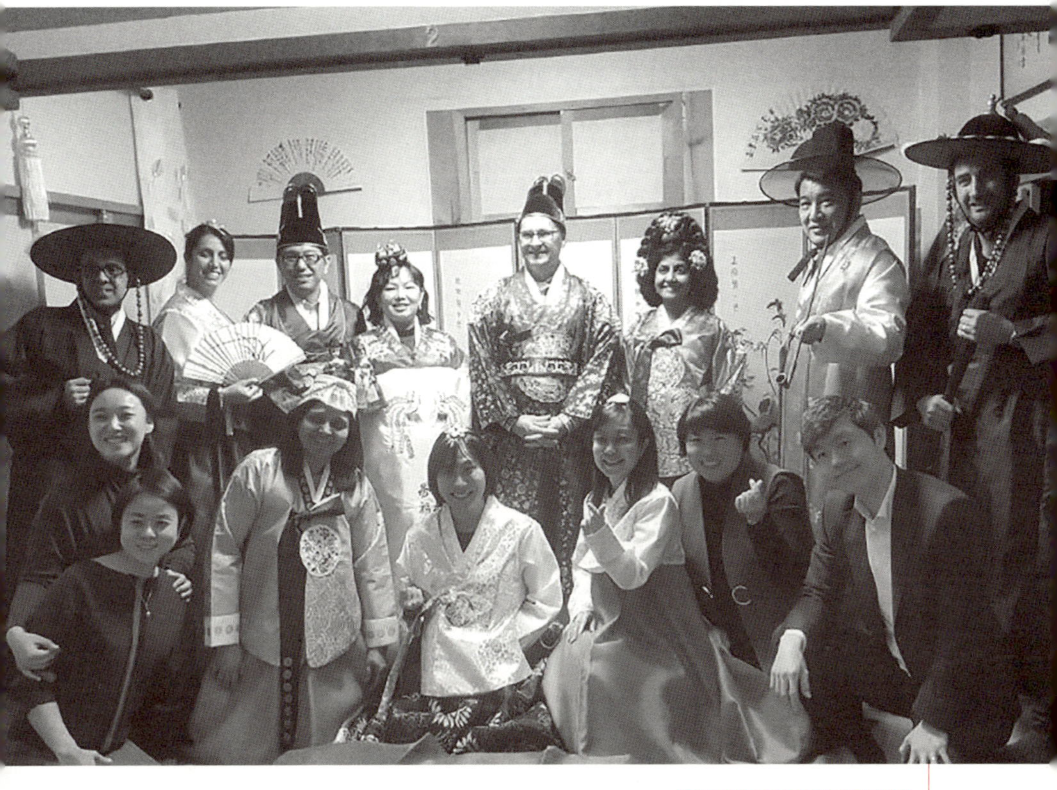

(글로벌) 아시아팀 방한 기념

원 채용 계획이 있음을 알게 되었고, 그 회사에 입사 지원서를 작성하는 계기가 되었습니다. 그것은 간호사로서 병원에서 근무하거나, 보건 교사가 되거나 혹은 관련 공무원이 되는 것 외에 또 다른 길이었습니다.

첫 시작은 세계적인 투석치료 전문 제약회사의 학술팀이었습니다. 주로 복막투석과 관련한 학술 정보를 의료진에게 제공하고, 복막투석 환자의 자가 관리 교육과 상담을 하는 업무였습니다. 이 업무를 수행하기 위해서는 복막투석에 대한 깊이 있는 이해가 매우 중요했는데, 회사에서 업무 역량을 위해 여러 내부 교육을 받을 수 있었습니다. 관심을 가진 만큼 알게 되고, 알게 되면 새로운 세상이 보인다고 했던가요. 회사의 조직문화를 이해하면서, 점차 새로운 길에 관심을 갖게 되었고, 학술을 넘어 회사조직의 다양한 분야에서 기여하고 싶다는 생각이 들기 시작했습니다.

이를 계기로, 경영학을 공부하여 석사를 마치고, 학술, 마케팅, 비즈니스 전반의 부서를 거쳐 현재는 전략기획 마케팅(Strategic Planning & Marketing)을 총괄하고 있습니다.

당신의 커리어가 궁금해, 알고 보면 재미있는 연결고리

- 서울대학교병원 병동 간호사
- Baxter Korea 복막투석 학술팀
- Sanofi Aventis 인슐린 담당 교육팀, 마케팅
- Haemonetics Korea 마케팅
- BD Korea 마케팅, 비즈니스 총괄, 전략기획 마케팅 총괄

모든 일은 서로 연관이 있어요.

Marketing과 Clinical Marketing에는 크게 두 가지 요소가 중요했어요. 제품에 대한 임상적 이해와 학술적 지식, 그리고 시장을 바라보는 안목과 미래에 대한 전략이 그것입니다. 간호학을 전공한 덕분에 임상적 이해와 학술적 지식은 회사에서의 기본적 교육만으로도 파악하는 데 많은 시간이 걸리지 않았어요. 그러나 시장을 바라보는 안목과 미래에 대한 전략은 조금 다른 이야기였어요. 환자의 건강과 보다 나은 치료를 위해 무엇을 개선할 수 있을까? 국내 의료 환경을 어떻게 더 건강하게 발전시킬 수 있을까?라는 화두는 혼자서 결정하고 세워나갈 수 없어요. 해당 분야의 전문가들을 만나고, 조언을 들어야 하며, 현재 의료시장의 상황을 파악하고, 고객이 바라는 방향과 신념을 정확히 수렴해 나갈 때 성공할 수 있어요. 이러한 이유로 다양한 학술 세미나와 연구 등을 지원하고, 여러 마케팅 전략을 수립하게 됩니다.

둘째, 회사에서도 내부적으로 다양한 변화의 기회가 있어요. 좀 딱딱한 이야기지만, Director는 결과적으로 비즈니스의 영업 매출과 이익을 관리하고, 제품의 국내 등록, 유통, 재고의 관리뿐만 아니라 제품의 품질 등을 유관 부서와 함께 관리하여, 그 결과로 재무제표 전반에 대한 책임을 집니다. 이를 통해 매출을 증대하고, 이익을 창출하며, 매년 성장을 이루는 것이 중요한 과제예요. 그러나 이것은 모든 노력의 결과적 지표입니다. 더욱 중요한 것은 국내 의료시장의 요구를 정확히 파악하고, 신의료 제품 포트폴리오를 시의적절하게 출시하며, 원칙을 근간으로 올바른 투자를 결정할 때 좋은 결과를 낼 수 있습니다. 이를 통해, 더욱 발전된 의료기술과 환경을 조성하여, 의료진과 회사 모두에게 선순환의 결과를 가져오도록 노력하고 기여하는 것이 최종 목표인 셈이죠. 또, 내부적으로 좋은 인재를 등용하고, 좋은 인재가 더욱 성장할 수 있도록 키워나가는 것은 중요한 책임이자 역할입니다. 그 많은 여정 중에는 훌륭한 인재를 만날 좋은 기회가 있습니다. 즉, 다양한 성장의 기회가 찾아온다는 뜻입니다.

자랑스럽고, 감사한 순간들

2018년 10월 국내에 안전의료기구에 대한 보험이 고시되었습니다. 총 55개 군이 발표되었고, 이중 BD Korea의 제품도 약 10가지가 이에 속했습니다. 이로써 국내의 의료진들이 감염의 위험에서 안전해질 수 있게 되는 초석이 마련된 셈입니다. 2008년 BD Korea에 입사해서 이 일은 저에게는 소명처럼 여겨졌던 일입니다. 여러 나라의 의료진 안전(Health Care Worker Safety)에 대한 정보를 접할 수 있었는데, 미국은 2000년 법제화를 결정하였고, 유럽연합은 2013년까지 법제화를 완료했습니다. 가까운 대만에는 보험이 있었고, 일본에는 병원인증평가에 찔림 사고에 관한 항목이 있었습니다.

우리나라에는 감염관리팀이나 산업보건팀 등을 통해 일부 안전의료기구의 자발적 도입이 있었던 상황에서, BD Korea는 여러 주요 학회와 함께 안전에 대한 캠페인을 해왔고, 국회와 보건복지부, 식약처, 심평원 등을 방문해 관련 정보를 알려왔습니다. 그러던 중 2015년 메르스(MERS)와 C형 간염(Hepatitis C virus) 이환 등의 일련의 안타까운 사건들이 발생하면서, 병원 관련 감염(Hospital Acquired Infection, HAI)에 대한 인

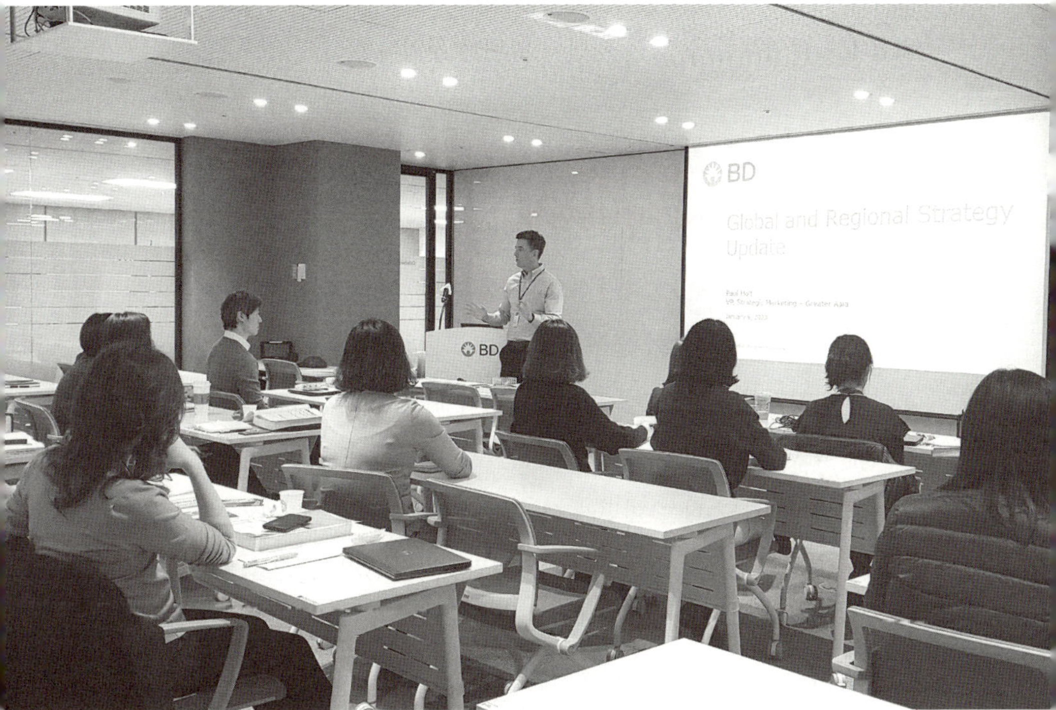

(글로벌) 아시아팀 전략회의

식이 전국적으로 높아졌고, 정부 차원의 대책에 대한 논의가 이루어졌습니다. 그 결과, 2018년 병원 관련 감염 예방을 위한 안전의료기구에 대한 보험이 발표된 것입니다. 이때 느낀 보람은 이루 말할 수가 없습니다. 이제 병원의 간호사들이 혈액 채취, 혈관 카테터 삽입, 주사 등 중요한 간호술기를 할 때, 혈행성 감염이나 그 의심환자로부터의 어떠한 감염의 위협에도 안전해질 수 있는 기반이 마련된 것입니다.

간호사를 꿈꾸는 미래의 후배님들에게

어떤 선택을 위해서는 정보가 많으면 많을수록 좋다고 생각합니다. 혹시 이 글을 읽는 후배님들이 자신의 적성을 고민하고 있다면, 부디 많은 정보를 수집하기를 바랍니다. 그러나 그러기에 앞서, "왜"라는 질문을 스스로에게 꼭 던져보길 바랍니다. 왜 나는 이 길을 가려 하는가? 나는 언제, 어떨 때 행복한가? 나는 어떻게 그 행복을 이어 나갈 것인가? 이 질문에 스스로 답을 찾는다면, 진로가 좀 더 선명해지지 않을까요?

"If you have big enough Why, you will figure out the How."

변화의 계기는 반드시 나타나고, 그에 대한 선택은 우리의 몫입니다. 어디에 있어도 당신은 충분히 멋지고 훌륭합니다. 그러나 혹시 변화하고 싶다면 선택하기를 바랍니다. 대신 변화에 대한 노력은 꼭 필요하다고 조언하고 싶습니다.

저는 영어와 경영학 등의 지식을 쌓기 위해 노력했습니다. 영어는 다국적 기업을 다니려면 반드시 어느 수준에 올라야 하는데, 모국어가 아니므로 늘 어려움을 느껴서 지금도 계속해서 공부하고 있습니다. 경영은 MBA 과정을 석사과정으로 수료했지만, 다양한 변화를 감지하기 위해 지금도 MBA 과정과 다양한 경영 관련 세미나에 참석하고 있습니다.

사람들은 진로를 선택할 때, "좋아하는 일을 할 것인가?", "잘하는 일을 할 것인가?"라는 질문을 자주 던집니다. 저는 개인적으로 좋아하는 일을 선택할 것을 권합니다. 어떤 일이든 시간과 돈과 에너지를 들이면 잘하게 됩니다. 즉, 좋아하는 일에 열정과 몰입의 노력이 들어가면, 말콤 글래드웰(Malcolm Gladwell)의 말처럼, 10,000시간의 법칙이 작용하여 잘하게 될 것입니다. 따라서 결국 행복한 성공을 할 확률이 높다고 생각합니다. 물론 모든 것이 통하여, 잘하는 일을 이후에 좋아하게 된다면, 그 역시 행복한 성공이 될 것입니다.

그리고 어떤 선택과 결정을 하든 스스로를 사랑하고 믿기 바랍니다. 우리의 계절은 오기 마련입니다. 사는 동안 남과의 비교로 시간을 허비하지 않기를 바랍니다. 대신 내 삶의 최고를 살기 바랍니다.

"Be The BEST, you CAN be."

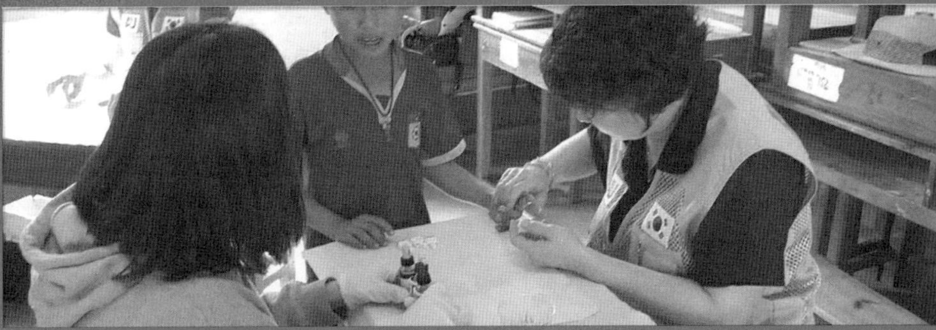

부록

- 간호사를 소개합니다.
- 간호사가 되는 과정을 소개합니다.
- 해외 간호사가 되는 방법을 소개합니다.

간호사를 소개합니다

간호사의 역할

우리나라 「의료법」에 의한 '의료인'은 보건복지부장관의 면허를 받은 의사, 치과의사, 한의사, 조산사 및 간호사이다. 의료인은 자신들의 임무를 수행하여 국민보건 향상을 이루고 국민의 건강한 생활 확보에 이바지할 사명을 가진 사람들이다.

이 가운데 간호사는 (1) 환자의 간호요구에 대한 관찰, 자료수집, 간호판단 및 요양을 위한 간호, (2) 의사, 치과의사, 한의사의 지도 하에 시행하는 진료의 보조, (3) 간호 요구자에 대한 교육·상담 및 건강증진을 위한 활동의 기획과 수행, 그 밖의 대통령령으로 정하는 보건활동(보건진료 전담공무원으로서 하는 보건활동, 모자보건전문가가 행하는 모자보건 활동 등), (4) 간호조무사가 수행하는 업무조보에 대한 지도 등의 업무를 수행하는 사람이다.

간호사의 역할은 관련 의료인과의 협업 정도에 따라 독자적 역할, 상호의존적 역할, 의존적 역할로 분류할 수 있으며, 이를 구체적으로 설명하면 다음과 같다.

- 독자적 간호행위: 간호사의 사정과 간호진단과 임상적 판단에 근거하여 수행하는 간호이다. 환자의 안위를 위한 돌봄 행위는 병원조직이 복잡해지고 의료과학이 발달할수록 요구되는 간호행위가 많다. 환자의 교육과 설명, 지지적 간호사정, 간호진단과 간호계획, 기록지 작성, 환자 요구의 충족 등을 돕는 것은 독자적인 간호행위에 속한다.
- 상호의존적 간호행위: 다른 보건의료인과 협동적으로 수행하는 간호이다. 환자 간호의 결정을 의사, 물리치료사, 영양사, 운동치료사, 작업치료사, 상담가 등 다른 보건의료인과 논의를 통해 협력한다.
- 의존적 간호행위: 다른 의료인의 처방에 따라 시행하는 간호이다. 이는 주로 의사의 처방을 이행하는 것이다. 투약 수행, 처방 수행과 기록, 활력징후 측정 등의 간호행위가 이에 해당한다.

간호사의 현황

「2019 보건복지통계연보」에 따르면, 2018년 우리나라의 면허 간호사 수는 394,627명이다. 이 가운데 병원(종합병원, 병원, 치과병원, 한방병원 등)에 종사하는 간호사는 173,469명(44.0%)이며, 의원 및 조사원에 종사하는 간호사는 16,585명(4.2%)이다. 또한 보건소 등(보건지소, 보건진료소 등 포함)에서 근무하는 간호사는 7,855명(2.0%)이다. 이처럼 전체 면허 간호사 중 현재 보건의료기관에서 활동 중인 간호사는 50.2% 수준이며, 실제 간호사 취업자 수는 보건교사 및 산업장의 보건관리자 등을 포함하므로 이보다는 높을 것으로 판단된다.

2018년 기준으로 의료기관(병원, 의원 및 조산원)에서 활동 중인 간호사 1인당 국민의 수는 271명이며, 이는 2008년의 482명에 비해서는 낮아지고 있는 추세이다. 하지만 「OECD 건강통계 2019」에 따른 2017년 우리나라 인구 천 명당 임상 간호사(간호조무사 포함)의 수는 6.9명으로 OECD 국가 평균 9.5명에 비하면 부족한 실정이다.

간호사 중 특정 분야에 교육과 훈련을 받고 실무 경력을 쌓은 사람에 대해서 우리나라는 2000년부터 '전문간호사자격제도'를 운영하고 있다. 전문간호사제도는 국민의 의료서비스 기대 수준의 상승에 부응하면서, 해당 분야에 보다 효과적이고 전문적인 간호서비스를 제공하는 것을 목적으로 하여 도입되었다. 현재 전문간호사제도는 마취, 보건, 가정, 정신, 감염관리, 노인, 산업, 응급, 중환자, 호스피스, 종양, 아동, 임상의 13개 분야에서 시행되고 있다. 2018년 기준으로 우리나라 전문간호사의 수는 총 15,239명이며, 최근 5년간 세부 분야의 간호사 수는 아래의 표를 참조한다.

자격등록 전문간호사 수(2014~2018년)

연도	합계	마취	보건	가정	정신	감염관리	노인	산업	응급	중환자	호스피스	종양	아동	임상
2014	13,974	606	2,014	6,379	463	262	1,877	125	248	559	416	611	61	173
2015	14,176	613	2,015	6,390	492	283	1,904	128	265	589	448	687	72	200
2016	14,549	617	2,011	6,408	528	309	2,100	135	277	625	475	752	83	229
2017	14,854	623	2,006	6,422	550	333	2,174	143	287	658	513	806	89	250
2018	15,239	621	2,002	6,435	583	366	2,285	153	302	692	553	868	99	280

출처: 보건복지부(2019). 2019 보건복지통계연보.

전문간호사가 되고자 하는 사람은 최근 10년 이내에 3년 이상 해당 분야의 실무를 가진 간호사로서 보건복지부장관이 지정하는 기관에서 해당 전문간호과정을 이수하거나 보건복지부장관이 인정하는 외국의 해당 전문간호사 자격을 가진 사람이 우리나라 전문간호사 국가자격시험에 합격한 후 보건복지부장관의 자격인정을 받아야 한다. 전문간호사 교육과정은 전문간호사 교육기관(대학원 수준)에서 2년 이상의 교육을 받아야 하며, 현재 우리나라의 전문간호사 교육기관은 총 85개 대학으로 13개 분야를 나누어서 교육하고 있다.

간호사의 활동분야

간호사 면허 소지자는 병원과 의원 등의 의료기관에서 임상간호사로 근무할 수 있다. 그뿐만 아니라 학교의 보건교사, 산업장의 보건관리자, 보건소 등 공공의료기관의 보건간호사, 제약회사의 연구원, 군대의 간호장교, 국민건강보험공단이나 건강보험심사평가원의 연구원 등 다양한 분야에서 활동할 수 있다. 일반적으로 간호사는 의료와 관련된 전문지식이 필요할 때, 의사에 비해 접근 가능성이 크기 때문에 사회적으로 선호되고 있는 실정이다.

간호사의 주요 활동분야를 소개하면 다음과 같다.

병원간호사

병원간호사는 가장 일반적인 간호사의 대표적인 활동분야이다. 우리나라의 활동 간호사 중 약 97%가 병원(의원 포함)에서 근무하고 있다. 우리나라 「의료법」 제3조에서 정한 병원급 의료기관(병원, 치과병원, 한방병원, 요양병원, 정신병원, 종합병원)과 의원급 의료기관(의원, 치과의원, 한의원)에서 환자와 가족에게 필요한 직접 간호와 환자의 의료 업무를 지지 및 보조하는 간호관리 업무를 '병원간호'라고 한다. 병원에서 간호사는 급성질환자의 치료와 회복에 관련된 간호업무를 주로 수행한다. 급성질환자의 간호 시 간호사의 역할은 환자의 상태를 사정하고 필요한 간호를 계획, 수행, 평가하는 것이다.

병원간호사의 업무영역으로 현대의 병원조직은 복합적인 환자의 진료업무를 위해 역할별로 세분화된 조직과 부서를 갖추고 있으며, 이에 따라 간호사의 역할도 많이 세분화되어 있다. 이를 부서별로 4개 영역으로 분류할 수 있다.

- 환자간호 업무: 병원의 환자간호 업무부서로는 입원환자 간호를 위한 병동 업무, 통원환자를 위한 외래진료부, 통원진료를 받은 인공신장실, 중환자실, 응급환자를 위한 병원응급실, 수술환자를 위한 수술실, 병원 소속 간호사업팀 등이 있다. 특히 중환자실은 특수부서로서 환자의 상태가 급격하게 변화하므로 집중적인 모니터링이 요구되는 부서이며, 고도의 간호기술과 돌봄이 필요한 곳이다.
- 전문간호 업무: 최근에는 병원간호의 역할이 더욱 광범위해지고 전문화되고 있다. 대형병원에서는 자체적으로 전문분야를 분류하여 전문간호사 제도를 운영하여 보다 세분화된 업무를 하고 있다. 특히 과학과 기술의 발달은 새로운 의료기구의 개발을 촉진시키며, 간호사는 새로운 의료기술에 대한 환자반응을 이해하고 있어야만 한다.
- 병원경영 업무: 병원경영과 관련된 업무부서로 보험심사팀, 고객지원

팀, 국제협력팀, 진료협력팀, 통합물류팀, 감염관리팀, 의료정보팀, 건강증진센터, 임상시험센터 등이 운영되고 있고, 이러한 업무부서에서 간호사는 중추적인 역할을 수행하고 있다.

- 교육 업무: 점점 더 전문화되고 세분화되는 병원의 간호 업무를 지원하기 위해 간호사 교육을 전담하는 부서가 있다. 교육 업무부서는 신규간호사의 교육과 간호사 지속교육을 실시하고 있으며, 또한 상처 전담 간호사, 설명간호사, 코디네이터 등의 교육도 담당하고 있다.

이러한 병원간호사는 의료인력 중 환자 옆에서 24시간 지속적으로 근무한다는 점에서 그 가치가 높게 평가받고 있다. 또한 병원간호사는 병원 내에서 가장 큰 의료인 집단으로서 병원경영 측면에서도 매우 중요한 역할을 하고 있다. 하지만 병원간호사의 역할은 수치적으로 측정하기 어려운 요소가 많다. 따라서 독자적인 간호서비스의 개발과 간호성과에 대한 연구가 필요하며, 간호수가가 의료수가에 반영되는 보건의료제도와 정책지원을 위한 연구가 지속적으로 수행되어야만 한다.

조산사

조산사는 간호사와 마찬가지로 우리나라 「의료법」에 의한 의료인이다. 또한 조산사는 조산(助産)과 임산부 및 신생아에 대한 보건과 양호지도를 임무로 한다. 또한 조산사는 모성과 태아의 두 생명을 보호할 책임이 있으므로 전문적인 지식과 숙련된 기술을 통하여 업무를 효과적으로 처리하는 능력을 갖추어야만 한다.

「2019 보건복지통계연보」에 따른 2018년 우리나라의 면허 조산사 수는

8,266명이다. 이 가운데 병원(종합병원, 병원, 치과병원, 한방병원 등)에 종사하는 조산사는 28명이며, 의원 및 조사원에 종사하는 조산사는 46명이다. 최근에는 대부분의 출산이 병원에서 이루어지고 있는 추세로 활동 조산사의 수는 정체를 보이고 있다.

조산사가 되고자 하는 사람은 우선 간호사 면허를 가지고 있어야 한다. 이후 보건복지부장관이 인정하는 의료기관에서 1년간 조산의 수습 과정을 마치고 조산사 국가시험에 합격해야만 한다. 또한 보건복지부장관이 인정하는 외국 조산사의 면허를 받은 사람도 우리나라에서 활동하기 위해서는 우리나라의 조산사 국가시험에 합격한 후, 보건복지부장관의 면허를 받아야만 업무수행이 가능하다.

보건간호사

보건간호사는 전국의 보건소와 보건지소 · 보건진료소 등의 공공보건의료기관 및 지방자치단체의 간호직 등의 공무원이 수행하는 간호의 영역이다. 보건간호사는 지역사회 주민의 질병예방과 건강증진을 위한 사업, 정신보건, 모자보건, 노인보건 등의 업무를 수행한다. 특히 보건간호사가 가장 많이 활동하는 기관은 전국의 시 · 군 · 구에 있는 보건소이다. 보건소에서 보건간호사는 지역보건의 기획 및 평가, 모성보건사업, 영유아보건사업, 가족계획사업, 보건교육사업, 구강보건사업, 학교보건사업, 영양상담과 영양조사, 일차진료사업, 약사 감시, 의료 감시, 감염병관리, 예방접종사업, 방역사업, 방문간호사업, 정신보건사업, 노인보건사업, 재활사업 등 매우 다양하고 광범위한 분야에서 활동하고 있어, 보건소 업무의 많은 부분을 간호사가 수행한다고 할 수 있다.

「2019 보건복지통계연보」에 의하면 2018년 기준으로 우리나라 보건소 인력 중 간호사 수는 4,965명이다. 또한 보건지소 및 보건진료소, 건강생활지원센터에서 2,890명의 간호사가 활동하고 있다. 보건간호사는 보건소와 보건지소 · 보건진료소에서 보건의료에 관한 업무를 전담하는 전문인력으로 활동하며, 기본적으로 간호사 면허를 가진 사람 중에서 공무원 임용시험에 합격하여야 한다.

특히, 1980년에 제정된 「농어촌 등 보건의료를 위한 특별조치법」에 의거하여 우리나라에서는 농어촌과 벽 · 오지의 일차 건강관리를 위해 보건진료소를 운영하고 있는데, 보건진료소의 주요 인력을 '보건진료 전담공무원'이라고 한다. 보건진료 전담공무원의 자격은 간호사 또는 조산사 면허소지자로서 보건진료직렬의 공무원 임용시험에 합격한 후, 보건복지부장관이 실시하는 24주 이상의 직무교육을 받은 사람이어야 한다. 보건진료 전담공무원의 직무교육 과정은 총 24주로 이론교육 과정(8주), 임상실습 과정(12주), 현지실습 과정(4주)으로 구성된다. 보건진료 전담공무원은 보건소장의 추천을 받아 시장 · 군수 또는 구청장이 근무지역을 지정하여 보건진료소의 보건진료소장으로 임용된다. 보건진료 전담공무원의 역할은 대상 지역 및 대상자의 질병 예방, 건강증진 및 지역사회 개발을 목표로 포괄적인 일차의료사업을 제공한다. 보건진료 전담공무원의 의료행위 범위는 근무지역으로 지정받은 의료취약지역 안에서 대통령령이 정하는 경미한 의료행위를 할 수 있다. 「농어촌 등 보건의료를 위한 특별조치법 시행령」에 따른 보건진료 전담공무원의 직무는 아래와 같다.

제14조(보건진료 전담공무원의 업무)

① 법 제19조에 따른 보건진료 전담공무원의 의료행위의 범위는 다음 각 호와 같다.

1. 상병(傷病)상태를 판별하기 위한 진찰 · 검사
2. 환자의 이송
3. 외상 등 흔히 볼 수 있는 환자의 치료 및 응급조치가 필요한 환자에 대한 응급처치
4. 상병의 악화 방지를 위한 처치
5. 만성병 환자의 요양지도 및 관리
6. 정상분만 시의 분만개조(分娩介助)
7. 예방접종
8. 제1호부터 제7호까지의 의료행위에 따르는 의약품의 투여

② 보건진료 전담공무원은 제1항 각 호의 의료행위 외에 다음 각 호의 업무를 수행한다.

1. 환경위생 및 영양개선에 관한 업무
2. 질병예방에 관한 업무
3. 모자보건에 관한 업무
4. 주민의 건강에 관한 업무를 담당하는 사람에 대한 교육 및 지도에 관한 업무
5. 그 밖에 주민의 건강증진에 관한 업무

③ 보건진료 전담공무원은 제1항에 따른 의료행위를 할 때에는 보건복지부장관이 정하는 환자 진료지침에 따라야 한다.

보건교사

보건교사는 학교에 상주하며 법적으로 학교보건에 있어 중요한 역할을 담당하는 유일한 의료인이다. 1953년 「교육공무원법」에 양호교사를 교사 자격으로 규정하였고, 2002년부터 양호교사의 명칭이 보건교사로 변경되었다. 학교보건은 학교를 중심으로 지역사회의 공동 노력을 통해서 학

생과 교직원의 질병을 예방하고 건강을 보호 · 증진하는 영역이다. 우리나라의 학교보건사업은 「학교보건법」에 의거하여 시행되고 있으며, 교의와 보건교사가 그 업무를 주로 담당하고 있다. 학교보건사업의 주요 내용으로는 정기 신체검사 및 수시 신체검사, 학생건강에 대한 관찰, 건강상담, 감염병에 대한 보건교육, 예방접종의 실시와 관리, 구강보건, 교육보건, 응급환자 관리와 사고의 처리, 교직원의 건강관리 등이 있다.

보건교사는 대학의 간호학과 졸업자로서 재학 중 소정의 교직학점을 취득하고 간호사 면허증을 소지하거나 전문대학의 간호과 졸업자로서 재학 중 소정의 교직학점을 취득하고 간호사 면허증을 소지한 사람이 대통령령으로 정하는 바에 의하여 교육부장관이 수여하는 자격증을 받아야만 될 수 있다. 다시 말해, 교직학점 이수가 가능한 간호학과에서 교직학점을 이수하고 간호사 면허를 취득하면 보건교사 2급 자격이 주어져서 보건교사를 할 수 있다. 단, 국 · 공립학교에서 보건교사로 근무하기 위해서는 국가자격의 교원임용시험을 통과해야만 가능하다. 그리고 보건교사 2급 자격증을 가진 사람이 3년 이상의 보건교사 경력을 가지고 자격연수를 받으면 보건교사 1급 자격증이 주어진다. 보건교사의 자격기준은 아래 표와 같다.

보건교사 자격 기준

자격 / 학교별	보건교사(1급)	보건교사(2급)
중등학교 초등학교 특수학교	보건교사(2급) 자격증을 가진 사람으로서 3년 이상의 보건교사 경력을 가지고 자격연수를 받은 사람	• 대학 · 산업대학의 간호학과를 졸업한 사람으로서 재학 중 일정한 교직학점을 취득하고 간호사 면허증을 가진 사람 • 전문대학의 간호학과를 졸업한 사람으로서 재학 중 일정한 교직학점을 취득하고 간호사 면허증을 가진 사람

출처: 국가법령정보센터(2019). 초 · 중등교육법[별표 2].

우리나라 교육부의 「2019 교육통계연보」에 의하면 2018년 기준으로 우리나라에는 초등학교 6,087개, 중학교 3,214개, 고등학교 2,356개, 특수학교 177개 등 11,834개의 초 · 중 · 고등학교 및 특수학교가 있으며, 이곳에서 총 8,178명의 보건교사가 활동하고 있다(아래 표 참조). 따라서 보건교사 배치율은 총 69.1%이며, 이는 초 · 중 · 고등학교 및 특수학교의 약 30%에서는 보건교사가 상주하지 않고 있다는 뜻이기도 하다. 따라서 학교보건의 중요성을 고려한다면, 향후 보건교사의 배치는 현재의 수준보다는 더욱 늘어나야 할 것이다.

우리나라 보건교사 배치현황(2018년 기준)

구분	초등학교		중학교		고등학교		특수학교		계		
	학교 수	보건 교사 수	학교 수	보건 교사 수	학교 수	보건 교사 수	학교 수	보건 교사 수	학교 수	보건 교사 수	배치율 (%)
서울	607	572	386	331	320	262	30	24	1,343	1,189	88.5
부산	304	273	172	117	143	90	15	9	634	489	77.1
대구	229	193	125	103	93	74	9	6	456	376	82.5
인천	250	205	135	88	125	96	9	7	519	396	76.3
광주	155	138	90	49	67	50	5	4	317	241	76.0
대전	148	120	88	55	62	42	5	5	303	222	73.3
울산	119	93	63	38	57	42	4	3	243	176	72.4
세종	48	28	24	10	18	15	1	0	91	53	58.2
경기	1,277	925	630	444	475	388	36	32	2,418	1,789	74.0
강원	349	204	162	77	116	85	7	7	634	373	58.8
충북	259	193	126	65	84	56	10	10	479	324	67.6
충남	409	254	186	73	117	76	7	6	719	409	56.9
전북	419	258	209	76	133	88	10	5	771	427	55.4
전남	429	274	248	85	142	90	8	6	827	455	55.0
경북	471	331	262	107	184	112	8	7	925	557	60.2
경남	501	368	263	100	190	111	10	9	964	588	61.0
제주	113	41	45	41	30	29	3	3	191	114	59.7
계	6,087	4,470	3,214	1,859	2,356	1,706	177	143	11,834	8,178	69.1
배치율(%)	73.4		57.8		72.4		80.8		69.1		

출처: 교육부(2019). 2019 교육통계연보.

추가적으로 보건교사 자격증 소지자 가운데 원하는 경우에는 전문상담교사 자격증을 가질 수 있는데, 보건교사(2급) 3년 이상 교육경력자로, 교육부장관이 지정하는 교육대학원 또는 대학원에서 소정의 전문상담교사 양성과정을 이수하면 초 · 중등학교 전문상담교사자격을 취득할 수 있다. 전문상담교사자격을 취득한 후, 시 · 도 교육청이 주관하는 자격시험에 합격해야 전문상담교사로 근무할 수 있다.

산업장 보건관리자

우리나라 「산업안전보건법」에서 산업보건은 모든 직업인의 육체적 · 정신적 · 사회적 복지를 유지 · 증진시키는 활동을 말한다. 산업간호사는 간호사 면허소지자로서 산업장의 근로자를 대상으로 근로자의 신체적 · 정신적 · 사회적 건강을 고도로 유지 · 증진시키기 위하여 근로자의 건강관리, 산업위생 관리, 보건교육 등을 일차보건 의료 수준에서 제공하며, 적정기능 수준향상을 목표로 하는 업무를 전담하는 전문요원이다. 현재는 「산업안전보건법」에 의거하여 '보건관리자'라는 용어가 주로 사용되고 있으며, 「산업안전보건법」에 따라 상시근로자 50인 이상을 가진 사업장에서는 보건관리자를 두어야만 한다.

「산업안전보건법 시행령」에 따른 보건관리자의 자격은 의사, 간호사, 산업보건지도사, 산업위생관리산업기사, 대기환경산업기사 등 다양하지만, 우리나라에서는 1950년대부터 사업장에서 간호사가 주로 활동하기 시작하였기 때문에 대부분의 보건관리자 업무는 간호사가 수행하고 있다고 할 수 있다. 한국직업건강간호협회(전 한국산업간호협회)에 따르면, 현재 약 8,000명의 간호사들이 보건관리자로 활동하고 있으며, 또한 간호사는 사업장의 보건관리자 외에도 보건관리대행기관 및 근로자건강센터 등에서도 종사하고 있다.

연구간호사

간호사는 공공과 민간의 연구기관 및 의료기관 등에서도 국민건강 및 보건의료 전반에 걸쳐 연구를 수행하는 연구원으로 근무할 수 있다. 예를 들어, 한국건강증진개발원, 한국보건사회연구원, 국민건강보험공단, 근로복지공단, 질병관리본부, 한국보건산업진흥원, 건강보험심사평가원, 지방자체단체 등의 공공기관이나 병원 및 제약회사 등에서는 관련 업무를 위해 연구원을 필요로 하고 있으며, 간호사는 특히 의료인으로서 해당 업무의 전문가로 평가되어 선호되고 있는 실정이다.

간호장교

군대에서 간호사는 군 장병의 건강관리를 위하여 전국의 군병원에서 간호장교로서 근무하고 있다. 또한 군대에서 간호장교는 군병원의 간호업무뿐만 아니라 군 교육기관 및 정책부서 등에서도 활동하고 있다. 우리나라에서 간호장교는 국군간호사관학교를 졸업하여 간호사 면허를 취득하거나, 일반 대학의 간호학과를 졸업하여 간호사 면허를 취득 후 간호장교 채용에 합격하면 가능하다. 간호장교는 육 · 해 · 공군의 소위로 임관하여 국군병원에서 간호전문인으로서 활동한다.

가정간호사와 방문간호사

가정간호사와 방문간호사는 병원간호사와는 다르게 병원 내의 간호대상자가 아닌 지역사회의 대상자에게 간호행위를 수행하는 간호사를 말한다.

가정간호사는 병원에서 조기 퇴원한 환자의 가정을 직접 방문하여 간호 서비스를 제공하는 간호사로서, 가정간호는 가정전문간호사가 제공하도록 되어 있다. 즉, 가정전문간호사는 일반적으로 의료기관(병원급)의 가정간호사업소에 소속되어 근무하고 있다. 이에 반해, 방문간호사는 주로 보건소나 노인장기요양보험의 서비스 제공기관에 소속되어 방문간호 지시서에 따라 수급자의 가정 등을 방문하여 간호, 진료의 보조, 요양에 관한 상담 등의 업무를 수행한다.

우리나라는 현재 저출산 · 고령화의 영향 및 국민의료비 억제를 위해 병원보다는 지역사회 중심으로 보건의료의 패러다임이 전환하고 있으므로, 가정간호 및 방문간호의 역할은 이후 확대될 전망이다.

이외에도 간호사는 호스피스, 지역사회 정신보건사업, 노인요양시설 등의 다양한 영역에서 현재 활동하고 있고, 그 활동 영역은 추후에도 계속해서 확대될 전망이다.

간호사가 되는 과정을 소개합니다

우리나라 간호교육제도의 이해

우리나라의 간호교육에 대해서 간략히 소개하자면, 1990년대까지 우리나라의 간호교육 체제는 4년제의 학사학위 과정과 3년제의 간호전문학사 과정의 이원화가 지속되면서 간호교육기관의 수가 증가하였다. 1991년에 한국방송통신대학교에 간호학 과정이 신설되었으며, 1992년부터는 전문대학을 졸업한 간호사를 대상으로 종합대학에서 3학년 편입과정을 모집하기도 하였다. 또한 1992년에 독학학위 과정에 간호학 전공 분야가 개설되었고, 1996년에는 간호학 학사학위 과정(RN-BSN)이 여러 대학에 개설되어, 3년제 간호전문학사 간호사가 간호학 학사학위를 받을 수 있는 기회가 확대되었다.

특히 1980년대부터 대한간호협회를 중심으로 간호교육의 경쟁력 강화와 질을 보장하고, 이를 통해 국민의 건강과 사회 변화에 효율적으로 대응하는 간호사를 양성하기 위해 간호교육을 4년제로 일원화해야 한다는 주장이 제기되어 왔다. 이에 1990년대 후반부터는 전문대학 증설 억제 정책이 시행되면서 4년제 간호학과의 증설에 비해 전문대학 내 3년제 간호과의 증설은 상대적으로 적어졌다. 그러다 2005년 보건복지부와 교육인적자원부 실무자와의 논의를 통해 간호교육제도의 일원화를 위해 전문대학 내 간호과의 신설 및 증원 억제가 합의되었다.

2011년 4월 「고등교육법」의 개정으로 전문대학에서도 '수업연한 4년제 간호학과'를 설치할 수 있도록 법제화가 되면서 드디어 간호교육제도의 일원화가 이루어지게 되었다. 2012년에 32개의 전문대학 간호과가 '전문대학 수업연한 4년제 간호학과'로 지정되었다. 2020년 6월 기준으로 우리나라에서 4년제 간호학과는 종합대학 내 119개, 전문대학 내 84개로, 총 203개의 대학교에서 4년제 간호학과 교육과정이 운영중에 있다. 또한 현재 3년제 간호과를 보유한 전문대학들도 '수업연한 4년제 간호학과'로 지정받기 위해서 노력 중이다. 참고로 우리나라 간호학과 신입생의 정원은 약 200여 개 대학교에서 2만여 명 수준이다.

간호학과 교육과정

간호학과의 교육과정에 대해서 알아보기에 앞서, 우선 이해해야 할 것은 바로 우리나라 간호교육제도에서 가장 중요한 부분이라고 할 수 있는 '간호교육인증평가'에 대한 것이다. 왜냐하면 우리나라 간호학과 교육과정은 간호교육인증평가의 기준에 따라 구성된다고 해도 무방하기 때문이다.

또한 질적으로 우수한 간호사는 우수한 간호교육을 통해서만 배출될 수 있다는 철학적 기조가 간호교육인증평가에 담겨 있기 때문이기도 하다.

우선 간호교육인증평가의 목적은 간호교육 프로그램이 국내외 보건의료 현장에서 요구하는 간호사를 배출할 수 있도록 성과 중심의 교육 체제를 마련하고 지속적인 프로그램의 개선을 통해 간호교육의 질을 향상시키는 것에 있다. 간호학사학위 프로그램이나 전문학사학위 프로그램을 운영하는 간호교육기관(대학)은 간호교육인증평가의 인증기준을 충족해야지만, 간호사를 배출할 수 있다. 간호교육인증평가를 수행하는 주체는 '재단법인 한국간호교육평가원'이며, 2017년 기준으로 간호교육인증평가의 인증기준은 (1) 비전 및 운영체계, (2) 교육과정, (3) 학생, (4) 교수, (5) 시설 및 설비, (6) 교육성과의 6개 영역으로 구성되어 있다.

다음은 간호교육인증평가의 인증기준에 따라 간호학과 교육과정의 전반적인 체계를 살펴보고자 한다.

비전 및 운영체계

간호학과는 국내외 간호전문직에서 요구하는 역량과 간호전문직의 보편적 특성, 대학 특성, 이해당사자의 의견 등을 반영하여 간호학과의 비전 및 교육목표를 체계적으로 설정하고 있다. 또한 이를 명문화하여 구성원과 일반인들이 알 수 있도록 공지하고 있다. 따라서 해당 대학의 간호학과 홈페이지에 접속하면 간호학과의 교육목적과 목표를 확인할 수 있다. 또한 간호학과의 프로그램 학습성과를 설정하며 명문화하고 공지하고 있으므로 이것도 확인이 가능하다. 참고로 한국간호교육평가원의 프로그램 학습성과는 다음 표와 같다.

프로그램 학습성과

간호학 학사학위 프로그램 학습성과	간호학 전문학사학위 프로그램 학습성과
1. 다양한 교양지식과 전공지식에 근거한 간호술을 통합적으로 실무에 적용한다. 2. 대상자의 간호상황에 따른 핵심기본간호술을 선택하여 실행한다. 3. 언어적 · 비언어적 상호작용을 통한 치료적 의사소통술을 적용한다. 4. 건강문제 해결을 위한 전문분야 간 협력관계를 설명한다. 5. 보건의료 팀 내 업무조정 역할의 중요성을 설명한다. 6. 비판적 사고에 근거한 간호과정을 적용하고 임상적 추론을 실행한다. 7. 간호전문직의 표준을 이해하고 확인한다. 8. 간호실무의 법적 · 윤리적 기준을 이해하고 간호실무에 통합한다. 9. 간호리더십의 원리를 비교 · 분석한다. 10. 간호 팀 내 리더십을 발휘한다. 11. 간호연구를 기획하고 직접 수행한다. 12. 국내외 보건의료 정책 변화를 인지한다.	1. 교양지식과 전공지식에 근거한 간호술을 통합적으로 실무에 적용한다. 2. 대상자의 간호상황에 따른 핵심기본간호술을 선택하여 실행한다. 3. 언어적 · 비언어적 상호작용을 통한 치료적 의사소통술을 적용한다. 4. 건강문제 해결을 위한 전문분야 간 협력관계를 설명한다. 5. 비판적 사고에 근거한 간호과정을 적용한다. 6. 간호전문직의 표준을 이해하고 확인한다. 7. 간호실무의 법적 · 윤리적 기준을 이해하고 간호실무에 통합한다. 8. 간호리더십의 원리를 이해한다. 9. 간호연구의 필요성 및 기본절차를 이해한다. 10. 국내외 보건의료 정책 변화를 인지한다.

* 프로그램 학습성과: 간호교육 프로그램은 졸업 시 학습성과로서 다음의 역량을 보장할 수 있어야 한다.

출처: 한국간호교육평가원(2017). 간호교육인증평가 기준집(간호학 학사/전문학사 학위과정).

그리고 간호학과의 비전과 교육목표 달성을 위하여 행정적 · 재정적인 지원과 책임 있는 운영체계를 갖추고 효율적인 간호학과 운영을 위해 지속적인 개선 노력을 기울이고 있다. 간호학과는 대학의 학칙에 따른 학과 운영을 위해 규정과 행정체계를 갖추고 있으며, 학생 규모에 비례하는 적정한 학과 운영 지원 인력을 안정적으로 확보하고 있다. 또한 학생 규모, 등록금 수입에 비례하여 학과 운영 및 교육에 필요한 예산을 안정적으로 확보하고, 학과 구성원의 의견을 반영하여 예산의 편성 및 집행을 하고 있다. 예를 들어, 실험실습비는 재학생 1인당 연간 20만 원 이상(전문학사 학위과정은 15만 원 이상)을 확보하고 있다.

교육과정

간호학과의 교육과정은 한국간호교육평가원에서 제시하는 프로그램 학습성과를 기반으로 학과가 자체적으로 설정한 학습성과와 연계하여 체계적으로 구성되어 있다. 또한 교과목 이수체계와 이수학점을 운영하고 있다. 예를 들어, 간호학과의 교과목 이수체계는 교양 · 전공, 전공기초 · 전공필수 · 전공선택, 이론 · 실습교과목 등으로 구분되며, 이론교육과 실습교육 또한 연계성 있게 이루어지고 있다. 간호학과의 교양교과목은 4년 기준 최소 25학점 이상(전문학사 학위과정은 10학점 이상) 이수해야만 하며, 전공기초를 제외한 전공교과목의 이수학점은 70~90학점이다. 그리고 전공기초 중 인문사회과학 교과목은 8학점 이상 이수해야만 한다. 이를 정리하면 다음 표와 같다.

이론 교육, 실습실 교육 및 임상실습 교육은 성과기반 교육과정에 따라 운영되며, 임상실습은 임상에서 실질적인 지도가 가능하도록 임상실습 운영규정에 따라 안정적으로 운영하고 있다. 또한 교육과정 개선을 위한 질 관리 체계를 갖추고, 교육과정 개선 노력을 체계적이고 지속적으로 하고 있다. 예를 들어, 전공이론 교과목의 강좌당 학생 수는 50명 이하로 권장되고 있으며, 다양한 교수학습방법을 적용하기 위해 노력 중이다. 또한 실습실 교육에서 학점 당 실습시간은 1:2의 비율로 운영 중이며(교내실습 2시간이 1학점), 기본간호학실습 교과목에서 실습 지도교

교육과정 편성의 분류 기준

분류	평가인증 기준	설명
교양필수	최소 25학점 이상 이수 *전문학사: 10점	졸업을 위해 대학 또는 단과대학, 학과 등에서 필수적으로 이수하도록 정한 교과목
교양선택		학위취득을 위해 학생이 자유롭게 선택할 수 있는 교양역역의 교과목
전공기초	인문사회과학교과목: 8학점 이상 이수	전공영역 학문연구의 기초가 되며, 관련 학문영역에 공통적으로 요구되는 지식 및 기능, 태도와 관련된 교과목으로서 자연과학 영역과 인문사회 과학 영역으로 구분할 수 있음
전공필수	70학점 이상 90학점 이하 이수	간호사의 직업적 역량을 갖추기 위해 필수적으로 요구되는 지식 및 기능, 태도와 관련된 교과목으로서 주로 국가시험 관련 이론교과목과 실습교과목을 포함함
전공선택		간호학의 전공영역으로서 보다 심화되거나 다양화된 선택 교과목

출처: 한국간호교육평가원(2017). 간호교육인증평가 기준집(간호학 학사/전문학사 학위과정).

원 대 학생 배치 비율은 1:25 이하(실습 지도교원 1명당 학생 수는 25명 이하)로 유지중이다. 그리고 임상실습 교육에서 학점당 실습시간은 1:3의 비율로 운영 중이며(임상실습 3시간이 1학점), 재학 중 총 임상실습은 1,000시간 이상을 수행해야만 한다. 이를 위해 임상실습의 실습단위당 학생 배치 인원은 최대 8명 이하로 유지하고 있으며, 전임교원(조교수 이상)의 지도시간이 학기별로 30% 이상을 차지하고 있다.

학생

간호학과는 학생의 학과 적응과 진로개발을 위해 학생 지도 체계를 갖추어 학생상담 및 지도를 실시하고 있으며, 인성 함양, 학과 적응 및 직업 적응을 위한 프로그램을 개발하여 정기적으로 운영하고 있다. 예를 들어, 교수별로 정기적인 지도학생 상담 및 지도를 수행하고 있으며, 대학 및 학과 차원에서 학생 지도를 위한 프로그램 또는 교과목을 정기적으로 운영하고 있다.

그리고 학생의 학업유지를 지원하기 위해 장학금을 충분히 확보하여 공정하게 수여하고 있으며, 다양한 교과외 학생활동을 장려하고 지원하고 있다. 또한 안전한 임상실습 운영을 위해 안전관리 규정을 갖추어 임상실습을 지원하고 운영하고 있으며 이를 확인하고 있다. 예를 들어, 간호학과 등록금 총액 대비 교내 장학금 비율을 매년 10% 이상 확보하고 있으며, 학생들의 임상실습과 관련하여 보험이나 비상연락망 체계 등의 안전관리 대책을 갖추고 있다. 또한 임상실습 전 학생들에 대한 결핵 검진이나 B형 간염 예방접종 등도 시행하고 있다.

교수

간호학과는 학생의 프로그램 학습성과와 교수에게 요구되는 성과를 달성하기에 충분한 전공 분야의 학술 역량과 임상 역량을 갖춘 교수를 학생 규모에 비례하여 확보하고 있으며, 실습교육의 지도를 담당하는 임상실습현장지도자는 교수자로서의 자격을 갖추고 있다. 교수는 대학의 행정 · 재정적 지원 하에 연구, 봉사 및 연수 활동 등 교수업적을 꾸준히 관리하고 있다.

예를 들어, 간호학과의 전임교원(조교수 이상)은 해당 분야의 박사학위 소지자이며 임상경력 2년 이상의 학술과 현장 전문성을 갖추고 있으며, 겸임 · 초빙 교원과 시간강사는 해당 분야의 석사학위 이상 소지자이며 임상경력 2년 이상의 전문성을 갖추고 있다. 또한 임상실습지도교원은 석사학위 이상 소지자로 2년 이상의 임상경력을 갖추고 있으며, 임상실습현장지도자는 학사학위 이상 소지자로 3년 이상의 임상경력을 갖추고 있다.

시설 및 설비

간호학과는 간호교육의 특성과 학생 규모를 고려하여 교수 및 학습 활동에 필요한 기본시설을 확보하고 적절하게 유지 · 관리하고 있다. 교수와 학생이 학술자료와 정보를 편리하게 접근하고 활용할 수 있도록 학술정보서비스 체계를 갖추고 지원하고 있으며, 학생과 교직원이 활용할 수 있는 편의시설을 확보하고 있다. 실습교육에 필요한 시설과 기자재를 구비하고, 전공교과목별로 적절한 임상실습기관을 확보하고 있다.

예를 들어, 전공 교과목별로 조건을 갖춘 임상실습기관을 90% 이상 확보하고 있으며, 주 임상실습기관(학생 배치 인원, 임상실습시간 등을 고려할 때, 학과 학생들의 임상실습이 집중되는 실습기관으로서 300병상 초과의 종합병원)을 확보하고 있다.

교육성과

간호학과는 학생이 성취해야 하는 프로그램 학습성과의 내용과 성취수준을 설정하고 있으며, 이를 종합적으로 평가 · 관리하고 있다. 졸업학년까지 단계별로 '핵심기본간호술'에 대하여 성취수준을 제시하여 평가하고 있다. 핵심기본간호술이란 간호사 직무수행에 있어 수행 빈도와 중요도가 높아 간호사 양성 교육과정 중에 필수적으로 학습되고 성취되어야 할 간호술로 다음 표와 같이 총 20가지로 구성되어 있다.

또한 간호사국가시험 합격률과 취업률의 목표 수준을 설정하고 달성

핵심기본간호술 평가항목

번호	핵심기본간호술 항목	난이도
1	활력징후 측정	하
2	경구투약	하
3	근육주사	중
4	피하주사(간이 혈당측정 검사 포함)	중
5	피내주사(전완의 내측면)	상
6	정맥 수액 주입	상
7	수혈요법	상
8	간헐적 위관영향	중
9	단순도뇨	중
10	유치도뇨(indwelling catheterization)	상
11	배출관장	중
12	수술 전 간호(심호흡 격려, 수술부위 피부준비 및 주의사항)	중
13	수술 후 간호(배액관-JP, Hemovac 관리, IV PCA 관리)	중
14	입원관리하기	하
15	보호 장구 착용 및 폐기물 관리	중
16	말초산소포화도(Pulse oximeter) 측정과 심전도 모니터(EKG monitor) 적용	하
17	비강 캐뉼라를 이용한 산소요법	하
18	기관내 흡인(endotracheal suction)	상
19	기관절개관 관리(tracheostomy care)	상
20	기본 심폐소생술 및 제세동기 적용	중

출처: 한국간호교육평가원(2017). 간호교육인증평가 기준집(간호학 학사/전문학사 학위과정).

을 위해 노력하고 있다. 졸업생을 대상으로 교육목표 달성과 교육만족도를 평가하여 졸업생이 간호전문직의 역량을 발휘하고 있는지 확인하고 있다. 예를 들어, 간호학과는 간호사 국가고시 합격률을 90% 이상, 졸업생 취업률이 발령 대기자를 포함하여 65% 이상 유지되도록 노력하고 있다. 참고로 2018년 기준으로 간호사 국가고시의 합격률은 96.1%였다(응시자 20,731명, 합격자 19,927명).

해외 간호사가 되는 방법을 소개합니다

미국간호사 면허취득

NCLEX-RN

National Council Licensure Examination for Registered Nurse의 약자이다. 미국의 50개 주(州)와 1개의 특별구(Washington, D.C.), 미국 속령 아메리칸사모아, 괌, 북마리아나 제도와 미국령 버진 제도의 미국간호사면허국협의회(National Council of State Boards of Nursing, www.ncsbn.org)에서 시행되는 간호사 면허시험이다.

시험 지원 및 접수

면허를 취득하고자 하는 지역의 간호국(Board of Nursing/Regulatory Body, BON/RB)에 연락 후, 면허 발급 등록 신청서를 요청한다.

면허를 취득하고자 하는 지역의 BON/RB에서 요구하는 서류 및 자격 확인 후 제출한다(응시 원서, 영문 대학졸업증명서, 응시료 송금수표, 영문 간호사 면허증, 영문 성적증명서 등 BON/RB마다 상이함).

피어슨 뷰(Pearson VUE, home.pearsonvue.com)에서 ATT(Authorization to Test)를 신청한다. 이메일로 ATT를 받으면 30일 이내 NCLEX-RN 시험 일정 확인 후 신청한다.

시험 출제 경향

시험 출제 경향은 다음 표를 참조한다.

Client Needs	Percentage of Items from Each Category/Subcategory
Safe and Effective Care Environment • Management of Care • Safety and Infection Contol	 17~23% 9~15%
Health Promofon and Maintenance	6~12%
Psychosocial Integrity	6~12%
Physiological Integrity • Basic Care and Comfort • Pharmacological and Parenteral Therapies • Reduction of Risk Potential • Physiological Adaptaion	 6~12% 12~18% 9~15% 11~17%

시험 형식 및 문제 유형

시험 형식으로는 Computerized Adaptive Test(CAT)가 있다. 문제 유형으로는 사지선다형(Multiple-Choice), 다중응답형(Multiple Response), 빈칸 채우기(Fill-in-the-Blank Calculation), 우선순위(Drag and

Drop/Ordered Response), 틀린 답 지우기(Hot Spots), 차트 분석(Exhibit), 듣기(Audio), 그래픽(Graphic) 등이 있다.

시험 합격 여부 규칙

응시자의 성적에 따라 최소 75개~최대 265개의 문제를 최대 6시간 동안 풀게 된다. 응시자가 문제를 푸는 도중 95% 신뢰구간에 도달하면 합격 여부의 확인이 가능하다. 최대 265개의 문제를 다 풀었을 경우, 합격 여부의 확인이 가능하다. 최대 6시간이 초과된 경우 합격 여부 확인이 가능하다.

미국간호사 취업

NCLEX-RN 취득 후 미국 고용주(병원 등)를 확보하여 고용주가 I-140(취업이민페티션)을 신청한다.

영주권 비자 신청에는 다음 절차가 필요하다. 먼저 비자 비용을 지불한 후, DS-260 및 개인 서류를 제출한다. 비자 인터뷰 일자를 통보받는다. 주한미국대사관에서 비자 인터뷰를 한다(Visa Screen Certificate, Job Letter 준비).

※ Visa Screen Certificate

- Health Care Worker로 미국에 취업을 하고 영주권을 받기 위해 필요한 서류
- 신청기관: CGFNS
- 구비서류: 간호대학 성적증명서, 한국간호사 증명서, NCLEX-RN 증명서, 영어점수(IETLS, TOEFL) 등
- 특이사항: Visa Screen Certificate는 발급일로부터 5년간 유효, 병원 경력 1년 이상 필요

호주간호사 면허취득

호주간호사 면허

호주간호사 및 조산사 교육평가원(Australian Nursing and Midwifery Accreditation Council, ANMAC)에서 인가한 간호대학을 졸업하고, 호주간호사 및 조산사 협회(Nursing and Midwifery Board of Australia, NMBA)에 등록을 마치면 별도의 시험 없이 정식 간호사(RN)가 될 수 있다.

대학교 과정

1년 과정(conversion)은 간호사 면허증 소지자만 입학 가능하다. 실습위주의 수업으로 진행하며, 독립기술이민 신청 점수를 충족하기 위해 최소 3년 이상의 경력이 필요하다. 영어능력(IELTS 등)이 필요하며 대학교의 수가 한정적이다. 2년 과정 편입(graduate entry)은 학점인정을 통한 편입이다. 호주 영주권 신청 시 영주권 추가점수 5~10점을 받을 수 있다. 졸업생비자 신청 가능하며, 영어능력(IELTS 등)이 필요하다.

정규대학 3년제에 입학하는 방법도 있다. Initial Registration for Overseas Nurses(IRON) Program은 외국인 간호사를 위한 단기교육과정(12주)으로 영어능력(IELTS 등)이 필요하다. Australian Health Practitioner Regulation Agency(AHPRA) Approval Letter를 준비해야 한다.

호주간호사 등록 및 취업

NMBA에 호주 간호대학 졸업장 및 영어 점수 확인서 등을 준비하여 등록 지원서를 제출한다. Australian Department of Immigration and Border Protection(ADIBP)에 영주권 발급을 위한 지원서를 제출한다. ANMAC에서 기술심사를 실시한다. 독립기술이민(Sub class 189) 영주권을 신청한다.

캐나다간호사 면허취득

간호사 지원 및 접수

National Nursing Assessment Service(NNAS)에 지원서를 제출한다. 구비 서류에는 신분증명서, 간호대학 교육 증명서, 한국간호사 증명서, 간호사 경력 증명 영어점수(IELTS, Canadian English Language Benchmark Assessment for Nurses 등) 등이 있다. 의료 법규관련 시험(RN Jurisprudence Exam)에 응시한다.

SEC 또는 OSCE, NCAS

SEC는 Substantially Equivalent Competence의 약자로, 온타리오 주 이외의 주에서 응시한다. OSCE는 Objective Structured Clinical Examination의 약자로 온타리오 주에서 응시할 수 있다. NCAS는 Nursing Community Assessment Service의 약자로 BC 주에서 응시한다. 캐나다에서 간호사 교육을 이수하지 않은 지원자를 대상으로 실시하며, 기본평가(사지선다형, 단답형, 자기평가, 면접 등)와 실무평가(산부인과, 소아과, 정신과 등) 등으로 구성되어 있다. 시험 결과에 따라 재교육(Refresher Program) 여부를 통보받게 된다.

NCLEX-RN

National Council Licensure Examination for Registered Nurse의 약자로 캐나다의 10개의 주(州) 간호사면허국협의회(National Council of State Boards of Nursing, www.ncsbn.org)에서 시행되는 간호사 면허시험이다. 면허를 취득하고자 하는 주에 신청하면 된다.

캐나다간호사 취업

연방 이민(Express Entry)과 주정부 이민(Provincial Nominee) 등을 통해 영주권을 신청한다.

뉴질랜드간호사 면허취득

간호사 학력 인증

학사 졸업자는 New Zealand Qualification Framework(NZQF)에서 인정한 레벨 7 이상의 한국의 간호 교육기관을 졸업하거나 교육기관 등록 후 5년 이내 3년 이상의 교육 프로그램을 이수해야 한다. 임상실습 시간(최소 1,100시간)과 마지막 학기/학년 실습시간(최소 360시간) 기준을 충족해야 한다.

Competence Assessment Programme(CAP)은 Nursing Council of New Zealand(NCNZ)가 지원자에게 요구할 수 있는 과정으로 6~8주 과정의 이론과 실습 과정으로 구성되어 있다. 지원자는 24개월 내에 CAP를 이수해야 한다. Graduate Diploma in Nursing in New Zealand Level 7(GD)은 NCNZ에서 인정한 레벨 7 이상의 교육 프로그램을 이수한다.

영어 능력

IELTS(International English Language Testing System) 영역별 최소 7.0 이상을 취득해야 한다. OET(Occupational English Test) 영역별 최소 B 이상을 취득해야 한다.

간호사 경력

최근 5년 이내 2년 이상의 임상경력이 필요하다(최소 2,500시간).

뉴질랜드간호사 등록 및 취업

NCNZ에 Internationally Qualified Nurse로 등록에 필요한 서류(이력서, 레퍼런스, 경력증명서, 영어점수, 간호사 면허증 번역공증본, 대학교 졸업증명서, 성적표, 신체검사지, 범죄경력증명서 등)를 제출한다.

잡서치 비자 및 오픈워크 비자 취득 후 고용주로부터 Job Offer, 취업비자를 취득한 후 영주권을 신청한다.

중동간호사 면허취득(UAE간호사 면허취득)

UAE간호사 등록

UAE 의료인으로 활동하기 위해서는 의료 면허증 취득이 필요하다. 의료 면허증 취득 대행은 보건청 협력업체(Dateflow)에서 실시한다. 취득 절차에는 30~60일 정도 소요된다. 먼저 Dataflow에 의료 면허증 등록에 필요한 서류(유효한 여권 사본, 학위증명서, 의료인 면허증, 경력증명서, 이력서 등)를 제출한다.

아부다비와 두바이 보건청에서 확인이 완료되면 면허 신청서 작성을 위한 보건청 사이트의 아이디 및 비밀번호가 이메일로 제공된다.

면허 신청서가 승인되면 HAAD 시험(Health Authority Abu Dhabi Exam) 응시가 가능하며, 이후 DHA 시험(Dubai Health Authority exam) 응시가 가능하다. 의료인 면허증이 승인되면 수수료(간호사/조산사 300Dhs)를 지불한다. 의료 면허증을 택배로 수령받아 확인한다.

간호사 경력

한국 간호사 면허 소지자면 되고, 최소 2년 이상의 임상경력이 필요하다.

영어 능력

일상회화가 가능한 수준이어야 하며, 아부다비는 IELTS(International English Language Testing System) 6.0~6.5 사이여야 한다.

사우디아라비아간호사 면허취득

사우디아라비아간호사 채용

2014년부터 NGHA(사우디아라비아 왕립부 보건국, National Guard Health Affaits) 업무대행사(KOSAnet)를 통해 지원이 가능하다.

신청 절차는 먼저 KOSAnet에 서류 심사 및 계약에 필요한 서류(간호사 면허증, 학위증 및 성적표, 경력확인서, 추천서, 유효한 여권, 이력서 등)를 제출한다. 서류 심사 및 계약 완료 시 비자 발급 후, 사우디아라비아로 출국한다. 사우디아라비아에서 현지 오리엔테이션을 진행한다(5

일 소요). 직업 적응 시험(Prometric Test, 사우디아라비아 보건전문위원회에서 실시하는 시험으로 간호사에 대한 소양검사)을 실시(응시 기회 3번, 실패 시 고용계약 파기)한다. NGHA 판단에 의해 병원에 배치(견습 및 적응 기간 3개월)된다.

간호사 경력

간호대학 4년제 이상 졸업자(3년제 졸업 후 독학사, 학점은행제, 전공심화과정을 통해 BN 학위취득 및 교육대학수료증 발급이 가능한 자)여야 하며, 한국간호사 증명서 소지자로 임상 경력이 최소 2년 이상이어야 한다.

영어 능력

일상회화가 가능한 수준이어야 하며, 자체 영어테스트 및 인터뷰를 실시한다. 토플(PST) 500, 토플(IBT) 61, IELTS 6.0 이상 소지자의 경우 테스트가 면제되며, 해외면허취득과 관련해 필히 해당 국가 관련 기관의 홈페이지를 방문하는 것이 좋다.

웹사이트 참고

- 대한간호협회 홈페이지(www.koreanurse.or.kr)

미국간호사

- Commission on Graduates of Foreign Nursing Schools: www.cgfns.org
- National Council of State Boards of Nursing: www.ncsbn.org
- Pearson VUE: home.pearsonvue.com

호주간호사

- Australian Department of Immigration and Border Protection: www.border.gov.au
- Australian Nursing and Midwifery Accreditation Council: www.anmac.org.au
- Nursing and Midwifery Board of Australia: www.nursingmidwiferyboard.gov.au

캐나다간호사

- National Council of State Boards of Nursing: www.ncsbn.org
- National Nursing Assessment Service: www.nnas.ca

뉴질랜드간호사

- New Zealand Qualification Framework: www.nzqa.govt.nz

- Nursing Council of New Zealand: www.nursingcouncil.org.nz

영국간호사

- Nurse, Midwife Council(NMC): https://www.nmc.org.uk

중동간호사(UAE간호사)

- Government of Dubai: www.dubai.ae/en/Pages/default.aspx
- Health Authority–Abu Dhabi: www.haad.ae/haad/tabid/1055/Default.aspx
- KOSAnet: kosanet.kr